"十二五"普通高等教育本科国家级规划教材辅导用书
本科生复习考试用书 / 研究生入学考试用书

# 组织学与胚胎学应试习题集
## 第 2 版

主　编　张宏权

副主编　苏衍萍　战　军　洪　伟　曹　博　肖楚丽

编　委（按姓名汉语拼音排序）

曹　博（哈尔滨医科大学基础医学院）　　邵素霞（河北医科大学基础医学院）
柴继侠（蚌埠医科大学基础医学院）　　　苏衍萍（山东第一医科大学临床与基础医学院）
陈　晶（包头医学院基础医学与法医学院）孙丽慧（齐齐哈尔医学院基础医学院）
陈　炜（河北医科大学基础医学院）　　　孙瑞珍（哈尔滨医科大学基础医学院）
崔慧林（山西医科大学基础医学院）　　　田　娟（锦州医科大学基础医学院）
崔珈衔（内蒙古医科大学基础医学院）　　王淑英（佳木斯大学基础医学院）
丁晓慧（沈阳医学院基础医学院）　　　　翁　静（首都医科大学基础医学院）
冯雪竹（中国科学技术大学生命科学与医学部）吴春云（昆明医科大学基础医学院）
贺文欣（蚌埠医科大学基础医学院）　　　肖楚丽（邵阳学院普爱医学院）
黑常春（宁夏医科大学基础医学院）　　　杨美霞（包头医学院基础医学与法医学院）
洪　伟（天津医科大学基础医学院）　　　杨艳萍（山西医科大学基础医学院）
洪　艳（贵州医科大学基础医学院）　　　于　丽（山东第二医科大学基础医学院）
胡利霞（新乡医学院基础医学院）　　　　于　宇（北京大学基础医学院）
黄　铠（邵阳学院普爱医学院）　　　　　岳晓阳（广西医科大学基础医学院）
霍小蕾（长治医学院基础医学部）　　　　战　军（北京大学基础医学院）
李美秀立（邵阳学院普爱医学院）　　　　张海燕（齐齐哈尔医学院基础医学院）
李树蕾（吉林大学基础医学院）　　　　　张宏权（北京大学基础医学院）
刘红英（山东第二医科大学基础医学院）　张　静（河北北方学院基础医学院）
刘家福（哈尔滨医科大学大庆校区基础医学院）张庆梅（广西医科大学基础医学院）
马　伟（首都医科大学基础医学院）　　　赵　敏（昆明医科大学基础医学院）
秦丽娜（中山大学中山医学院）　　　　　赵紫薇（包头医学院基础医学与法医学院）
曲银娥（华北理工大学基础医学院）

编写秘书　于　宇

北京大学医学出版社

ZUZHIXUE YU PEITAIXUE YINGSHI XITIJI

**图书在版编目（CIP）数据**

组织学与胚胎学应试习题集 / 张宏权主编. -- 2版. -- 北京 : 北京大学医学出版社, 2025.1. -- ISBN 978-7-5659-3282-3

Ⅰ. R32-44

中国国家版本馆CIP数据核字第2024R38S43号

组织学与胚胎学应试习题集（第2版）

| | |
|---|---|
| 主　　编：| 张宏权 |
| 出版发行：| 北京大学医学出版社 |
| 地　　址：| （100191）北京市海淀区学院路38号　北京大学医学部院内 |
| 电　　话：| 发行部 010-82802230；图书邮购 010-82802495 |
| 网　　址：| http://www.pumpress.com.cn |
| E-mail：| booksale@bjmu.edu.cn |
| 印　　刷：| 北京瑞达方舟印务有限公司 |
| 经　　销：| 新华书店 |
| 责任编辑：赵 欣　责任校对：靳新强　责任印制：李 啸 |
| 开　　本：787 mm×1092 mm　1/16　印张：18.25　字数：460 千字 |
| 版　　次：2014 年 8 月第 1 版　2025 年 1 月第 2 版　2025 年 1 月第 1 次印刷 |
| 书　　号：ISBN 978-7-5659-3282-3 |
| 定　　价：48.00 元 |

版权所有，违者必究

（凡属质量问题请与本社发行部联系退换）

# 前　言

组织学与胚胎学是一门重要的医学基础课程，主要讲述正常人体的微细结构和相关功能，以及人类胚胎的发生和发展。

本习题集是在唐军民和张雷主编的《组织学与胚胎学应试习题集》第 1 版基础上，结合组织学与胚胎学的学科前沿进展、临床医学专业五年制本科教学大纲以及师生使用教材的反馈意见，进行了认真的修订，增加了基于临床情境的 A2 型选择题。本习题集作为由周德山、张雷、张宏权主编的第 5 版《组织学与胚胎学》的配套教材，由 29 所院校的 43 名一线教师联合编写。本习题集的章节编排与上述教材一致，内容包括选择题（A1 型题、A2 型题、B 型题、X 型题）、名词解释、问答题。本书配有参考答案，并且针对重点和难点问题进行了详细讲解，便于学生加深对知识的理解。

在此，我们对在繁忙教学工作中参加编写的教师们表示诚挚的感谢和敬意，也衷心感谢北京大学医学出版社对该教材的出版给予的大力协助。

由于主编和各位编委的水平有限，加之时间紧迫，教材中的不足之处仍在所难免，恳请各位同道及同学批评指正。

张宏权

# 目 录

第一章　绪论 ········································································· 1

第二章　细胞 ········································································· 7

第三章　上皮组织 ································································· 15

第四章　结缔组织 ································································· 25

第五章　软骨和骨 ································································· 34

第六章　血液和血细胞发生 ···················································· 43

第七章　肌组织 ···································································· 54

第八章　神经组织 ································································· 63

第九章　神经系统 ································································· 73

第十章　循环系统 ································································· 82

第十一章　免疫系统 ····························································· 90

第十二章　皮肤 ···································································· 101

第十三章　眼和耳 ································································· 109

第十四章　消化管 ································································· 120

第十五章　消化腺 ································································· 132

第十六章　呼吸系统 ····························································· 140

第十七章　泌尿系统 ····························································· 150

第十八章　内分泌系统 ·························································· 162

第十九章　男性生殖系统 ······················································· 177

第二十章　女性生殖系统 ······················································· 188

第二十一章　胚胎学绪论 ······················································· 200

| 第二十二章 | 人体胚胎学总论 | 203 |
| --- | --- | --- |
| 第二十三章 | 颜面、颈和四肢的发生 | 221 |
| 第二十四章 | 消化系统和呼吸系统的发生 | 228 |
| 第二十五章 | 泌尿系统和生殖系统的发生 | 238 |
| 第二十六章 | 心血管系统的发生 | 251 |
| 第二十七章 | 神经系统的发生 | 261 |
| 第二十八章 | 眼和耳的发生 | 271 |
| 第二十九章 | 先天畸形和预防 | 278 |

# 第一章

# 绪 论

一、选择题

【A1 型题】

1. 光镜下观察石蜡包埋的组织切片厚度一般是
   A. 0.1～0.5 μm        B. 1～4 μm           C. 5～7 μm
   D. 50 μm              E. 100 μm

2. 透射电镜下观察的组织切片厚度一般是
   A. 1～2 nm            B. 5～10 nm          C. 50～80 nm
   D. 100～500 nm        E. 5～10 μm

3. 组织结构改变染料颜色的特性称为
   A. 嗜酸性              B. 嗜碱性             C. 异染性
   D. 电子密度高          E. 电子密度低

4. 以下表述错误的是
   A. 组织细胞成分被碱性染料所染，称为嗜碱性
   B. 组织细胞成分被酸性染料所染，称为嗜酸性
   C. 组织细胞成分对酸性、碱性染料的亲和力都不强，称为中性
   D. 透射电镜所观察的超薄切片，需被重金属盐染色
   E. 若超微结构未被重金属所结合，则称为电子密度高

5. 扫描电镜主要用于观察
   A. 生物膜内部结构      B. 细胞器的内部结构
   C. 组织和细胞的表面形貌 D. 细胞内的多糖        E. 细胞核内的结构

6. PAS 反应检测细胞或组织内的
   A. 蛋白质              B. 脂类               C. 多糖类
   D. 蛋白水解酶          E. 核酸

7. 观察体外培养的未经染色的活细胞，首选的显微镜是
   A. 一般光镜            B. 荧光显微镜          C. 倒置相差显微镜
   D. 暗视野显微镜        E. 偏光显微镜

8. 使用普通光学显微镜观察 HE 染色切片时，低倍镜下结构清楚，但高倍镜下看不见或看不清楚，最可能的原因是
   A. 对光不良            B. 光栅未打开          C. 盖玻片朝下

D．盖玻片过厚　　　　　　　　E．载玻片过厚
9．组织学中最常用的制片技术是
　　A．磨片　　　　　　B．火棉胶切片　　　　C．冷冻切片
　　D．涂片　　　　　　E．石蜡切片
10．以下结构对苏木精亲和力强的是
　　A．细胞核　　　　　B．细胞质　　　　　　C．溶酶体
　　D．细胞膜　　　　　E．脂滴
11．以下结构对伊红亲和力强的是
　　A．细胞核　　　　　B．溶酶体　　　　　　C．核糖体
　　D．细胞膜　　　　　E．脂滴

【A2 型题】

12．已知某一细胞内含有一种特殊的结构，PAS 反应呈阳性，可以推断该结构最可能含有的化学成分为
　　A．蛋白质　　　　　B．脂类　　　　　　　C．脱氧核糖核酸
　　D．多糖　　　　　　E．核糖核酸

13．HE 染色切片上某一细胞的胞质呈现蓝紫色，若用透射电镜观察，该细胞相应部位比较丰富的细胞器最可能是
　　A．糖原、粗面内质网　　　　　B．滑面内质网、粗面内质网
　　C．游离核糖体、粗面内质网　　D．溶酶体、粗面内质网
　　E．高尔基复合体、溶酶体

14．向小鼠腹腔内注射台盼蓝染料，取肠系膜观察巨噬细胞，最佳的标本制备方法是
　　A．石蜡切片　　　　B．铺片　　　　　　　C．涂片
　　D．超薄切片　　　　E．冷冻切片

15．研究人员因实验需要购买了细胞株，如果一段时间内不能开展工作，保存细胞株比较保险的方法是
　　A．干冰内保存　　　B．多聚甲醛固定　　　C．冷冻干燥
　　D．乙醇固定　　　　E．液氮内保存

16．利用已经进行了常规石蜡包埋的肺组织切片，如果想获得肺泡的数量和表面积的数据，可以采用的方法是
　　A．图像分析术　　　B．一般组织化学术　　C．组织培养术
　　D．组织芯片技术　　E．细胞培养术

【B 型题】

（17～21 题共用备选答案）
　　A．多肽、蛋白质　　B．多糖类　　　　　　C．RNA
　　D．细胞内线粒体、内质网、溶酶体等细胞器微细结构
　　E．细胞表面的微绒毛或微皱褶

17．能用免疫组织化学技术显示的成分是

18. PAS 反应阳性的是
19. 能用原位杂交技术显示的成分是
20. 需要用透射电镜观察的是
21. 需要用扫描电镜观察的是

(22～26 题共用备选答案)
    A. 激光共聚焦显微镜术        B. 普通光学显微镜术
    C. 透射电子显微镜术          D. 扫描电子显微镜术
    E. 倒置相差显微镜术
22. 可对组织进行多重荧光染色、检测离子浓度、检测活细胞的 pH 等的是
23. 可观察 HE 染色标本的是
24. 可观察细胞内部超微结构的是
25. 可观察组织细胞外部形貌的是
26. 可观察活体细胞的是

【X 型题】
27. 冷冻切片的优点是
    A. 组织块可不固定        B. 细胞内酶活性保存较好
    C. 制片较迅速            D. 切片可长期保存
    E. 组织细胞清晰度较石蜡切片高
28. 组织固定的意义是
    A. 防止细胞自溶
    B. 防止组织腐败
    C. 保持组织、细胞形态结构更接近生活状态
    D. 使组织变色
    E. 使组织膨胀
29. 组织化学技术可检测组织内的
    A. 核酸               B. 酶              C. 脂类
    D. 糖类              E. 抗原
30. 透射电镜技术中的组织块和组织切片处理方法是
    A. 用戊二醛、四氧化锇等固定    B. 用树脂包埋
    C. 用石蜡包埋             D. 用重金属盐电子染色
    E. 可置于铜网上在电镜下观察
31. 细胞组织培养技术要求
    A. 取新鲜组织和细胞       B. 标本以高温灭菌
    C. 溶液和用具均需灭菌     D. 在 $CO_2$ 培养箱内培养
    E. 活体细胞可用倒置相差显微镜观察
32. 关于透射电镜术的描述，正确的是
    A. 不可观察活细胞        B. 无需制备超薄切片    C. 组织必须固定
    D. 可观察到彩色图像      E. 用于观察组织或细胞内部的微细结构

33．关于扫描电镜术的描述，正确的是
　　A．探测器收集样品表面的二次电子　　B．需制备超薄切片
　　C．组织块常用戊二醛和锇酸固定　　D．可观察到明暗反差的三维立体图像
　　E．必须用电子束穿透标本

## 二、名词解释

1．HE 染色（HE staining）
2．嗜碱性、嗜酸性和中性（basophilia，acidophilia and neutrophilia）
3．异染性（metachromasia）
4．电子密度高（electron density）和电子密度低（electron lucency）
5．过碘酸希夫反应（periodic acid Schiff reaction）
6．免疫组织化学技术（immunohistochemistry）
7．原位杂交技术（in situ hybridization）
8．组织工程（tissue engineering）
9．干细胞（stem cell）
10．图像分析术（image analysis technique）

## 三、问答题

1．列表比较组织学石蜡切片与冷冻切片的优缺点。
2．比较小鼠和大鼠气管的组织学结构。最常规的标本制备方法是什么？简要说明其步骤及原理。
3．检测某组织中是否含有某一特定的非糖蛋白类的蛋白质，并要对该蛋白质进行细胞定位，哪种检测技术最佳？简述其基本原理和关键技术。

## 参考答案与解析

一、选择题
【A1 型题】
1．C　2．C　3．C　4．E　5．C　6．C　7．C　8．C　9．E　10．A　11．B
【A2 型题】
12．D　13．C　14．B　15．E　16．A
【B 型题】
17．A　18．B　19．C　20．D　21．E　22．A　23．B　24．C　25．D　26．E
【X 型题】
27．ABC　28．ABC　29．ABCD　30．ABD　31．ACDE　32．ACE　33．ACD

解析：
4．透射电镜下，被重金属盐染色多的组织结构，在荧光屏上成像显得暗，称为电子密度高；被重金属盐染色少或无的部位，在荧光屏上成像显得明亮，称为电子密度低。

17．蛋白质和多肽类是具有抗原性质的物质，可以用其标记的特异性抗体与待查抗原结合，然后再显示标记物。根据标记物的分布和量来反映抗原物质的分布和表达量，这种技术称为免疫组织化学技术。

27．冷冻切片不宜长期保存；石蜡切片与冷冻切片相比，图像更清晰。

28．组织固定的本意是让组织细胞的微细结构尽量保持在生前状态，防止腐败，防止本身酶类对自身结构的溶解。

29．检测抗原需要用免疫组织化学技术，而不是组织化学技术。

31．组织细胞培养的标本需要无菌操作，但应该最大限度地保持其生命活力，不能用高压灭菌。

## 二、名词解释

1．HE 染色（HE staining）：是指用苏木精（hematoxylin）和伊红（eosin）两种染料对组织进行的染色。苏木精为碱性染料，将细胞核染成蓝色。伊红为酸性染料，将细胞质染成粉红色。HE 染色是组织学最常规的染色方法。

2．嗜碱性、嗜酸性和中性（basophilia, acidophilia and neutrophilia）：组织细胞成分易于被碱性染料着色的性质称为嗜碱性，例如被苏木精染成紫蓝色；被酸性染料着色的性质称为嗜酸性，例如被伊红染成粉红色。若与两种染料的亲和力均较差，着浅粉色，则称为中性。

3．异染性（metachromasia）：染料通常将组织或细胞染成染料自身的颜色，如果被染结构呈现出与染料颜色不同的颜色，这种改变染料本身颜色的现象称为异染性。

4．电子密度高（electron density）和电子密度低（electron lucency）：透射电镜下被重金属盐染色多的组织结构，电子束照射时，产生电子吸收或电子散射多，因而透过标本的电子数量少，在荧光屏上成像显得暗，称为电子密度高；被重金属盐染色少的部位，电子束照射时，产生电子吸收或电子散射少，透过标本的电子数量多，在荧光屏上成像显得明亮，称为电子密度低。

5．过碘酸希夫反应（periodic acid Schiff reaction）：即 PAS 反应，是显示多糖和糖蛋白的组织化学反应，糖类被强氧化剂过碘酸氧化后形成多醛，后者再与无色的品红硫醛复合物（即希夫试剂）反应，形成的终产物为紫红色沉淀。

6．免疫组织化学技术（immunohistochemistry）：以抗原-抗体特异性结合反应为基础，将抗体进行标记，在显微镜下检测组织或细胞内多肽、蛋白质等具有抗原性物质的技术。

7．原位杂交技术（in situ hybridization）：即核酸分子杂交组织化学技术，根据 DNA 或 RNA 核苷酸碱基互补规律，应用已知的被标记碱基序列（核酸探针）与细胞内待检测的 mRNA 或 DNA 片段（基因）进行杂交，通过标记物的显示，在显微镜下观察待测基因的定位分布。

8．组织工程（tissue engineering）：是应用生命科学和工程学的原理及技术，构建、培育活组织，研制生物替代物，以修复或重建组织器官的结构、维持或改善功能的一门新兴边缘学科。

9．干细胞（stem cell）：是未分化的、具有增殖和自我更新能力，以及多向分化潜能的细胞。

10．图像分析术（image analysis technique）：又称形态计量术，是应用数学和统计学原理对平面图像进行分析,获得立体的组织和细胞内各种有形成分的数量、体积、表面积等参数。也可以测量组织化学染色切片,根据染色深浅而提供该物质含量的相对数值。

### 三、问答题

1．列表比较组织学石蜡切片与冷冻切片的优缺点。

答：

| 类型 | 优点 | 缺点 |
| --- | --- | --- |
| 石蜡切片 | 1．组织结构清晰度高<br>2．切片易于长期保存 | 1．制片过程复杂,用时较长(几天)<br>2．不利于酶活性、脂类的保存 |
| 冷冻切片 | 1．有利于酶活性、脂类的保存<br>2．制片过程简单、用时较短(几小时) | 1．组织结构清晰度稍差<br>2．切片不能长期保存 |

2．比较小鼠和大鼠气管的组织学结构。最常规的标本制备方法是什么？简要说明其步骤及原理。

答：最常规的标本制备方法是石蜡包埋苏木精-伊红染色（HE）切片,其主要步骤及原理如下：①取材、固定：解剖动物获得食管,快速放入固定液（如中性甲醛溶液）,可使组织中的蛋白质迅速凝固,防止细胞自溶,以尽可能保存细胞生活状态的结构。②脱水、透明：组织块经由低浓度向高浓度梯度乙醇溶液脱水,然后将组织块浸入二甲苯中（既与酒精又与石蜡互溶,媒介作用）透明。③包埋、切片：为了便于将组织块切为薄的组织切片,将固定的组织块包入石蜡中。将包埋好的组织用切片机切成 5 μm 的薄片,裱贴在载玻片上,在适当温度中烤干。④染色、封片：未经染色的切片无色透明,镜下难以分辨组织结构,对其进行染色使不同的结构成分染成不同的颜色,并增强组织细胞间的反差,便于在显微镜下观察。苏木精-伊红染色法,用碱性染料苏木精（H）将细胞核和细胞质内的嗜碱性物质染成紫蓝色,再用酸性染料伊红（E）将细胞质和细胞外基质中的胶原纤维等染成红色。

3．检测某组织中是否含有某一特定的非糖蛋白类的蛋白质,并要对该蛋白质进行细胞定位,哪种检测技术最佳？简述其基本原理和关键技术。

答：最佳技术为免疫组织化学术。

**基本原理：** 应用带有可见标记的抗原与抗体特异性反应,检测组织、细胞中的抗原物质。

其关键技术是：①制备抗体：分离纯化人或动物的某种蛋白质,作为抗原注入另一种动物体内,使该动物产生相应的多克隆抗体或制备单克隆抗体。②标记抗体：常用的标记物有荧光染料如异硫氰酸荧光素（FITC）、酶类如辣根过氧化物酶（HRP）、重金属如胶体金等。③组织或细胞制备：需保存尽量多的组织抗原及其抗原性。

（曲银娥）

# 第二章 细　胞

一、选择题

【A1 型题】

1．人体细胞膜的厚度一般为
   A．50～80 μm，在光镜下可分辨　　　　B．50～100 nm，在光镜下可分辨
   C．5～20 μm，在光镜下可分辨　　　　D．5～10 nm，在光镜下可分辨
   E．7.5～10 nm，在光镜下不可分辨

2．遗传物质存在于哪种结构中
   A．核仁及染色质　　　　B．核仁及核液　　　　C．核膜及核液
   D．核染色质或染色体　　E．核膜及核仁

3．人体正常染色体的数目为
   A．44 对常染色体，1 对性染色体　　　B．22 对常染色体，1 对性染色体
   C．22 对常染色体，1 对 Y 染色体　　　D．23 对常染色体，1 对 X 染色体
   E．23 对常染色体，1 对性染色体

4．在细胞分裂间期，光镜下可见细胞核内呈嗜碱性团块的是
   A．常染色质　　　　B．常染色质和异染色质　　　　C．异染色体
   D．异染色质　　　　E．性染色体

5．由高尔基复合体新形成、其内不含作用底物的溶酶体称为
   A．次级溶酶体　　　　B．初级溶酶体　　　　C．过氧化物酶体
   D．残余体　　　　　　E．包涵物

6．若细胞内滑面内质网丰富，则表明
   A．合成分泌蛋白质功能旺盛　　　　B．合成脱氧核糖核酸功能旺盛
   C．合成类固醇激素功能旺盛　　　　D．合成溶酶体酶功能旺盛
   E．合成黏多糖功能旺盛

7．DNA 的复制发生在细胞周期的
   A．$G_1$ 期　　　　B．$G_0$ 期　　　　C．S 期
   D．M 期　　　　　E．$G_2$ 期

8．不属于细胞内含物的物质或结构是
   A．糖原颗粒　　　　B．分泌颗粒　　　　C．脂滴
   D．色素颗粒　　　　E．溶酶体

9. 核仁逐渐解体、核膜逐渐消失发生在有丝分裂的
   A．前期　　　　　　　　B．中期　　　　　　　　C．后期
   D．末期　　　　　　　　E．间期
10. 细胞中与有丝分裂有关的细胞器是
    A．溶酶体　　　　　　　B．线粒体　　　　　　　C．高尔基复合体
    D．中心体　　　　　　　E．内质网
11. 属于癌细胞的生长特征的是
    A．细胞萎缩，新陈代谢速度减慢　　　B．细胞无限增殖，失去控制
    C．细胞仍具有发育的潜能　　　　　　D．细胞内的色素逐渐累积
    E．$G_1$ 期细胞暂不转入 S 期
12. 对抗癌药物的药效最敏感的是肿瘤细胞的
    A．S 期　　　　　　　　B．静止期　　　　　　　C．非增殖期
    D．增殖期　　　　　　　E．$G_2$ 期
13. 光镜下，HE 染色呈嗜碱性的细胞器是
    A．粗面内质网和核糖体　　B．高尔基复合体和溶酶体　C．线粒体和微体
    D．滑面内质网和微丝　　　E．溶酶体和微管
14. 下列结构中含大量水解酶的细胞器是
    A．高尔基复合体　　　　B．微体　　　　　　　　C．线粒体
    D．中心体　　　　　　　E．溶酶体
15. 下列描述错误的是
    A．核糖体和高尔基复合体参与输出蛋白质的合成
    B．粗面内质网和高尔基复合体参与输出蛋白质的合成
    C．溶酶体具有消化作用
    D．高尔基复合体具有浓缩溶酶体酶的作用
    E．微体具有解毒作用

【A2 型题】

16. 患者，男，68 岁，高血压史 10 年，伴右心衰竭。无传染性疾病，无手术及外伤史，无遗传病家族史。有井下作业史，经劳动部门职业鉴定为硅肺。7 天前受凉后患者出现气促、胸痛、咳嗽、咳痰、胸闷气紧；双下肢水肿，乏力，视物旋转，自服药物病情无好转。门诊以"硅肺伴感染"收入院。与硅肺的发生有关的细胞器是
    A．线粒体　　　　　　　B．核糖体　　　　　　　C．内质网
    D．高尔基复合体　　　　E．溶酶体
17. 患者，男，32 岁，既往有癫痫发作史，听力丧失，发作性视力下降。现病史表现为反复发热，表达异常，听理解异常。查体欠合作，发育差，身材偏瘦，四肢腱反射未引出。血 mtDNA 突变阳性。乳酸 13.8 mmol/L ↑（正常值 0.52～2 mmol/L）。被诊断为 ATP 合成障碍、能量产生不足而出现的一组多系统疾病，相关的细胞器是
    A．线粒体　　　　　　　B．过氧化物酶体　　　　C．中心体

D．高尔基复合体　　　　　　　E．核糖体

18．患者，女，58岁，2年前体检时发现蛋白尿、血尿，糖尿病史10年，血糖控制欠佳，无高血压。近1周自觉尿中泡沫增多、浑浊，口干、多饮、消瘦无力，双下肢轻度凹陷性水肿。其父患有高血压及2型糖尿病。临床诊断：肾性糖尿病。其病因主要与以下哪种细胞结构的功能障碍有关
　　A．细胞膜物质交换　　　　B．胞吞作用　　　　　　C．胞吐作用
　　D．细胞膜信号转导　　　　E．细胞骨架物质运输

19．患者，男，30岁，无明显诱因反复出现头晕2月余，无恶心、呕吐。就诊后，行头部磁共振成像检查发现颅内占位性病变。后进行开颅手术切除，病理结果显示星形细胞胶质瘤。以下为胶质肿瘤的标志物的是
　　A．微丝　　　　　　　　　B．微管　　　　　　　　C．角蛋白丝
　　D．神经丝　　　　　　　　E．神经胶质丝

20．老年男性，3年前无明显诱因出现右上肢远端不自主节律性抖动，以安静状态下明显，紧张、激动时加重，随意动作时减轻，睡眠后消失；伴右侧肢体活动不灵活、僵硬。症状逐渐加重，波及右下肢。行走笨拙，缓慢，小碎步、起床、迈步、转身费力，面部表情呆板，逐年加重。门诊以帕金森病收入院。其病因之一与微管稳定性异常有关，以下不属于微管功能的是
　　A．维持细胞形状　　　　　B．参与细胞运动
　　C．参与细胞内物质运输　　D．细胞变形运动　　　　E．细胞内信号转导

【B型题】

(21～25题共用备选答案)
　　A．中心体　　　　　　　　B．线粒体　　　　　　　C．微体
　　D．溶酶体　　　　　　　　E．游离核糖体

21．参与蛋白质的合成的是
22．与纤毛、鞭毛的形成有关的是
23．内含多种水解酶的是
24．为细胞活动提供能量，称为细胞"动力工厂"的是
25．富含多种氧化酶的是

(26～30题共用备选答案)
　　A．粗面内质网　　　　　　B．滑面内质网　　　　　C．中心粒
　　D．微管　　　　　　　　　E．次级溶酶体

26．合成分泌蛋白质旺盛的细胞内，含有丰富的
27．合成类固醇激素旺盛的细胞内，含有丰富的
28．中心体内含有
29．内含水解酶、底物及消化后产物的是
30．细胞骨架的主要成分是

（31～35题共用备选答案）
A．染色体浓缩，核仁、核膜开始消失
B．浓缩的染色体排列到赤道板上
C．染色单体分离，子染色体移至细胞的两极
D．进行DNA复制和蛋白质合成
E．染色体数目从二倍体（$2n$）减到单倍体（$n$）

31．有丝分裂前期
32．减数分裂
33．有丝分裂后期
34．S期
35．有丝分裂中期

【X型题】

36．参与细胞消化和解毒的细胞器有
  A．溶酶体  B．高尔基复合体  C．中心体
  D．微体  E．线粒体

37．属于细胞器的结构是
  A．分泌颗粒  B．核糖体  C．溶酶体
  D．内质网  E．线粒体

38．有关细胞骨架的描述，正确的有
  A．主要由微管、微丝及中间丝组成
  B．微管是由微管蛋白装配成的中空直管
  C．微丝为纤维状肌动蛋白丝
  D．中间丝因直径介于微管与微丝之间而得名
  E．细胞骨架均与细胞的有丝分裂密切相关

39．有关线粒体的描述，正确的有
  A．是由内、外两层单位膜所构成的椭圆形小体
  B．为细胞提供能量的"动力站"
  C．其形态、数目随细胞种类不同而异
  D．是蛋白质合成的场所
  E．光镜下呈杆状、颗粒状或椭圆形

40．下列结构与维持细胞的形态有关的是
  A．细胞膜  B．微丝  C．中间丝
  D．微管  E．微体

41．与酶原颗粒形成无关的细胞器为
  A．溶酶体  B．线粒体  C．高尔基复合体
  D．粗面内质网  E．滑面内质网

42．与合成和分泌类固醇激素有关的细胞器有
  A．高尔基复合体  B．粗面内质网  C．滑面内质网
  D．线粒体  E．溶酶体

43. 具有很强增殖能力的细胞是
    A. 神经细胞    B. 骨髓基质细胞    C. 心肌细胞
    D. 红细胞      E. 干细胞
44. 对人类体细胞染色体的描述正确的是
    A. 为44条常染色体和2条性染色体    B. 男性体细胞核型为46,XY
    C. 女性体细胞核型为46,XX           D. 精子的核型为23,X或23,Y
    E. 卵子的核型为23,XX
45. 细胞增殖周期分为分裂间期和分裂期，分裂间期包括
    A. $G_1$    B. $G_2$    C. $G_0$
    D. M        E. S
46. 细胞膜与外界进行物质交换的方式有
    A. 被动扩散    B. 主动转运    C. 胞吞作用
    D. 胞吐作用    E. 信号转导
47. 电镜下，膜被结构的细胞器有
    A. 线粒体    B. 内质网    C. 核糖体
    D. 溶酶体    E. 微体

## 二、名词解释

1. 单位膜（unit membrane）
2. 细胞器（organelle）
3. 异染色质（heterochromatin）
4. 细胞周期（cell cycle）

## 三、问答题

1. 试述内质网的种类、电镜下的结构特点和主要功能。
2. 试述线粒体的结构和主要功能。
3. 试述与蛋白质合成有关的细胞器的结构和功能。
4. 试述染色质的化学成分、分类和光镜结构特点。

## 参考答案与解析

### 一、选择题

**【A1型题】**
1. E  2. D  3. B  4. D  5. B  6. C  7. C  8. E  9. A  10. D  11. B
12. D  13. A  14. E  15. A

**【A2型题】**
16. E  17. A  18. D  19. E  20. D

**【B型题】**
21. E  22. A  23. D  24. B  25. C  26. A  27. B  28. C  29. E  30. D

31．A  32．E  33．C  34．D  35．B

【X 型题】

36．AD  37．BCDE  38．ABCD  39．ABCE  40．ABCD  41．ABE  42．CD
43．BE  44．ABCD  45．ABE  46．ABCD  47．ABDE

解析：

1．细胞膜是包在细胞表面的一层薄膜，在光学显微镜下难以分辨，电镜下细胞膜可分为内、中、外 3 层结构，总厚度为 7.5～10 nm。

2．染色质和染色体实际上是不同功能状态下的同一种物质，是遗传物质的载体，主要化学成分是 DNA 和蛋白质。

4．在细胞分裂间期的细胞核内，DNA 分子的螺旋化程度不同，螺旋紧密的部分在光镜下可着色，呈团块状的嗜碱性结构，称为异染色质；而螺旋松散的部分在光镜下着色浅，称为常染色质。

8．内含物是细胞质中一些有形的代谢产物或储备的营养物质，包括糖原、脂滴、色素及分泌颗粒等。而溶酶体则是具有单位膜包裹、内含多种水解酶、能够执行消化功能的细胞器。

11．肿瘤细胞失去增殖周期的正常调控，可导致异常增生。

12．抗癌药物只能杀灭一定时期的细胞（增殖细胞）。

14．溶酶体为膜包被的细胞器，内含数十种酸性水解酶，具有极强的消化分解物质的能力。

16．环境中的硅尘（二氧化硅，$SiO_2$）经呼吸道进入肺组织后，被肺间质内巨噬细胞吞噬形成吞噬小体，因溶酶体内水解酶不能消化 $SiO_2$，而形成硅酸分子，后者的羟基与溶酶体膜蛋白间形成氢键，膜结构变构破裂，大量的水解酶和硅酸分子流入细胞质内，引起细胞的自溶或者死亡。流出的 $SiO_2$ 颗粒又被附近正常的巨噬细胞吞噬，形成恶性循环，导致肺间质内成纤维细胞活化合成大量的胶原蛋白，沉积在肺泡周围，降低其弹性，肺功能受损。

17．线粒体病是遗传缺损引起线粒体代谢酶缺陷，mtDNA 缺失或点突变障碍致使 ATP 合成障碍，导致能量代谢障碍和产生复杂的临床症状的一组异质性病变。包含线粒体肌病、线粒体脑病、线粒体脑肌病。

18．肾性糖尿病指肾小管上皮基底面的细胞膜转运葡萄糖载体蛋白缺陷，致使糖的重吸收功能障碍。

19．神经胶质丝主要存在于中枢神经系统的胶质细胞，以星形胶质细胞居多，是胶质肿瘤的标志物。

20．微管的功能：①维持细胞形状。②参与细胞运动。③参与细胞内物质运输。④维持细胞内细胞器的定位和分布。⑤参与细胞内信号转导。

21．游离核糖体主要合成细胞自身需要的结构蛋白质。

22．和 24．中心体由一对互相垂直的圆筒状中心粒和周围致密的细胞基质组成，多位于细胞核的一侧。每个中心粒由 9 组三联微管构成，并在细胞周期的 S 期进行复制。中心体主要参与细胞分裂活动，形成纺锤体、纤毛、鞭毛和轴丝等结构。

25．微体又称为过氧化物酶体，为由单位膜包被的球形小体，内含 40 多种酶，主要参与脂肪酸的氧化和过氧化氢的分解，有解毒作用。

26．在分泌蛋白质旺盛的细胞内含有发达的粗面内质网和高尔基复合体，粗面内质网与合成分泌蛋白质有关。

27．合成类固醇激素的细胞内富含滑面内质网和线粒体。

29．次级溶酶体内水解酶与来自细胞内外的物质（底物）融合后执行消化功能，次级溶酶体的底物，有的被分解后透过溶酶体膜扩散到细胞质中被重新利用，有的不能被消化而形成残余体。

30．细胞质的骨架结构包括微管、微丝、中间丝等。

31．有丝分裂前期，染色质形成染色体，中心粒开始移动，并移向细胞的两极，形成纺锤体。核仁和核膜逐渐消失。

34．S期是DNA合成期，通过复制，DNA含量增加1倍。复制DNA是细胞进入分裂期的必要条件。

36．溶酶体内含数十种水解酶，具有消化作用；微体内含多种酶系，功能主要是参与脂肪酸氧化、过氧化氢的形成和分解，起解毒作用。

37．细胞器是指细胞质内具有特定形态与功能的结构。

39．线粒体为双层单位膜构成的椭圆形小体，外膜光滑，内膜向内折叠形成许多板状或管状的线粒体嵴。其形态、数目随细胞种类不同而异。线粒体是细胞的能量代谢中心，具有一系列氧化酶系，形成ATP，为细胞活动提供能量。

40．细胞形态结构是由细胞膜和细胞骨架结构共同维持的，与微体无关。

41．粗面内质网合成的蛋白质通过高尔基复合体进行加工、修饰、浓缩和糖基化，最终形成分泌颗粒，通过胞吐作用排到细胞外；而溶酶体、线粒体和滑面内质网与酶原颗粒形成无关。

43．细胞分裂能力强弱不等，分裂能力强的细胞通过细胞分裂，产生两个新的子细胞之后很快进入分裂间期。有些细胞终生处于$G_1$期，失去分裂能力，最后通过分化、衰老至死亡，如高度分化的神经细胞、心肌细胞和红细胞等。

44．染色体的数目、形态、大小都是恒定的，人类体细胞的染色体为46条，组成23对。其中22对为常染色体，另一对为性染色体，决定性别。在男性体细胞核型是46,XY，而女性是46,XX。精子核型为23,X或23,Y，而卵子核型为23,X，不是23,XX。

45．根据DNA合成程序，分裂间期可分为3个阶段：DNA合成前期（$G_1$）、DNA合成期（S）与DNA合成后期（$G_2$）。

46．细胞膜除了维持细胞的完整性和内环境的相对稳定等屏障作用外，还是与细胞外进行物质交换的半透膜，通过被动扩散、主动转运以及胞吞、胞吐作用等进行物质转运，以保持细胞内物质的稳定。信号转导与物质交换无关。

## 二、名词解释

1．单位膜（unit membrane）：指包括细胞膜在内的细胞中各种膜性结构的统称，它们在电镜下均呈现为"两暗夹一明"的3层结构。

2．细胞器（organelle）：指细胞质中具有特定形态与功能的结构，主要包括线粒体、核糖体、内质网、高尔基复合体、溶酶体、中心体和过氧化物酶体等。

3．异染色质（heterochromatin）：指在细胞分裂间期，细胞核内染色较深，呈强嗜碱性的细丝状、颗粒状或团块状的染色质，为细胞核内功能静止的部分。

4．细胞周期（cell cycle）：又称为细胞增殖周期（cell generation cycle），是指从上次细胞分裂后的新生细胞开始，到下一次细胞分裂结束为止所经历的全过程，包括分裂期和分裂间期两个阶段。

### 三、问答题

1．简述内质网的种类、电镜下的结构特点和主要功能。

答：电镜下，内质网是由单位膜构成的扁囊（池）和小管并互相连通，可分为粗面内质网和滑面内质网。粗面内质网由平行排列的扁囊和附着其外表面的核糖体构成，故表面粗糙。位于细胞核周围的粗面内质网可与外核膜相连，其主要功能是合成分泌蛋白质、酶、溶酶体蛋白和部分膜蛋白等。滑面内质网表面光滑，无核糖体附着，是合成脂类的重要场所。在合成类固醇、三酰甘油和胆固醇的细胞内，滑面内质网比较丰富。

2．试述线粒体的结构和主要功能。

答：线粒体经特殊染色后，光镜下呈杆状、颗粒状或椭圆形。电镜下，线粒体由双层单位膜围成，外膜光滑，内膜向内凹陷折叠成嵴。线粒体外膜和和内膜之间形成膜间隙，膜间隙内充满线粒体基质，是三羧酸循环的部位。线粒体内膜基粒内含有合成 ATP 的酶。线粒体的主要功能是合成 ATP，为细胞活动直接提供能量。

3．试述与蛋白质合成有关的细胞器的结构和功能。

答：与蛋白质合成有关的细胞器主要包括核糖体、粗面内质网和高尔基复合体。核糖体：是细胞内合成蛋白质的基地。电镜下，核糖体呈球形致密颗粒，由大小两个亚单位（基）组成，化学成分为核糖核酸（RNA）和蛋白质，易被碱性染料染色，故 HE 染色时，呈嗜碱性的颗粒状结构，主要合成细胞自身需要的结构蛋白质。粗面内质网：多为平行排列的扁囊，表面附有大量的核糖体。粗面内质网常与外核膜相连通，主要合成分泌蛋白、酶、溶酶体蛋白和部分膜蛋白等。高尔基复合体：光镜下，多位于细胞核附近，常呈小泡及网状，电镜下，由顺面高尔基网、顺面、中间区室、反面、反面高尔基网 5 部分组成。主要功能是将粗面内质网合成的蛋白质进行加工、修饰、浓缩和糖基化，最终形成分泌颗粒，通过胞吐作用排出细胞外。

4．试述染色质的化学成分、分类和光镜结构特点。

答：染色质的主要化学成分是 DNA 和蛋白质，可分为常染色质和异染色质，常染色质着色浅，分布较稀疏，是细胞核内功能有活性的部分；异染色质较浓缩，染色较深，是细胞核内功能静止的部分。

（崔珈衔）

# 第三章

# 上皮组织

一、选择题

【A 型题】

1. 不属于上皮组织特点的是
   A．包括被覆上皮和腺上皮
   B．分布于有腔器官的腔面
   C．含丰富的血管、神经
   D．具有保护作用
   E．有些具有感觉功能

2. 被覆上皮的分类依据是
   A．上皮的厚度
   B．上皮的功能
   C．细胞排列层数及表层细胞形态
   D．上皮的分布部位
   E．上皮获取营养的方式

3. 以下对单层上皮的描述中，错误的是
   A．相对于复层上皮一般较薄
   B．分布于体表及有腔器官的腔面
   C．有些上皮组成细胞不止一种
   D．细胞侧面常有细胞连接
   E．游离面常有不同的特化结构

4. 以下对单层扁平上皮的描述中，错误的是
   A．表面观察细胞呈多边形
   B．细胞之间呈锯齿状嵌合
   C．细胞有细胞核处稍厚，其他部位很薄
   D．通过基膜与基部结缔组织相贴
   E．仅为内皮和间皮两种类型

5. 以下对小肠单层柱状上皮的描述中，错误的是
   A．大部分细胞呈柱状
   B．细胞核靠近基底部
   C．极性明显，细胞游离面均有纹状缘结构
   D．细胞侧面近顶部处有紧密连接
   E．所有组成细胞均位于基膜上

6. 假复层纤毛柱状上皮的特点是
   A．组成细胞包括锥体细胞、梭形细胞及柱状细胞 3 种
   B．所有细胞基底部位于基膜上，游离面均达到腔面

C．游离面均有纤毛结构
D．组成细胞的细胞核高低不等，不在同一平面上
E．分布于消化和呼吸管道的腔面

7．下列不属于复层扁平上皮特点的是
A．由多层细胞组成
B．表层细胞为扁平形
C．中间层为多边形细胞
D．基底层细胞为矮柱状，细胞质嗜酸性较强
E．表层细胞会损伤或不断脱落

8．下列不属于变移上皮特点的是
A．分布于大部分泌尿管道的腔面
B．表层细胞具有防止尿液侵蚀的作用
C．表层的一个细胞可覆盖中间层的几个细胞
D．上皮各处厚薄不一，因其与结缔组织的连接面常起伏不平
E．上皮形态常随所在器官的功能状态而变化

9．以下关于微绒毛的描述正确的是
A．均散在分布于细胞的游离面
B．光镜下清晰可见
C．表面为细胞膜，内有微管
D．能向某一方向有规律地摆动
E．与细胞的吸收功能有关

10．上皮细胞侧面不存在的细胞连接是
A．中间连接
B．桥粒
C．半桥粒
D．紧密连接
E．缝隙连接

11．与紧密连接无关的描述是
A．常靠近细胞的游离面
B．可封闭细胞间隙
C．连接区细胞质面附有细丝状物质
D．保持机体内环境的稳定
E．可与其他连接同时存在

12．以下对于基膜的描述错误的是
A．位于上皮与结缔组织连接面
B．所有组成成分都由上皮细胞产生
C．不同上皮的基膜厚薄不同
D．具有支持连接作用
E．可透过营养成分和代谢废物

13．以下对于质膜内褶的描述错误的是
A．位于上皮细胞的基底面
B．是细胞膜向内折叠而成的
C．内褶间分布着较多的粗面内质网和高尔基复合体
D．光镜下呈纵纹状
E．此结构与离子和水分运输有关

14．上皮细胞基底面不具有的结构是
A．质膜内褶
B．缝隙连接
C．半桥粒
D．基板
E．基膜

15．以下有关细胞连接的叙述正确的是

A．均由细胞膜和细胞质两部分组成　　B．只存在于上皮组织
C．只存在于上皮细胞侧面　　D．细胞连接部位均存在细胞间隙
E．细胞连接部位细胞膜均发生融合

16．不存在紧密连接的部位是
A．毛细血管内皮　　B．骨小管　　C．胆小管
D．肺泡上皮　　E．小肠黏膜上皮

17．不存在质膜内褶的部位是
A．肾近端小管曲部　　B．肾远端小管直部　　C．腮腺分泌管
D．汗腺导管　　E．下颌下腺分泌管

18．任何一种细胞连接都不可能具备的功能是
A．构成细胞间通道　　B．封闭细胞间隙
C．增加细胞膜的通透性　　D．保持细胞形状
E．传递细胞间信息

19．被覆上皮与腺上皮的区别在于
A．细胞排列是否规则紧密　　B．是否含血管　　C．有无极性
D．基膜的厚薄　　E．功能上的差异

20．质膜内褶的功能是
A．增强了对细胞的保护作用　　B．加强了细胞与基膜的连接
C．加快了水和电解质的转运　　D．与上皮细胞获取营养有关
E．可协助细胞传递信息

21．以下属于蛋白质分泌细胞的是
A．乳腺和前列腺的腺细胞　　B．汗腺和皮质腺的腺细胞
C．十二指肠腺的腺细胞　　D．胃底腺主细胞和胰腺的腺泡细胞
E．小肠腺的帕内特细胞和子宫腺的细胞

22．以下关于微绒毛的描述错误的是
A．是位于上皮细胞游离面的结构　　B．扩大了细胞的表面积
C．光镜下均表现为纹状缘或刷状缘　　D．可以有收缩运动
E．也可出现于上皮细胞以外的其他细胞表面

23．不含杯状细胞的结构是
A．小肠黏膜上皮　　B．气管黏膜上皮　　C．睑结膜上皮
D．胰腺主导管上皮　　E．胆囊黏膜上皮

【A2型题】

24．化生是临床常见的一种病理改变，以鳞状上皮化生最常见。长期吸烟者支气管上皮容易发生鳞状上皮化生。正常支气管上皮为
A．单层扁平上皮　　B．单层柱状上皮　　C．单层立方上皮
D．假复层纤毛柱状上皮　　E．复层扁平上皮

25．临床上常见慢性胃炎患者，一般最初为浅表性胃炎只损伤胃黏膜上皮，逐渐深入可达肌层，正常胃上皮为
A．单层扁平上皮　　B．单层柱状上皮　　C．单层立方上皮

D．假复层纤毛柱状上皮　　　E．复层扁平上皮

【B 型题】

(26～30题共用备选答案)
　　A．单层柱状上皮　　　B．单层立方上皮　　　C．内皮
　　D．间皮　　　　　　　E．假复层纤毛柱状上皮

26．分布于心脏、血管腔面的是
27．分布于胸膜、腹膜和心包膜表面的是
28．分布于胃肠道腔面的是
29．分布于呼吸道腔面的是
30．构成甲状腺滤泡壁的是

(31～35题共用备选答案)
　　A．甲状腺滤泡上皮　　　B．呼吸道上皮　　　C．皮肤的表皮
　　D．肾小管的上皮　　　　E．肾盂、肾盏的上皮

31．具有特殊结构以清除细菌、黏液的是
32．具有分泌功能，也可属于腺上皮的是
33．质膜内褶发达，具有活跃的重吸收功能的是
34．表层细胞角化并不断脱落的是
35．与深层组织连接面起伏不平的是

(36～42题共用备选答案)
　　A．紧密连接　　　　B．中间连接　　　　C．桥粒
　　D．半桥粒　　　　　E．缝隙连接

36．复层扁平上皮中最常见的连接是
37．连接区细胞膜的细胞质面有致密物质构成的附着板的是
38．连接呈环形带状，连接区细胞质面有微丝附着的是
39．能够转递化学信息的是
40．将上皮固定于基膜上的是
41．位于近上皮细胞游离面，封闭细胞间隙的是
42．连接区相邻细胞膜间有小管连通的是

(43～48题共用备选答案)
　　A．肌上皮细胞　　　B．蛋白质分泌细胞　　　C．黏液性腺细胞
　　D．类固醇分泌细胞　E．杯状细胞

43．细胞呈柱状或锥体形，细胞核常呈扁圆形，位于细胞基部的是
44．细胞质内滑面内质网丰富，线粒体嵴呈管状的是
45．具有收缩功能，其收缩可促进腺体分泌物释放的是
46．存在于唾液腺、汗腺和乳腺的腺泡细胞与基膜之间的是
47．细胞基底面分布密集的粗面内质网，HE 染色此处呈强嗜碱性的是

48．顶部聚集圆形分泌颗粒，HE 染色可呈红色的是

（49～53 题共用备选答案）
  A．微绒毛    B．纤毛    C．终末网
  D．张力细丝   E．细胞衣
49．附着于中间连接的细胞质面的是
50．附着于桥粒的细胞质面的是
51．含有动力蛋白的是
52．位于细胞膜外侧的是
53．光镜下普通染色可清晰分辨的是

【X 型题】
54．细胞连接存在于
  A．心肌细胞之间  B．上皮细胞之间  C．骨细胞之间
  D．神经细胞之间  E．脂肪细胞之间
55．基膜的主要化学成分是
  A．纤维粘连蛋白  B．层粘连蛋白   C．硫酸乙酰肝素
  D．Ⅳ型胶原蛋白  E．Ⅱ型胶原蛋白
56．单层扁平上皮分布在
  A．胸膜腔面   B．输尿管腔面   C．肺泡
  D．肾小囊壁层  E．胆囊腔面
57．非角化复层扁平上皮分布在
  A．口腔腔面   B．体表     C．食管腔面
  D．子宫腔面   E．阴道腔面
58．组成假复层纤毛柱状上皮的细胞是
  A．扁平细胞   B．柱状细胞   C．锥体形细胞
  D．杯状细胞   E．梭形细胞
59．上皮细胞基底面可见
  A．微绒毛    B．质膜内褶   C．半桥粒
  D．桥粒     E．中间连接
60．关于外分泌腺，下列正确的是
  A．分泌部一般由一层腺细胞组成
  B．糖蛋白分泌细胞顶部细胞质内有 PAS 反应阳性的分泌颗粒
  C．蛋白质分泌细胞的细胞质内有大量的滑面内质网
  D．分泌物经导管排出
  E．甲状腺、汗腺均属于外分泌腺
61．可称为连接复合体的是
  A．紧密连接和质膜内褶    B．中间连接、桥粒和缝隙连接
  C．桥粒和质膜内褶     D．紧密连接和桥粒
  E．紧密连接和缝隙连接

62. 上皮基膜的功能包括
   A．支持作用　　　　　　　　　B．连接作用
   C．半透膜，有利于物质交换　　D．引导上皮细胞移动
   E．影响细胞分化

## 二、名词解释

1. 基膜（basement membrane）
2. 质膜内褶（plasma membrane infolding）
3. 紧密连接（tight junction）
4. 桥粒（desmosome）
5. 缝隙连接（gap junction）
6. 微绒毛（microvillus）
7. 纤毛（cilium）
8. 中间连接（intermediate junction）

## 三、问答题

1. 论述复层扁平上皮和变移上皮结构与功能的异同点。
2. 论述微绒毛和纤毛结构与功能的异同点。

## 参考答案与解析

一、选择题
【A 型题】
1．C　2．C　3．B　4．E　5．C　6．D　7．D　8．D　9．E　10．C　11．C
12．B　13．C　14．B　15．D　16．B　17．D　18．C　19．E　20．C　21．D
22．C　23．E
【A2 型题】
24．D　25．B
【B 型题】
26．C　27．D　28．A　29．E　30．B　31．B　32．A　33．D　34．C　35．C
36．C　37．C　38．B　39．E　40．D　41．A　42．E　43．C　44．D　45．A
46．A　47．B　48．B　49．C　50．D　51．B　52．E　53．B
【X 型题】
54．ABCD　55．BCD　56．ACD　57．ACE　58．BCDE　59．BC　60．ABD
61．BDE　62．ABCDE

解析：
1. 上皮组织中含有神经末梢，但无血管。
2. 根据上皮细胞的排列层数和细胞的形状进行分类。

3．体表分布的是较厚的复层扁平上皮，单层上皮很薄，可分布于有腔器官腔面，但不会出现在体表处。

4．肾小囊壁层以及肺泡上皮等处也分布有单层扁平上皮。

5．小肠上皮中只有柱状细胞游离面有纹状缘，杯状细胞无。

6．假复层纤毛柱状上皮包括4种组成细胞，其中，柱状细胞和杯状细胞游离面能够到达腔面，只有柱状细胞游离面有纤毛。此类上皮不分布在消化管道腔面。

7．复层扁平上皮基底层细胞的细胞质呈强嗜碱性。

8．变移上皮与结缔组织的连接面较平整，上皮各处厚度比较一致。

9．微绒毛不一定均匀分布于细胞的游离面，微绒毛内含有微丝，不能摆动，光镜下也不能分辨，与细胞的吸收功能有关。

10．半桥粒位于上皮细胞基底面。

11．紧密连接细胞质面无丝状物质附着。

12．基膜的组成成分由上皮细胞和结缔组织细胞共同产生。

13．质膜内褶间的细胞质中分布着纵行排列的线粒体，不是粗面内质网和高尔基复合体。

14．缝隙连接存在于上皮细胞侧面。

15．有些细胞连接由细胞膜和细胞质组成，有些则由细胞膜、细胞质和细胞外基质共同组成；细胞连接也可存在于非上皮组织的细胞之间；上皮细胞基底面也可有细胞连接存在（如半桥粒）；只有紧密连接的某些部位细胞膜发生融合。

16．骨小管是骨细胞的突起所在的部位，不存在紧密连接。

18．缝隙连接能够构成细胞间通道，传递信息；紧密连接能够封闭细胞间隙；中间连接能够保持细胞形状。

19．以分泌功能为主的上皮称为腺上皮。

20．质膜内褶有利于水和电解质的迅速转运。

22．排列密集的微绒毛在光镜下表现为纹状缘或刷状缘，排列稀疏的微绒毛光镜下不能分辨。

24．支气管上皮为假复层纤毛柱状上皮。

25．胃黏膜上皮为单层柱状上皮。

26．分布于心血管、淋巴管腔面的单层扁平上皮称为内皮。

27．分布于胸膜、腹膜和心包膜表面的单层扁平上皮称为间皮。

28．单层柱状上皮主要分布在胃、肠道和子宫、输卵管的腔面。

29．假复层纤毛柱状上皮主要分布在呼吸道的腔面。

30．单层立方上皮主要构成甲状腺滤泡壁、肾小管等。

31．分布在呼吸道腔面的假复层纤毛柱状上皮的纤毛具有清除细菌、黏液的作用。

32．甲状腺滤泡上皮具有分泌功能，也可属于腺上皮。

33．肾近端小管与远端小管质膜内褶发达，具有活跃的重吸收功能。

34．皮肤的表皮属于角化的复层扁平上皮，表层细胞角化并不断脱落。

35．皮肤的表皮与真皮（深层组织）之间的连接面起伏不平。

36．桥粒像铆钉一样加固细胞间的连接，主要分布在易受摩擦的表皮和食管等处。

37．桥粒呈斑点状的局部连接，连接区细胞膜的细胞质面有致密物质构成的附着板。

38．中间连接又称为黏着小带，连接区细胞质面有微丝附着。

39．缝隙连接处的细胞膜上有许多分布规律的柱状颗粒，每个颗粒直径 7～9 nm，由 6 个蛋白质亚单位构成，中央有直径约 2 nm 的管腔，相邻两细胞膜中的颗粒彼此相接，管腔也相通，成为细胞间直接交换信息的通道。

40．半桥粒位于上皮的基底面，通过附着板将上皮固定于基膜上。

41．紧密连接又称为闭锁小带，一般位于细胞的侧面顶端，在连接处相邻细胞膜形成点状、斑状或带状融合，封闭细胞间隙。

43．黏液性腺细胞呈柱状或锥体形，因细胞质充满黏蛋白，细胞核常呈扁圆形，位于细胞基部。

44．类固醇分泌细胞的细胞质内滑面内质网丰富，线粒体嵴呈管状。

45．有些外分泌腺体的分泌部与基膜之间存在一种扁平、有突起的肌上皮细胞，其收缩可促进腺体分泌物释放。

47．因为蛋白质分泌细胞基底面分布密集的粗面内质网，粗面内质网上附有大量的核糖体，其富含核糖核酸，在 HE 染色时此处呈强嗜碱性。

48．蛋白质分泌细胞分泌颗粒聚集在细胞质顶部，嗜酸性，HE 染色呈红色。

49．中间连接相邻细胞之间有中等电子密度的丝状物连接相邻细胞的膜，膜的细胞质内面有薄层致密物质和微丝附着，微丝组成终末网。

50．桥粒连接处细胞膜的细胞质面有较厚的致密物质构成的附着板，细胞质中有许多直径 10 nm 的张力细丝附着于板上，并常折成襻状返回细胞质，起固定和支持作用。

51．纤毛内细胞质中有纵向排列的"9+2"结构微管。纤毛的二联微管的一侧伸出两条短小的动力蛋白臂。

52．细胞衣为一薄层绒毛状的复合糖，包括糖蛋白、糖脂及蛋白多糖，位于细胞膜外侧。

53．纤毛是上皮细胞游离面的细胞膜和细胞质伸出的较粗而长的突起，光镜下普通染色可清晰分辨。

54．心肌细胞之间有桥粒、中间连接和缝隙连接；上皮细胞之间 4 种连接方式均可存在；骨细胞之间和神经细胞之间有缝隙连接；因此只有脂肪细胞之间没有细胞连接存在。

55．基膜的主要化学成分是层粘连蛋白、硫酸乙酰肝素和Ⅳ型胶原蛋白，纤连蛋白主要分布于细胞外基质，Ⅱ型胶原蛋白主要分布于透明软骨。

56．分布在胸膜腔面、肺泡和肾小囊壁层的为单层扁平上皮，分布在输尿管腔面的为变移上皮，分布在胆囊腔面的为单层柱状上皮。

57．口腔腔面、食管腔面和阴道腔面为非角化复层扁平上皮，体表皮肤为角化的复层扁平上皮，子宫腔面为单层柱状上皮。

58．组成假复层纤毛柱状上皮的细胞是柱状细胞、锥体形细胞、杯状细胞和梭形细胞，不含扁平细胞。

59．质膜内褶和半桥粒分布在上皮细胞基底面，微绒毛分布在上皮细胞的游离面，桥粒和中间连接分布在上皮细胞的侧面。

60．外分泌腺分泌部由一层腺细胞组成腺泡，分泌物经导管排出；分泌糖蛋白的黏液性腺顶部细胞质内有 PAS 反应阳性的分泌颗粒，分泌蛋白质的浆液性腺细胞的细胞质内有大量的粗面内质网。汗腺为外分泌腺，甲状腺为内分泌腺。

61．细胞连接分为紧密连接、中间连接、桥粒和缝隙连接，2 种或 2 种以上的连接同时存在称为连接复合体。

62．上皮基膜是半透膜，有利于物质交换，具有支持、连接和引导上皮细胞迁移、分化的功能。

二、名词解释

1．基膜（basement membrane）：是上皮基底面与深部结缔组织之间的一层薄膜。HE 染色一般不易分辨，电镜下观察，基膜分为基板和网板。基板由上皮细胞分泌，主要由Ⅳ型胶原蛋白、层粘连蛋白和硫酸肝素多糖等组成；网板是由结缔组织的成纤维细胞分泌而成的，主要由网状纤维和基质组成。基膜除对上皮具有支持、连接和固着作用外，还是半透膜，有利于上皮组织和深层结缔组织进行物质交换，并对上皮细胞的增殖、分化、移动等有一定影响。

2．质膜内褶（plasma membrane infolding）：是上皮细胞基底面的细胞膜折向细胞质所形成的许多内褶。电镜下内褶与细胞基底面垂直，内褶间含有与其平行的长椭圆形线粒体，因此光镜下称为基底纵纹。其主要作用是扩大细胞基底部的表面积，有利于水和电解质的迅速转运，常见于肾小管等处。

3．紧密连接（tight junction）：又称为闭锁小带（zonula occludens），一般位于细胞的侧面顶端。在超薄切片上，此处相邻细胞膜形成 2～4 个点状融合，融合处细胞间隙消失，非融合处有极窄的细胞间隙。紧密连接可阻挡物质穿过细胞间隙，具有屏障作用。

4．桥粒（desmosome）：又称为黏着斑（macula adherens），这种连接呈斑块状，大小不等，位于中间连接的深部，连接区域的细胞间隙宽 20～30 nm，其中有低密度的丝状物，间隙中央有一条与细胞膜相平行而致密的中间线，此线由丝状物质交织而成。细胞膜的细胞质面有较厚的致密物质构成的附着板，细胞质中有许多直径 10 nm 的张力细丝附着于板上，并常折成袢状返回细胞质，起固定和支持作用。桥粒是一种很牢固的细胞连接，像铆钉般连接细胞，在易受摩擦的皮肤、食管等部位的复层扁平上皮中尤其发达。

5．缝隙连接（gap junction）：又称为通信连接（communication junction），位于柱状上皮深部。相邻细胞间隙很窄，仅为 2～3 nm，相邻两细胞的胞膜中有许多分布规律的柱状颗粒，每个颗粒直径为 7～9 nm，由 6 个亚单位组成，中央有直径约 2 nm 的管腔。相邻两细胞膜中的颗粒彼此相接，管腔也连通，成为细胞间直接交通的管道。在钙离子和其他因素作用下，管道可开放或闭合，可供细胞相互交换某些小分子物质和离子，借此传递化学信息，调节细胞的分化和增殖。

6．微绒毛（microvillus）：是上皮细胞游离面的细胞膜和细胞质伸出的微细指状突起，直径约 0.1 μm，长度因细胞种类或细胞生理状态的不同而有很大差别，电镜下可见其表面为细胞膜，中轴细胞质内含纵行微丝。微丝上端附着于微绒毛顶部，下端附着于细胞质的终末网。微绒毛可扩大细胞表面的吸收面积，促进细胞的吸收功能。微绒毛多分布于小肠和肾小管等处，光镜下呈纹状缘或刷状缘。

7．纤毛（cilium）：是上皮细胞游离面的细胞膜和细胞质伸出的较粗而长的突起，具有节律性定向摆动的能力。常见于呼吸道、女性生殖管道等部位的上皮处。电镜下可见其表面为细胞膜，内为细胞质。细胞质内有纵行微管，其中，周边为 9 组双联微管，中央为两条单微管。纤毛根部为基体，基体微管与纤毛微管相连。纤毛可通过微管的滑动而定向摆动，以推送细胞表面的物质。

8．中间连接（intermediate junction）：又称为黏着小带（zonula adherens），多位于紧密

连接下方，环绕上皮细胞顶部。电镜下相邻细胞之间有 15～20 nm 的间隙，内有中等电子密度的丝状物连接相邻细胞的膜，膜的细胞质内面有薄层致密物质和微丝附着，微丝组成终末网。中间连接除有黏着作用外，还有保持细胞形状和传递细胞收缩力的作用。

### 三、问答题

1. 论述复层扁平上皮和变移上皮结构与功能的异同点。

答：①细胞层数、排列和形态不同，复层扁平上皮由多层细胞组成，因表层细胞呈扁平鳞片状，又称为复层鳞状上皮。由上皮的垂直切面观察，细胞形状不一。紧靠基膜的一层基底细胞为立方形或矮柱状，细胞较幼稚，具有旺盛的分裂能力，HE 染色呈嗜碱性。基底层以上是数层多边形的细胞，再向上为梭形细胞，浅层为几层扁平细胞。变移上皮的特点是细胞形状和层数可随器官的收缩与扩张状态而变化。如膀胱收缩时，上皮变厚，细胞层数变多，表层细胞呈大立方形；膀胱扩张时，上皮变薄，细胞层数减少，细胞呈扁梭形。由于表层细胞较大、较厚，称为盖细胞。一个盖细胞可覆盖几个中间层细胞。②与深层结缔组织连接面不同，复层扁平上皮与深部结缔组织的连接凹凸不平，可增加两者的连接面积，既保证上皮组织的营养供应，又使连接更加牢固。变移上皮与结缔组织的连接面较平整，上皮各处厚度比较一致。③分布和功能不同，复层扁平上皮分布在皮肤的表面、口腔、食管和阴道的腔面。位于表皮的复层扁平上皮，浅层细胞的细胞核消失，细胞质内充满角蛋白，细胞干硬并不断脱落，这种上皮称为角化的复层扁平上皮。衬贴在口腔和食管等腔面的复层扁平上皮，浅层细胞有核，含角蛋白少，称为未角化的复层扁平上皮。复层扁平上皮具有耐摩擦和阻止异物侵入等作用，受损伤后具有很强的再生修复能力。变移上皮分布于排尿管道，一个盖细胞可覆盖几个中间层细胞，起到抵抗尿液腐蚀的保护作用。

2. 论述微绒毛和纤毛结构与功能的异同点。

答：①形态和结构的异同点是：微绒毛是上皮细胞游离面的细胞膜和细胞质伸出的微细指状突起，直径约 0.1 μm，长度因细胞种类或细胞生理状态的不同而有很大差别。微绒毛的细胞质中有许多纵行的微丝。微丝上端附着于微绒毛顶部，下端插入细胞质中，附着于细胞质的终末网。纤毛是上皮细胞游离面的细胞膜和细胞质伸出的较粗而长的突起，具有节律性定向摆动的能力。一般长 5～10 μm，直径 0.2～0.5 μm，纤毛内细胞质中有纵向排列的微管。微管的排列有一定的规律，中央为 2 条单独的微管，周围为 9 组成对的二联微管（即"9+2"结构）。微管与纤毛的摆动有关。②分布和功能的异同点是：微绒毛主要分布在小肠吸收细胞表面和近端小管的腔面，光镜下所见小肠吸收细胞游离面的纹状缘和肾近端小管上皮细胞游离面的刷状缘都是整齐而又密集排列的微绒毛。微绒毛使细胞的表面积显著增大，有利于细胞的吸收功能。纤毛主要分布在呼吸管道的腔面，由于纤毛的定向摆动，可排出被吸入的灰尘和细菌等。

（丁晓慧）

# 第四章 结缔组织

一、选择题

【A 型题】

1. 疏松结缔组织基质中的多糖主要是
   A．透明质酸　　　　　　B．硫酸软骨素　　　　　C．硫酸乙酰肝素
   D．硫酸角质素　　　　　E．肝素
2. 与过敏反应产生有关的细胞是
   A．嗜酸性粒细胞　　　　B．巨噬细胞　　　　　　C．淋巴细胞
   D．肥大细胞　　　　　　E．中性粒细胞
3. 浆细胞的细胞质内含有
   A．大量溶酶体、吞噬体
   B．大量滑面内质网、溶酶体
   C．大量滑面内质网
   D．大量粗面内质网、发达的高尔基复合体
   E．大量嗜碱性颗粒
4. 有关组织液，说法错误的是
   A．是从毛细血管动脉端渗出至基质的液体
   B．是经毛细血管静脉端回流后剩余的液体
   C．处于动态更新状态
   D．对细胞的代谢起重要作用
   E．组织液回流入血液和淋巴液
5. 嗜银纤维是指
   A．胶原纤维　　　　　　B．弹性纤维　　　　　　C．网状纤维
   D．微原纤维　　　　　　E．胶原原纤维
6. 能产生基质和纤维的细胞是
   A．巨噬细胞　　　　　　B．肥大细胞　　　　　　C．浆细胞
   D．成纤维细胞　　　　　E．脂肪细胞
7. 产生抗体的细胞是
   A．T 细胞　　　　　　　B．浆细胞　　　　　　　C．巨噬细胞
   D．中性粒细胞　　　　　E．肥大细胞
8. 巨噬细胞可合成与分泌
   A．免疫球蛋白　　　　　B．基质和纤维　　　　　C．透明质酸酶

D．溶菌酶、干扰素　　　　　　E．蛋白多糖等

9．最符合浆细胞的描述是
　　A．细胞核大，圆形　　　　　　B．细胞核小，圆形或肾形
　　C．细胞核大，偏位　　　　　　D．细胞核扁圆形，偏位
　　E．细胞核圆形，偏位，呈车轮状

10．有关肥大细胞的描述错误的是
　　A．细胞质内充满粗大的嗜碱性颗粒
　　B．能合成和分泌干扰素、补体等生物活性物质
　　C．颗粒内含组胺、嗜酸性粒细胞趋化因子和肝素
　　D．白三烯不贮存于颗粒内
　　E．多见于小血管周围，主要参与机体的过敏反应

11．不属于脂肪细胞特点的是
　　A．细胞核扁圆形，位于细胞一侧
　　B．体积大，呈圆形，细胞质内含大脂滴
　　C．HE 染色中细胞质呈均匀嗜酸性
　　D．HE 染色中，脂滴溶解呈空泡状
　　E．分布在血管周围，是合成和贮存脂肪的细胞

12．巨噬细胞来源于血液中的
　　A．淋巴细胞　　　　B．嗜酸性粒细胞　　　　C．单核细胞
　　D．嗜碱性粒细胞　　E．中性粒细胞

13．关于胶原纤维，错误的是
　　A．纤维粗细不等，韧性大，抗拉力强　　B．嗜酸性，HE 染色呈粉红色
　　C．新鲜时呈白色，又名白纤维　　　　　D．化学成分为Ⅰ型和Ⅲ型胶原蛋白
　　E．电镜下由微原纤维黏合而成

14．关于蛋白多糖的叙述，错误的是
　　A．其多糖主要是硫酸软骨素和硫酸角质素
　　B．是蛋白质与大量多糖结合成的大分子复合物
　　C．是疏松结缔组织基质的主要成分
　　D．透明质酸是蛋白多糖复合物的主干
　　E．和糖蛋白共同构成多微孔隙的分子筛

15．关于黄色脂肪组织，错误的是
　　A．由大量脂肪细胞聚集而成
　　B．其中的脂肪细胞为单泡脂肪细胞
　　C．含有丰富的血管和神经
　　D．主要分布于皮下组织、网膜和肠系膜处
　　E．具有储存脂肪和保持体温等作用

【B 型题】

（16～19 题共用备选答案）
　　A．规则致密结缔组织　　　B．网状组织　　　　C．脂肪组织

    D．弹性组织　　　　　　　E．疏松结缔组织
16．细胞外基质的纤维成分主要为平行排列的粗大胶原纤维束的是
17．细胞外基质的纤维成分主要为平行排列的粗大弹性纤维束的是
18．细胞外基质的纤维成分含丰富银染的网状纤维的是
19．以脂肪细胞为主要细胞类型的是

（20～24题共用备选答案）
　　A．成纤维细胞　　　B．纤维细胞　　　C．肥大细胞
　　D．浆细胞　　　　　E．巨噬细胞
20．参与机体过敏反应的细胞是
21．分泌免疫球蛋白的细胞是
22．可产生纤维和基质的细胞是
23．处于功能静止状态的细胞是
24．属于单核吞噬细胞系统的是

（25～29题共用备选答案）
　　A．胶原纤维　　　　B．弹性纤维　　　C．网状纤维
　　D．微原纤维　　　　E．胶原纤维束
25．与腱细胞构成肌腱的是
26．被醛复红染成紫色的是
27．被称为嗜银纤维的是
28．与弹性蛋白构成弹性纤维的是
29．韧性大，被称为白纤维的是

（30～32题共用备选答案）
　　A．真皮　　　　　　B．黄韧带　　　　C．皮下组织
　　D．肌腱　　　　　　E．淋巴结
30．弹性组织分布于
31．黄色脂肪组织分布于
32．网状组织分布于

【X型题】
33．间充质细胞的形态结构特点是
　　A．细胞呈星状多突起形，相邻细胞以突起连接成细胞网
　　B．细胞核大、染色浅、核仁明显，细胞质呈弱嗜酸性
　　C．是一种低分化的细胞，分裂分化能力强
　　D．胚胎发育中，能分化成多种结缔组织细胞、血管内皮细胞和平滑肌细胞等
　　E．成体的结缔组织内不含未分化的间充质细胞
34．活跃的成纤维细胞形态结构和功能特点是
　　A．细胞体偏大，呈扁平形，多突起

B．细胞核小，呈椭圆形，染色浅，核仁明显

C．细胞质较丰富，呈弱嗜酸性

D．电镜下，细胞质内含丰富的粗面内质网和发达的高尔基复合体

E．光镜、电镜结构特点表明该细胞具有旺盛的产生分泌蛋白质的功能

35．巨噬细胞的结构和功能特点是

A．又称为组织细胞，数量多，分布广

B．其形态一般为不规则形，有许多较长的伪足

C．细胞质丰富，多呈嗜酸性，含空泡或异物颗粒

D．电镜下，细胞质内含少量各级溶酶体和残余体

E．由血液单核细胞进入结缔组织后分化而成

36．浆细胞的结构特点是

A．细胞呈圆形或卵圆形，大小不等

B．细胞核圆形，较小，常偏位，染色质呈辐射状排列

C．光镜下，细胞质强嗜酸性，近核周有一个染色较淡的细胞质区域

D．电镜下，细胞质内含丰富的粗面内质网和发达的高尔基复合体

E．浆细胞具有旺盛的合成类固醇的功能

37．浆细胞的来源和功能特点是

A．来源于 T 细胞

B．在抗原刺激下，T 细胞淋巴母细胞化，增殖分化为浆细胞

C．合成和分泌免疫球蛋白（简称为 Ig），即抗体

D．参与机体的细胞免疫功能

E．多分布在消化道和呼吸道的黏膜固有层

38．肥大细胞的分布及形态结构特点是

A．多见于较大血管周围的结缔组织中

B．细胞体较大，呈圆形或椭圆形

C．细胞核较小，呈圆形

D．细胞质内充满许多粗大的、具有异染性的嗜酸性颗粒

E．电镜下，颗粒大小不一，呈圆形或卵圆形，表面无单位膜包裹

39．肥大细胞的细胞质颗粒的结构与功能特点是

A．颗粒基质内含螺旋状、网格状晶体或细粒状物质

B．颗粒内含组胺、嗜酸性粒细胞趋化因子、肝素和白三烯等

C．组胺、白三烯能使细支气管平滑肌收缩，毛细血管扩张，通透性增加

D．肥大细胞释放的物质所致皮肤荨麻疹和支气管哮喘，统称为过敏反应

E．嗜酸性粒细胞趋化因子能吸引嗜酸性粒细胞到变态反应部位，参与过敏反应

40．肥大细胞的细胞质内产生的化学物质的特点是

A．组胺、白三烯能使细支气管平滑肌舒张，毛细血管收缩，通透性降低

B．嗜酸性粒细胞趋化因子能吸引嗜酸性粒细胞移动至过敏反应部位

C．肝素具有抗凝血作用

D．白三烯不在颗粒内贮存

E．由于白三烯位于细胞质内，故其释放较组胺等迅速

41. 胶原纤维的特点是
    A. 数量最多，粗细均匀，呈波浪形并互相交织
    B. 由胶原原纤维黏合而成
    C. 电镜下，具有明暗交替、约 64 nm 的周期性横纹
    D. 由成纤维细胞分泌的Ⅰ型和Ⅲ型胶原蛋白组成
    E. 成纤维细胞分泌的胶原在细胞质内聚合成胶原原纤维，进而在细胞外聚合成胶原纤维
42. 弹性纤维的特点是
    A. 新鲜时呈白色，故又名白纤维
    B. HE 染色标本中，易与胶原纤维相区分
    C. 用醛复红或地衣红能被染成紫色或棕褐色
    D. 较细，有分支，交织成网
    E. 电镜下，弹性纤维由均质状的弹性蛋白中埋有的较多的微原纤维构成
43. 网状纤维的特点是
    A. 是一种很细的纤维，分支多，彼此交织成网
    B. HE 染色标本中不易显示
    C. 由于其有较多的酸性蛋白多糖，故被银染液染成深黑色
    D. 其化学成分属于Ⅲ型胶原蛋白，电镜下显示无横纹
    E. 仅分布在造血器官
44. 蛋白多糖的特点是
    A. 是由糖蛋白与大量多糖结合而成的大分子复合物
    B. 糖胺多糖是透明质酸、硫酸软骨素、硫酸角质素和硫酸乙酰肝素的总称
    C. 透明质酸构成蛋白多糖复合物的主干
    D. 其他糖胺多糖以糖蛋白为核心构成蛋白多糖亚单位，后者再结合到透明质酸长链分子上
    E. 蛋白多糖复合物形成许多微孔隙的分子筛，形成限制细菌扩散的防御屏障
45. 棕色脂肪组织的主要特点是
    A. 组织中含有丰富的血管和神经
    B. 脂肪细胞内有许多较小的脂滴和较多的线粒体
    C. 其脂肪细胞为单泡脂肪细胞
    D. 在成人比较多，新生儿含量少
    E. 冬眠动物含有相当多的棕色脂肪组织

## 二、名词解释

1. 间充质（mesenchyme）
2. 组织液（tissue fluid）
3. 糖胺多糖（glycosaminoglycan）
4. 分子筛（molecular sieve）

## 三、问答题

1. 简述结缔组织的共同特征。
2. 结合形态结构特点说明成纤维细胞的功能。
3. 试述浆细胞的来源、光镜与电镜下的形态结构特点和功能。
4. 简述肥大细胞的形态结构特征和功能。

## 参考答案与解析

### 一、选择题

**【A 型题】**

1．A 2．D 3．D 4．B 5．C 6．D 7．B 8．D 9．E 10．B 11．C 12．C 13．E 14．A 15．C

**【B 型题】**

16．A 17．D 18．B 19．C 20．C 21．D 22．A 23．B 24．E 25．E 26．B 27．C 28．D 29．A 30．B 31．C 32．E

**【X 型题】**

33．ACD 34．ADE 35．ACE 36．ABD 37．CE 38．BC 39．ACD 40．BCD 41．BCD 42．CDE 43．ABC 44．BCE 45．ABE

**解析：**

1．疏松结缔组织的基质主要是由蛋白多糖构成的，蛋白多糖由蛋白质与大量多糖结合而成，其中，多糖主要是透明质酸。

2．嗜酸性粒细胞具有抗过敏作用，巨噬细胞、中性粒细胞具有吞噬作用，淋巴细胞参与免疫反应，肥大细胞参与机体过敏反应的发生。

3．浆细胞的细胞质嗜碱性，电镜下可见细胞质内含大量的粗面内质网和发达的高尔基复合体。

4．组织液是从毛细血管动脉端渗出的一部分液体，经毛细血管静脉端或毛细淋巴管回流入血液或淋巴，而不是经毛细血管静脉端回流后剩余的液体。

5．网状纤维银染时染成深黑色，故称为嗜银纤维。

6．成纤维细胞的细胞质弱嗜碱性，电镜下可见细胞质内含大量的粗面内质网，可合成蛋白质，包括纤维和基质。

7．浆细胞的细胞质内有大量粗面内质网，可合成免疫球蛋白，即抗体。

8．巨噬细胞能分泌多种生物活性物质，如干扰素、补体、白细胞介素 -1 和溶菌酶等。

9．浆细胞的细胞核较小，常偏位，染色质呈块状附于核膜内面，呈辐射状排列，似车轮状。

10．合成和分泌干扰素、补体等生物活性物质的细胞是巨噬细胞，而不是肥大细胞。

11．脂肪细胞的细胞质内含有大脂滴，HE 染色时，脂滴溶解，呈空泡状，而不是嗜酸性。

12．巨噬细胞来源于血液中的单核细胞。

13．电镜下胶原纤维由胶原原纤维黏合而成，而不是微原纤维。

14．蛋白多糖是由蛋白质与大量多糖结合成的大分子复合物，其中的多糖主要是透明质酸，其次是硫酸软骨素和硫酸角质素。

15．丰富的血管和神经是棕色脂肪组织的主要特点，而不是黄色脂肪组织的特点。

16．规则致密结缔组织的主要结构特征是含有大量平行排列的粗大胶原纤维束，具有良好的韧性，主要分布在肌腱、白色韧带等处。

17．弹性组织的主要结构特征是含有大量弹性纤维束，具有良好的弹性。弹性纤维束呈平行排列的弹性组织，主要分布在项韧带、黄韧带等处。

18．网状纤维又称为嗜银纤维，在光镜标本上需要使用硝酸银染色才能显示。它虽然分布在各种结缔组织中，但以网状组织的含量最为丰富，是网状组织维持海绵状结构的重要支撑成分。

19．脂肪细胞是一种以储存脂肪滴为主要功能的细胞。虽然它广泛分布在各种结缔组织中，但含量最丰富的或者以它为主细胞类型的则是脂肪组织。

20．肥大细胞内含有组胺、白三烯等，在致敏原作用下，这些物质可从细胞释出，引发过敏反应。

21．浆细胞属于免疫细胞，主要分布在淋巴器官和淋巴组织中，在结缔组织内能产生免疫球蛋白（抗体蛋白），发挥体液免疫作用。

22．成纤维细胞是结缔组织的主要细胞类型，占细胞总数的60%以上，其主要功能是合成和分泌胶原蛋白、弹性蛋白和蛋白多糖等，参与结缔组织的纤维和基质的构成。

23．纤维细胞是成纤维细胞的非功能状态或静止状态，其细胞体瘦小，没有合成与分泌功能，但受刺激时可以转化为成纤维细胞。

24．巨噬细胞是结缔组织的固有细胞类型，由血液中的单核细胞转化而来，与由单核细胞转化而成的骨组织中的破骨细胞、神经组织中的小胶质细胞等相同，均具有较强的吞噬清除功能，故称为单核吞噬细胞系统。

25．肌腱属于规则致密结缔组织，其主要成分是大量平行规则排列的胶原纤维束以及分布在束间的腱细胞。

26．鉴于HE染色标本上胶原纤维与弹性纤维不易区分，人们找到了多种专门观察弹性纤维的特染方法，例如弹性纤维可被醛复红染成紫色，可被地衣红染成棕褐色等。

27．网状纤维虽然在普通HE染色标本上因不能显色而难以观察，但它具有嗜银的特性，例如用硝酸银染色，它显示为黑褐色，故也被称为嗜银纤维。

28．微原纤维排列成小束，与弹性蛋白共同构成弹性纤维。

29．胶原纤维肉眼观察呈乳白色，故也称为白纤维。其特性结实，有良好的韧性，能抗拉力。

30．弹性组织是以弹性纤维为主要成分的一种致密结缔组织，主要分布在项韧带、黄韧带以及动脉弹力膜等处，具有良好的弹性功能。

31．黄色脂肪组织呈黄色或白色，主要分布在皮下组织、网膜以及肠系膜等处，约占体重的10%，是人体最大的"能量库"。

32．网状组织是一种有大量网眼的海绵状组织，具有良好的营养、保护、孵育等功能，主要分布在骨髓、淋巴结、脾、胸腺、扁桃体等处。

33．BE错误。间充质细胞的细胞质呈弱嗜酸性，不是嗜酸性。在成体的结缔组织内仍保留少量未分化的间充质细胞。

34．BC 错误。活跃的成纤维细胞的细胞核大，呈椭圆形，染色浅，核仁明显；细胞质较丰富，呈弱嗜碱性，而不是弱嗜酸性。

35．BD 错误。功能活跃时，巨噬细胞可伸出较长的伪足而呈不规则形。电镜下，细胞质内含大量初级溶酶体、次级溶酶体、吞噬体、吞饮小泡和残余体。

36．CE 错误。光镜下，浆细胞的细胞质呈强嗜碱性，电镜结构特点表明浆细胞具有旺盛的合成蛋白质的功能。

37．ABD 错误。浆细胞来源于 B 细胞，在抗原刺激下，B 细胞淋巴母细胞化，增殖分化为浆细胞，合成和分泌免疫球蛋白，参与机体的体液免疫的功能。

38．ADE 错误。肥大细胞多见于较小血管周围的结缔组织中。该细胞的细胞质内充满许多粗大的、具有异染性的嗜碱性。电镜下，颗粒大小不一，呈圆形或卵圆形，表面有单位膜包裹。

39．BE 错误。肥大细胞的细胞质颗粒内含组胺、嗜酸性粒细胞趋化因子、肝素，不含白三烯。嗜酸性粒细胞到变态反应部位后，不是参与过敏反应，而是参与抗过敏反应。

40．AE 错误。组胺、白三烯能使细支气管平滑肌收缩，毛细血管舒张，通透性增加。虽然白三烯位于细胞质内，但其释放较组胺等缓慢。

41．AE 错误。胶原纤维粗细不等。成纤维细胞将胶原分泌到细胞外聚合成胶原原纤维，进而聚合成胶原纤维。

42．AB 错误。弹性纤维新鲜时呈黄色，又名黄纤维，折光性强。HE 染色标本中，着色与胶原纤维相似，量少时不易与胶原纤维相区分。

43．DE 错误。网状纤维的化学成分为Ⅲ型胶原蛋白，电镜下亦显示有 64 nm 的周期性横纹。疏松结缔组织中网状纤维很少，大多分布在结缔组织与上皮组织交界处、平滑肌细胞周围以及造血器官等部位，不是只分布在造血器官。

44．AD 错误。蛋白多糖是由大量蛋白质（不是糖蛋白）与多糖结合而成的大分子复合物。其他糖胺多糖以蛋白质（不是糖蛋白）为核心构成蛋白多糖亚单位，后者再结合到透明质酸长链分子上。

45．CD 错误。棕色脂肪组织的脂肪细胞称为多泡脂肪细胞，不是单泡脂肪细胞。此类组织在成人很少，新生儿含量较多。

## 二、名词解释

1．间充质（mesenchyme）：是由间充质细胞和大量稀薄的基质组成的结构。

2．组织液（tissue fluid）：是从毛细血管动脉端渗出到细胞外基质的液体。组织液经毛细血管静脉端回流入血液或经毛细淋巴管回流入淋巴液。细胞借助组织液来与血液进行物质交换，获取营养物质。

3．糖胺多糖（glycosaminoglycan）：糖胺多糖是结缔组织基质中蛋白多糖的主要成分，包括透明质酸、硫酸软骨素、硫酸角质素、硫酸乙酰肝素等。

4．分子筛（molecular sieve）：是结缔组织基质中的以蛋白多糖分子为主形成的有许多微孔隙的结构。分子筛具有屏障作用，小于其孔径的物质（如 $O_2$、$CO_2$ 及营养物质）可以自由通过，而大于其孔径的物质（如细菌）不能通过。

### 三、问答题

1. 简述结缔组织的共同特征。

答：结缔组织由少量的细胞和大量的细胞外基质（细胞间质）组成。细胞种类多、分散、无极性。细胞外基质包括均质状的基质、细丝状的纤维和不断循环更新的组织液。广义的结缔组织包括血液、固有结缔组织以及软骨和骨，一般所称的结缔组织即固有结缔组织。结缔组织在体内分布广泛，具有支持、连接、营养、保护、修复等多种功能。结缔组织起源于胚胎期的间充质，间充质由间充质细胞和大量稀薄的基质构成。

2. 结合形态结构特点说明成纤维细胞的功能。

答：成纤维细胞是疏松结缔组织的主要细胞，依功能状态可分为两型。一型是不甚活跃的成纤维细胞，也称为纤维细胞；另一型是功能活跃的成纤维细胞。两者随功能状态不同可互相转化。成纤维细胞形态呈扁平星状多突形或梭形，细胞质弱嗜碱性，细胞核大、圆、染色浅、核仁明显。电镜下，细胞质内可见丰富的粗面内质网和游离核糖体，高尔基复合体发达。成纤维细胞的超微结构表明它具有合成和分泌蛋白质和蛋白多糖、形成纤维和基质的功能。纤维细胞呈梭形，细胞核小，着色深，核仁不明显，细胞质弱嗜酸性，电镜下粗面内质网少，高尔基复合体不发达。纤维细胞的超微结构表明，纤维细胞是功能不活跃的细胞。

3. 试述浆细胞的来源、光镜与电镜下的形态结构特征和功能。

答：结缔组织中的浆细胞来源于 B 细胞。光镜下，浆细胞呈圆形或卵圆形；细胞核偏位，染色质呈块状附于核膜上，呈辐射状排列，似车轮状。HE 染色下，浆细胞的细胞质强嗜碱性，被染成蓝色，在核周可见一个浅染区。电镜下，浆细胞的细胞质内含大量粗面内质网，浅染区可见发达的高尔基复合体和中心体。浆细胞能合成和分泌免疫球蛋白，即抗体，参与机体的体液免疫。

4. 简述肥大细胞的形态结构特征和功能。

答：肥大细胞体积大，呈圆形或卵圆形，细胞核小，呈圆形，细胞质内充满粗大的异染性的嗜碱性颗粒。电镜下，颗粒大小不一，由质膜包裹，颗粒的基质内含螺旋状或网格状晶体或细粒状物质，为组胺、肝素和嗜酸性粒细胞趋化因子。肥大细胞可释放组胺、白三烯、肝素和嗜酸性粒细胞趋化因子。白三烯不在颗粒内贮存。其中，组胺、白三烯能使支气管平滑肌收缩，使微静脉和毛细血管扩张，通透性增加，继而大量液体从血管渗出，造成局部组织水肿。嗜酸性粒细胞趋化因子能吸引嗜酸性粒细胞到变态反应的部位。肝素则有抗凝血作用。因而肥大细胞参与机体的过敏反应。

（洪　艳）

# 第五章 软骨和骨

一、选择题

【A1 型题】

1. 对于软骨细胞结构特点的描述，下列错误的是
   A. 软骨细胞位于软骨基质的软骨陷窝内
   B. 软骨组织周边的软骨细胞呈扁椭圆形，较小而成熟
   C. 深层的软骨细胞逐渐增大，呈圆形或椭圆形，成群分布，形成同源细胞群
   D. 细胞质弱嗜碱性，电镜下可见内含丰富的粗面内质网和发达的高尔基复合体
   E. 软骨细胞可以合成纤维和基质

2. 对软骨囊的描述，正确的是
   A. 是包绕软骨细胞的纤维囊
   B. 含硫酸软骨素较少
   C. 只有用银染才能显示
   D. 内含纤维较多
   E. HE 染色后呈强嗜碱性

3. 对软骨膜的描述，下列错误的是
   A. 除关节软骨表面外，透明软骨表面均存在
   B. 可分软骨膜内层和外层两层
   C. 外层含胶原纤维较多，细胞和血管较少
   D. 内层含胶原纤维较少，细胞和血管较多
   E. 近软骨表面分布着软骨祖细胞

4. 软骨组织分类的主要依据是
   A. 纤维类型不同
   B. 纤维数量和排列不同
   C. 基质成分不同
   D. 软骨细胞不同
   E. 生长方式不同

5. 不属于透明软骨特点的是
   A. 分布较广，如关节软骨、肋软骨、呼吸道内的软骨等
   B. 新鲜时呈半透明状
   C. 基质丰富
   D. 含胶原原纤维
   E. 软骨内含血管，为软骨细胞提供营养

6. 在 HE 染色透明软骨组织切片中，难以分辨纤维的重要原因是
   A. 胶原纤维平行排列

B．胶原纤维数量少

C．胶原原纤维很细，且折光率与基质相近

D．胶原纤维交织排列

E．胶原原纤维数量少或无

7．关于骨细胞，下列错误的是

A．是多突起形细胞

B．突起多而细长，相邻细胞突起借缝隙连接相互连接

C．细胞体呈扁椭圆形，居于细胞外基质中，其所在的腔隙称为骨陷窝

D．细胞突起所在的腔隙称为穿通管，各骨陷窝借穿通管彼此相沟通

E．细胞核呈卵圆形，细胞质内含少量的线粒体、高尔基复合体和散在的粗面内质网等

8．相邻骨细胞或成骨细胞的突起形成

A．紧密连接  B．中间连接  C．缝隙连接

D．桥粒  E．半桥粒

9．以下关于骨祖细胞的描述错误的是

A．是骨组织的干细胞

B．细胞体较小，呈梭形

C．细胞核椭圆形，细胞质较少，呈弱嗜碱性

D．多位于骨外膜和骨内膜近骨质处

E．能够产生胶原纤维和无定形基质

10．以下属于单核吞噬细胞系统的细胞是

A．骨细胞  B．骨膜成纤维细胞  C．成骨细胞

D．破骨细胞  E．骨祖细胞

11．细胞质内含大量溶酶体的细胞是

A．成骨细胞  B．破骨细胞  C．骨细胞

D．骨祖细胞  E．软骨细胞

12．下列不属于骨组织组成成分的是

A．胶原纤维  B．弹性纤维  C．蛋白多糖

D．骨细胞  E．羟基磷灰石结晶

13．骨板的组成是

A．相互交叉排列的胶原纤维、骨盐和钙化基质

B．平行排列的胶原纤维、骨盐和无定形基质

C．平行排列的胶原纤维、弹性纤维、网状纤维和钙化基质

D．相互交叉排列的胶原纤维、骨细胞、骨盐和无定形基质

E．相互交叉排列的胶原纤维、弹性纤维、网状纤维和钙化基质

14．对骨单位的描述错误的是

A．又称为哈弗斯系统  B．是长骨干内的结构和营养单位

C．位于内、外环骨板之间  D．由半环形或不规则形的骨板组成

E．相邻骨单位之间由黏合线相隔

15．关于骨组织发生的基本过程错误的是

A．间充质细胞增殖分化为骨祖细胞，后者进一步分化为成骨细胞

B．骨细胞产生胶原纤维和基质，形成类骨质，骨盐沉积骨化为骨基质

C．新骨板出现，骨陷窝和骨小管形成

D．成骨细胞转变为骨细胞，骨组织形成

E．形成新的骨组织的同时，破骨细胞溶解吸收旧的骨组织，使骨组织不断改建

【A2 型题】

16．儿童时期骨骼不断增长、增粗，这与成骨细胞发挥作用密切相关。下列对成骨细胞的描述错误的是

A．细胞较大，呈矮柱状或椭圆形，分布在骨质的表面

B．细胞核呈圆形，核仁明显

C．细胞质强嗜酸性

D．电镜下可见大量的粗面内质网和发达的高尔基复合体

E．具有分泌骨基质有机成分的功能

17．骨质疏松症是以骨组织微结构退行性变和骨量丢失为显著特征的一种全身性代谢性骨病。破骨细胞数量增多及其骨吸收活性增强，是骨质疏松症骨量丢失的重要因素。下列对破骨细胞的描述错误的是

A．是一种多核的大细胞，一般可含 6～50 个细胞核

B．光镜下紧贴骨质的一侧有刷状缘

C．细胞质呈泡沫状，HE 染色呈嗜酸性

D．电镜下可见细胞质内含丰富的溶酶体和线粒体

E．具有很强的骨重吸收能力

18．骨骼中细胞外基质成分的比例随年龄变化而发生改变，这会导致骨的硬度也发生变化。关于骨组织的细胞外基质的描述错误的是

A．骨组织的细胞外基质又称为骨基质，由有机成分和无机成分组成

B．有机成分由大量胶原纤维和少量基质所构成

C．基质呈无定形凝胶状，具有黏合胶原纤维的作用

D．无机成分中主要为钙盐，即羟基磷灰石结晶

E．有机成分使骨质坚硬，无机成分使骨质具有韧性

19．儿童的骨骼含类骨质比较多，韧性较大，因此，骨折时常如青嫩的树枝被折断状，称为青枝骨折。类骨质是指

A．无骨盐沉积的软骨基质有机成分　　B．无骨盐沉积的骨基质有机成分

C．含少量骨盐的软骨基质　　　　　　D．含少量骨盐的骨基质

E．含少量骨盐的骨组织

20．骨膜对于骨的生长和再生具有重要作用，医生给骨折患者做手术时，需要特别注意保护患者的骨膜。下面对骨膜的描述正确的是

A．存在于骨的外表面，而不存在于骨的内表面

B．包括骨外膜和骨内膜

C．骨内膜可分为两层：外层含纤维多、细胞少，内层含纤维少、细胞多

D．穿通纤维可从骨外膜外层经内层插入骨单位骨板

E．骨内膜的成骨细胞在骨表面排列成单层

【B 型题】

(21～23 题共用备选答案)
A．胶原纤维　　　　B．弹性纤维　　　　C．网状纤维
D．胶原原纤维　　　E．肌纤维

21．透明软骨中所含的纤维是
22．纤维软骨中所含的纤维是
23．弹性软骨中所含的纤维是

(24～26 题共用备选答案)
A．气管　　　　　　B．耳郭　　　　　　C．指骨
D．耻骨联合　　　　E．躯干骨

24．弹性软骨分布于
25．纤维软骨分布于
26．透明软骨分布于

(27～30 题共用备选答案)
A．骨陷窝　　　　　B．骨小管　　　　　C．骨小梁之间
D．成骨面　　　　　E．缝隙连接

27．含有骨细胞的细胞突起的是
28．骨髓位于
29．骨细胞的细胞体所占据的空间是
30．相邻骨细胞进行通信联系的结构是

(31～34 题共用备选答案)
A．成骨细胞　　　　B．透明软骨　　　　C．纤维软骨
D．破骨细胞　　　　E．骨祖细胞

31．细胞外基质内含粗大的胶原纤维束的是
32．细胞外基质内含胶原原纤维的是
33．属于单核吞噬细胞系统的是
34．属于骨组织中的干细胞的是

(35～39 题共用备选答案)
A．哈弗斯系统　　　B．黏合线　　　　　C．间骨板
D．穿通管　　　　　E．穿通纤维

35．其内的血管可分支形成中央管内的血管的是
36．是含骨盐多、纤维少的骨基质
37．可从骨外膜外层经内层插入外环骨板的是
38．呈半环形或不规则结构的是

39．为长骨内的结构与营养单位

（40～45题共用备选答案）

  A．骨基质      B．软骨膜      C．纤维软骨
  D．破骨细胞     E．骨细胞

40．位于骨陷窝的是

41．钙化的类骨质是指

42．电镜下近骨基质侧具有皱褶缘的是

43．分布于椎间盘、肌腱附着于骨的部位等处的是

44．分为内外两层的是

45．细胞质内含大量的溶酶体和线粒体的是

【X型题】

46．HE染色的标本中细胞质呈嗜碱性的细胞有
  A．软骨细胞     B．骨祖细胞     C．成骨细胞
  D．骨细胞      E．破骨细胞

47．密质骨骨板排列方式包括
  A．骨单位      B．间骨板      C．外环骨板
  D．骨小梁      E．内环骨板

48．哈弗斯系统包括
  A．4～20层同心圆排列的骨板
  B．各层骨板内和骨板之间有骨细胞
  C．各层骨细胞的突起经骨小管穿越骨板相连接
  D．中轴有一个中央管，内含毛细血管、神经和骨膜
  E．由环骨板围成

49．对骨板的描述正确的有
  A．由胶原纤维、骨盐和无定形基质组成
  B．骨细胞位于骨板之间或骨板内的骨陷窝内
  C．相邻骨细胞突起通过骨板内的骨小管相连接
  D．同一骨板内的纤维相互平行与相互垂直交叉排列
  E．同一骨板内的纤维相互平行，相邻骨板内的纤维则相互垂直

50．骨发生的方式有
  A．间质生长     B．外加生长     C．膜内成骨
  D．软骨内成骨     E．软骨膜下生长

二、名词解释

1．软骨陷窝（cartilage lacuna）

2．软骨囊（cartilage capsule）

3．同源细胞群（isogenous group）

4．类骨质（osteoid）

5．哈弗斯系统（Haversian system）

6．骨小管（bone canaliculus）

7．膜内成骨（intramembranous ossification）

8．软骨内成骨（endochondral ossification）

### 三、问答题

1．试述软骨的组成、分类及分布。

2．试述成骨细胞的分布、数量、结构与功能。

3．试述破骨细胞的分布、结构与功能。

## 参考答案与解析

### 一、选择题

【A1 型题】

1．B 2．E 3．E 4．A 5．E 6．C 7．D 8．C 9．E 10．D 11．B 12．B 13．B 14．D 15．B

【A2 型题】

16．C 17．B 18．E 19．B 20．B

【B 型题】

21．D 22．A 23．B 24．B 25．D 26．A 27．B 28．C 29．A 30．E 31．C 32．B 33．D 34．E 35．D 36．B 37．E 38．C 39．A 40．E 41．A 42．D 43．C 44．B 45．D

【X 型题】

46．ABCD 47．ABCE 48．ABCD 49．ABCE 50．CD

解析：

1．软骨表面的软骨细胞呈扁平椭圆形，较小而幼稚。

2．软骨囊位于软骨陷窝周围的基质内，含硫酸软骨素较多，而硫酸软骨素具有嗜碱性的特点，所以软骨囊染色后呈强嗜碱性。

3．除关节软骨表面外，软骨表面均存在软骨膜，为薄层致密结缔组织。软骨膜分两层。外层：胶原纤维较多，起保护作用；内层：细胞和血管较多。软骨膜内层靠近软骨组织表面有骨祖细胞，非软骨祖细胞，可增殖分化为成软骨细胞。

4．根据软骨所含纤维不同，软骨分为 3 种：透明软骨、纤维软骨和弹性软骨。

5．软骨组织内无血管，但由于基质富含水分，通透性强，故营养物质可通过渗透进入软骨组织深部。

7．骨细胞有多个细胞突起，细胞体所在的腔隙为骨陷窝，突起所在的腔隙为骨小管。各骨陷窝借骨小管彼此相沟通。

9．能够产生胶原纤维和无定形基质的细胞是成骨细胞，而非骨祖细胞。

11．破骨细胞是由单核细胞融合而成的。细胞质呈泡沫状，HE 染色呈嗜酸性。电镜下，破骨细胞靠骨基质侧可见大量不规则微绒毛，形成皱褶缘。细胞质内含大量溶酶体和线粒体。

12．骨组织由大量钙化的骨基质和细胞组成。骨基质由有机成分和无机成分组成，有机成分主要是胶原纤维和少量无定形基质，无定形基质的主要成分是蛋白多糖。无机成分主要为羟基磷灰石结晶，呈细针状。骨组织的细胞包括骨祖细胞、成骨细胞、骨细胞和破骨细胞。骨组织中没有弹性纤维。

13．胶原纤维平行排列，与骨盐和基质黏合形成骨板。同一骨板内纤维相互平行，相邻骨板相互垂直，犹如多层胶合板。

14．由半环形或不规则形的骨板组成的是间骨板，而不是骨单位。

15．骨组织发生的基本过程包括：间充质细胞增殖分化为骨祖细胞，后者进一步分化为成骨细胞。成骨细胞产生胶原纤维和基质，形成类骨质，骨盐逐渐沉积后类骨质骨化为骨基质，新骨板出现，骨陷窝和骨小管形成。成骨细胞转变为骨细胞，骨组织形成。形成新的骨组织的同时，破骨细胞溶解吸收旧的骨组织，使骨组织不断改建。

16．成骨细胞位于骨组织表面，呈矮柱状或椭圆形，表面有细小突起，细胞质嗜碱性。成骨时，成骨细胞分泌骨基质的有机成分（类骨质）。

17．光镜下可见破骨细胞紧贴骨质的一侧似纹状缘，不是刷状缘。

18．有机成分使骨质具有韧性，无机成分使骨质坚硬。

20．骨的内外表面均覆盖一层结缔组织，分别称为骨内膜和骨外膜。骨外膜可分为两层：外层含纤维多、细胞少，内层含纤维少、细胞多。外层为致密结缔组织，胶原纤维粗大，有的穿入外环骨板，称为穿通纤维。骨外膜内层及骨内膜有骨祖细胞。

24．弹性软骨分布于耳郭、外耳道、咽鼓管、会厌等处。

25．纤维软骨分布于椎间盘、关节盘、耻骨联合及肌腱附着于骨的地方。

26．透明软骨分布于气管软骨、肋软骨、关节面等处。

31．纤维软骨基质内含有大量平行或交错排列的胶原纤维束。

32．透明软骨基质内含有大量胶原原纤维，由Ⅱ型胶原蛋白组成。纤维细，折光率与基质相近，所以光镜下不易分辨。

34．骨祖细胞位于骨外膜内层和骨内膜，细胞小、呈梭形，细胞质弱嗜碱性，可分化为成骨细胞，是骨组织的干细胞。

35．骨膜的血管、神经横穿骨板形成穿通管。穿通管内的血管、神经及结缔组织可进入中央管。

37．骨外膜分内外两层，外层为致密结缔组织，胶原纤维粗大，有的穿入外环骨板，称为穿通纤维。

38．间骨板位于骨单位之间，为半环形或不规则形，是原有骨单位或内、外环骨板被吸收后的残留部分。

40．骨细胞的细胞体所在的腔隙为骨陷窝，突起所在的腔隙为骨小管。

41．类骨质经钙化后形成坚硬的骨基质，钙化是无机盐有序地沉积于类骨质的过程。

44．软骨膜位于软骨表面，为致密结缔组织，分两层。外层：胶原纤维多，起保护作用；内层：细胞多，近软骨组织表面有骨祖细胞，可增殖分化为成软骨细胞。

46．破骨细胞在 HE 染色下，细胞质呈嗜酸性，不是嗜碱性，故 E 项错误。

47．长骨骨干密质骨的骨板排列方式包括内环骨板、外环骨板、骨单位（又称为哈弗斯系统）、间骨板，不包括骨小梁。

48．骨单位（又称为哈弗斯系统）中轴为纵行的中央管，内含血管、神经和骨内膜；中央管周围为 4～20 层同心圆排列的骨板。骨细胞单个分散于骨板内或骨板间，骨细胞的突起经骨小管穿越骨板相连接。

49．同一骨板内的纤维相互平行，相邻骨板内的纤维则相互垂直，故 D 项错误。

50．间质生长（又称软骨内生长）和外加生长（又称软骨膜下生长）是软骨的生长方式，故 A、B、E 选项不正确。骨发生的方式有两种，即膜内成骨和软骨内成骨。

## 二、名词解释

1．软骨陷窝（cartilage lacuna）：软骨细胞位于软骨基质内，其在基质中所占据的空间称为软骨陷窝。

2．软骨囊（cartilage capsule）：指软骨陷窝周围的基质，HE 染色呈强嗜碱性，形似囊状包绕软骨细胞，称为软骨囊。

3．同源细胞群（isogenous group）：位于软骨中部，由一个幼稚的软骨细胞分裂增生而成的细胞群，称为同源细胞群，每群含有 2～8 个软骨细胞。

4．类骨质（osteoid）：成骨时，成骨细胞向骨基质表面分泌的胶原纤维和无定形基质，称为类骨质。

5．哈弗斯系统（Haversian system）：即哈弗斯骨板与哈弗斯管共同组成的系统。哈弗斯骨板位于内、外环骨板之间，是骨干密质骨的主要部分，它们以哈弗斯管为中心呈同心圆排列。哈弗斯管内有血管、神经及少量的结缔组织。

6．骨小管（bone canaliculus）：骨细胞突起所在的腔隙称为骨小管。

7．膜内成骨（intramembranous ossification）：由间充质先形成胚性结缔组织膜，然后再在此膜内形成骨组织。

8．软骨内成骨（endochondral ossification）：由间充质先形成软骨雏形，然后软骨不断生长并逐渐被骨组织所替换，此过程称为软骨内成骨。

## 三、问答题

1．试述软骨的组成、分类及分布。

答：软骨由软骨组织及其周围的软骨膜组成，而软骨组织由基质、纤维和软骨细胞构成。根据所含纤维成分的不同，可将软骨分为透明软骨、纤维软骨和弹性软骨 3 种。透明软骨：分布较广，构成胚胎早期暂时的骨架及成体的肋软骨、关节软骨、呼吸道内的软骨等。纤维软骨：分布于椎间盘、关节盘、耻骨联合及肌腱附着于骨的部位。弹性软骨：分布于耳郭、外耳道、咽鼓管、会厌等处。

2．试述成骨细胞的分布、数量、结构与功能。

答：成骨细胞分布于骨组织的表面，排列较紧密，常为一层。成骨细胞呈矮柱状或椭圆形，表面有细小的突起，与相邻成骨细胞或骨细胞突起形成缝隙连接。细胞核呈圆形，多位于细胞远离骨表面的一端，核仁明显。细胞质嗜碱性，在电镜下可见丰富的粗面内质网和发达的高尔基复合体，还有含磷酸钙等成分的致密颗粒和许多基质小泡。成骨时，成骨细胞分泌类骨质（即纤维和基质），同时释放基质小泡，钙化类骨质形成骨基质。

3．试述破骨细胞的分布、结构与功能。

答：破骨细胞常位于骨基质的吸收面凹陷处，是一种多细胞核的大细胞，一般可含

6～50个细胞核。光镜下,可见破骨细胞贴近骨质的一侧似纹状缘,细胞质呈泡沫状,HE染色呈嗜酸性。电镜下,破骨细胞靠骨基质侧可见大量不规则微绒毛,形成皱褶缘。细胞质内含大量溶酶体和线粒体。皱褶缘周围有一个环形亮区,含大量的微丝。亮区与骨基质表面紧密相贴,封闭了其内侧,构成了溶骨作用的微环境。破骨细胞具有溶解和吸收骨基质的作用。当其功能活跃时,释放溶酶体、$H^+$、乳酸等,在酶和酸的作用下使骨基质溶解。细胞可内吞分解骨基质的有机成分和钙盐结晶。骨基质溶解后释放的 $Ca^{2+}$ 被吸收入血,使血 $Ca^{2+}$ 升高。

(陈 炜 邵素霞)

# 第六章

# 血液和血细胞发生

一、选择题

【A1 型题】

1. 以下对于红细胞的描述错误的是
   A. 呈双凹扁圆形，中央薄，周边厚，直径 7～8 μm
   B. 呈双凸扁圆形，中央厚，周边薄，直径 7～8 μm
   C. 大量红细胞肉眼观察时呈鲜红色
   D. 成熟的红细胞无细胞核和细胞器，细胞质中充满了血红蛋白
   E. 成人男性正常值为（4.0～5.5）×$10^{12}$/L

2. 原始血细胞最早来源于
   A. 卵黄囊壁血岛　　　　　B. 肝　　　　　　　　C. 脾
   D. 淋巴结　　　　　　　　E. 骨髓

3. 以下对于网织红细胞的描述错误的是
   A. 是一种未完全成熟的红细胞
   B. 数量很少，只占成人外周血红细胞总数的 0.5%～1.5%
   C. 新生儿可达 3%～6%
   D. 较成熟红细胞略大，故常规染色下很容易与成熟红细胞相区分
   E. 具有合成血红蛋白的能力

4. 煌焦油蓝染色显示的网织红细胞内蓝色的细网或颗粒，电镜下是
   A. 残留的粗面内质网　　　B. 残留的滑面内质网　　C. 残留的核糖体
   D. 残留的高尔基复合体　　E. 残留的线粒体

5. 区分有粒白细胞与无粒白细胞的主要依据是
   A. 细胞大小不同　　　　　B. 细胞有无吞噬功能　　C. 细胞核有无分叶
   D. 细胞内有无特殊颗粒　　E. 细胞内有无嗜天青颗粒

6. 以下对中性粒细胞的描述错误的是
   A. 是白细胞中最多的一种
   B. 占白细胞总数的 50%～70%
   C. 细胞核分杆状核和分叶核
   D. 细胞质内含 20% 的中性特殊颗粒和 80% 的嗜天青颗粒
   E. 能做变形运动，具有活跃的吞噬能力

7. 以下不属于单核细胞特点的是
   A．是血液内体积最大的细胞
   B．占白细胞细胞总数的20%～25%
   C．细胞核形态多样，呈卵圆形、肾形、不规则形或马蹄形
   D．细胞质丰富，呈弱嗜碱性
   E．具有吞噬功能，属单核吞噬细胞系统

8. 以下不属于血液淋巴细胞特点的是
   A．占白细胞总数的20%～25%
   B．形态可分为大、中、小3型
   C．中、小淋巴细胞数量最多
   D．根据功能的不同，又可分为T细胞、B细胞和NK细胞
   E．T细胞、B细胞分别参与机体的细胞免疫和体液免疫

9. 外周血中，关于血小板的结构特点错误的是
   A．由骨髓内巨核细胞的细胞质脱落形成　　B．分为颗粒区和透明区
   C．血流中呈双面凸的圆盘状　　D．无细胞器
   E．数量为（100～300）×$10^9$/L

10. 对骨髓的描述错误的是
    A．出生后，造血主要由骨髓来完成
    B．产生红细胞系、粒细胞系、单核细胞系的细胞及血小板
    C．T细胞、B细胞及NK细胞来自骨髓
    D．成人红、黄骨髓比例约为1∶1
    E．红骨髓由造血组织和血窦所构成

11. 对造血组织的描述错误的是
    A．由网状组织和造血细胞组成
    B．网状组织构成网状支架
    C．网状组织的网孔中充满了各种血细胞、大量造血干细胞等
    D．网状组织、微血管及巨噬细胞等组成了造血诱导微环境
    E．造血诱导微环境具有调节造血细胞增殖与分化的功能

12. 关于正常血象错误的是
    A．血象仅指血液中各种血细胞的形态和数量
    B．成熟红细胞双凹圆盘状，无细胞核、细胞器
    C．血小板无细胞核，但有细胞器
    D．白细胞按胞质内是否含有特殊颗粒分为两类
    E．红细胞数量最多，血小板次之，白细胞最少

13. 以下对血细胞发生的描述错误的是
    A．血细胞发生大致分为原始阶段、幼稚阶段和成熟阶段
    B．粒细胞系的幼稚阶段又可分为早、中、晚3个阶段
    C．粒细胞系、单核细胞系和巨核细胞系的幼稚阶段又可分早、中、晚3个阶段
    D．单核细胞系和巨核细胞系的幼稚阶段不分为早、中、晚3个阶段
    E．单核细胞可经原单核细胞、幼单核细胞、单核细胞，进一步分化为巨噬细胞

14. 对红、粒细胞系发生过程中形态变化规律的描述错误的是
   A. 细胞体由大逐渐变小
   B. 细胞核由大逐渐变小，红细胞最终失去细胞核，粒细胞的细胞核呈分叶状
   C. 细胞质内的特殊结构，如红细胞中的血红蛋白、粒细胞中的特殊颗粒均由无到有，并逐渐增多
   D. 细胞质由少逐渐增多，染色由粉红色逐渐成为蓝紫色
   E. 分裂能力由有逐渐到无

15. 抽取血液置入抗凝管后离心沉淀，血液分3层，从上至下分别为
   A. 血清、白细胞和血小板、红细胞
   B. 血清、红细胞、白细胞和血小板
   C. 血浆、白细胞和血小板、红细胞
   D. 血浆、红细胞、白细胞和血小板
   E. 血浆、白细胞、红细胞

16. 在吞噬杀菌后形成脓球的细胞是
   A. 巨噬细胞
   B. 单核细胞
   C. 嗜酸性粒细胞
   D. 中性粒细胞
   E. 淋巴细胞

17. 关于嗜酸性粒细胞的描述错误的是
   A. 占白细胞总数的 0.5%～3%
   B. 细胞核常为两叶，细胞质内充满嗜酸性颗粒
   C. 颗粒内含有肝素、组胺、白三烯
   D. 具有抗过敏和抗寄生虫的作用
   E. 在血液中一般仅停留数小时

18. 关于嗜碱性粒细胞的描述错误的是
   A. 是数量最少的一种白细胞
   B. 细胞核呈 S 形或不规则形
   C. 细胞质内含嗜碱性颗粒，具有异染性
   D. 颗粒内含有肝素、组胺、白三烯
   E. 与肥大细胞有相似的功能

19. 观察血涂片常用的染色方法是
   A. HE 染色
   B. PAS 染色
   C. 镀银染色
   D. Wright 染色
   E. 甲苯胺蓝染色

20. 机体受到严重细菌感染时，会显著增多的白细胞是
   A. 中性粒细胞
   B. 嗜酸性粒细胞
   C. 嗜碱性粒细胞
   D. 单核细胞
   E. 淋巴细胞

【A2 型题】

21. 男性，35 岁，因"腹痛、腹泻"入院。患者有生食鱼肉史，血象显示嗜酸性粒细胞百分比为 14.01%，首先考虑该患者最有可能患有的疾病是
   A. 自身免疫性疾病
   B. 寄生虫感染
   C. 消化道肿瘤
   D. 白血病
   E. 流行性感冒

22. 在抗贫血治疗过程中，网织红细胞计数是对贫血患者经常检查的项目之一，如果网织红细胞不见升高，说明该种治疗无效或骨髓造血功能障碍。关于网织红细胞描述错误的是
   A. 网织红细胞无细胞核，但含有少量细胞器

B．网织红细胞仍具有合成血红蛋白的能力

C．网织红细胞是未成熟的红细胞

D．通过甲苯胺蓝染色，可以观察到细胞内含有被染成蓝色的细网或颗粒结构

E．网织红细胞含有少量的核糖体

23．每年9月的第三个周六是世界骨髓捐献者日，骨髓捐献也就是造血干细胞捐献，是进行造血干细胞移植的重要来源。下列关于造血干细胞的描述错误的是

A．又称为多能干细胞
B．增殖、分化成造血祖细胞
C．向某一血细胞系增殖、分化
D．血细胞均起源于造血干细胞
E．有自我更新的能力

24．某位同学用光镜观察血涂片，看到一个白细胞的核分成两个叶，但是他难以分辨是中性粒细胞还是嗜酸性粒细胞，下列区分这两种细胞的主要依据是

A．中性粒细胞胞体小，嗜酸性粒细胞胞体大

B．中性粒细胞数量多，嗜酸性粒细胞数量少

C．嗜酸性粒细胞胞质中的嗜酸性颗粒粗大，往往被染成鲜红色或橘红色

D．中性粒细胞胞核着色浅，嗜酸性粒细胞胞核着色深

E．中性粒细胞胞质颗粒多，嗜酸性粒细胞胞质颗粒少

25．患者，男性，26岁，因"反复皮肤、巩膜黄染20年"入院，自诉其4岁女儿也有巩膜黄染的情况。检查发现脾大，血红蛋白含量降低，外周血细胞涂片可见20%的球形红细胞，总胆红素及直接胆红素水平高于正常值，结合其他检查诊断为"溶血性贫血，遗传性球形红细胞增多症"。主要与遗传性球形红细胞增多症密切相关的红细胞特点是

A．成熟的红细胞无细胞核，无细胞器

B．红细胞的渗透压与血浆相等

C．红细胞膜固定在一个能活动的圆盘状红细胞膜骨架上，因此红细胞具有形态的可变性

D．红细胞膜表面的特异性抗原种类决定ABO血型系统

E．红细胞的平均寿命约120天

【B型题】

(26～29题共用备选答案)

A．单核细胞
B．B细胞
C．红细胞
D．嗜碱性粒细胞
E．巨噬细胞

26．与产生免疫球蛋白有关的细胞是

27．含有特殊颗粒的细胞是

28．含有异染性颗粒的细胞是

29．含有血红蛋白的细胞是

(30～34题共用备选答案)

A．B细胞
B．T细胞
C．巨核细胞
D．嗜碱性粒细胞
E．单核细胞

30．产生血小板的细胞是
31．吞噬细菌、病毒的细胞是
32．参与机体体液免疫的细胞是
33．参与机体细胞免疫的细胞是
34．参与机体过敏反应的细胞是

（35～39题共用备选答案）
  A．B细胞      B．中性粒细胞      C．嗜酸性粒细胞
  D．NK细胞      E．单核细胞
35．具有自然杀伤能力的细胞是
36．血液中最多的白细胞是
37．属单核吞噬细胞系统的细胞是
38．与过敏或寄生虫病有关的细胞是
39．巨噬细胞的前体细胞是

（40～45题共用备选答案）
  A．血岛      B．胸腺      C．骨髓
  D．造血干细胞      E．造血祖细胞
40．最原始的造血细胞是
41．最原始的造血细胞来自
42．只能向某一血细胞系增殖、分化的是
43．能自我复制保持其特性和数量的是
44．T细胞分化、发育的场所是
45．B细胞分化、发育的场所是

【X型题】
46．关于血细胞存活的时间正确的是
  A．红细胞平均寿命约120天
  B．中性粒细胞在组织中可存活2～3天
  C．嗜酸性粒细胞在组织中可存活8～12天
  D．嗜碱性粒细胞在组织中可存活10～15天
  E．血小板寿命为7～14天
47．临床血象检查的是
  A．血细胞形态      B．血细胞数量      C．血红蛋白含量
  D．血细胞比例      E．血细胞的可变性
48．有关中性粒细胞的描述，正确的是
  A．细胞核呈杆状或分叶状    B．细胞质中有嗜天青颗粒    C．能抑制过敏反应
  D．可转化为巨噬细胞      E．具有杀菌作用
49．有嗜天青颗粒的细胞是
  A．中性粒细胞      B．淋巴细胞      C．单核细胞

D．嗜酸性粒细胞　　　　　　E．肥大细胞
50．关于嗜酸性粒细胞正确的是
　　A．细胞核多为两叶　　　　B．细胞质中有嗜天青颗粒和特殊颗粒
　　C．具有趋化性　　　　　　D．可转化为巨噬细胞
　　E．参与形成过敏反应
51．造血干细胞的特征是
　　A．有很强的增殖能力　　　B．有多向分化能力　　　C．终身数量恒定
　　D．有自我复制能力　　　　E．在红细胞生成素作用下，可直接生成红细胞

## 二、名词解释

1．血象（hemogram）
2．血清（serum）
3．溶血（hemolysis）和血影（ghost）
4．网织红细胞（reticulocyte）
5．核左移 / 核右移（left/right shift）
6．造血诱导微环境（hemopoietic inductive microenvironment，HIM）
7．造血干细胞（hemopoietic stem cell）
8．造血祖细胞（hemopoietic progenitor）

## 三、问答题

1．简述红细胞的形态结构特点、功能和正常值。
2．简述网织红细胞的形态结构、正常值和意义。
3．简述中性粒细胞的形态结构特点。
4．简述单核细胞的形态结构特点和功能。
5．简述淋巴细胞的结构及功能。
6．简述各系血细胞发生过程的形态变化规律。
7．简述血液的组成成分及其正常值。

## 参考答案与解析

一、选择题

【A1 型题】

1．B　2．A　3．D　4．C　5．D　6．D　7．B　8．A　9．D　10．C　11．C
12．A　13．C　14．D　15．C　16．D　17．C　18．D　19．D　20．A

【A2 型题】

21．B　22．D　23．C　24．C　25．C

【B 型题】

26．B　27．D　28．D　29．C　30．C　31．E　32．A　33．B　34．D　35．D
36．B　37．E　38．C　39．E　40．D　41．A

42．E　43．D　44．B　45．C

【X型题】

46．ABCDE　47．ABCD　48．ABE　49．ABC　50．AC　51．ABCD

解析：

1．红细胞具有双凹扁圆形、中央较薄、周边较厚的形态特点，而不是中央较厚、周边较薄。成人男性红细胞正常值为（4.0～5.5）×$10^{12}$/L。

2．人的血细胞最早出现于人胚发育第2周末卵黄囊壁的血岛。

3．网织红细胞在常规染色下不能与成熟红细胞区分，只有用煌焦油蓝活体染色，才能与之区分。

4．煌焦油蓝染色显示的网织红细胞内蓝色的细网或颗粒，电镜下是与血红蛋白合成有关的核糖体。

5．白细胞根据细胞内有无特殊颗粒分为有粒白细胞和无粒白细胞。

6．中性粒细胞的细胞质内含80%的中性特殊颗粒和20%的嗜天青颗粒。

7．单核细胞占白细胞总数的3%～8%。

8．淋巴细胞为白细胞总数的25%～30%。

9．血小板细胞质中含有微丝、微管、特殊颗粒、致密颗粒和少量溶酶体等细胞器。

10．出生前、后，骨髓主要产生红细胞系、粒细胞系、单核细胞系的细胞及血小板，B细胞及NK细胞也来自骨髓，但不包括T细胞，T细胞来自胸腺。

11．在机体各造血组织中，造血干细胞的数量均很少，骨髓中相对较多，但也不是大量。

12．血细胞形态、数量、比例和血红蛋白含量的测定结果称为血象。

13．血细胞发生中，只有红、粒系的幼稚阶段分为早、中、晚3个阶段，而单核和巨核细胞系的幼稚阶段不再分期。

14．红、粒细胞系发生过程中，细胞质由少逐渐增多，特殊成分逐渐增多，嗜碱性由强逐渐变弱，其染色特点应是由蓝紫色向粉红色过渡。

15．从血管取少量血液加入抗凝管中，静置或离心沉淀后，血液可分为3层：上层为淡黄色的血浆，下层为红细胞，中间灰白色的薄层为白细胞和血小板。

16．中性粒细胞杀死细菌后，自身也常死亡，成为脓细胞。

17．嗜酸性粒细胞的细胞质内充满粗大均匀的嗜酸性颗粒，颗粒含有酸性磷酸酶、芳基硫酸酯酶、过氧化物酶和组胺酶等。

18．嗜碱性粒细胞颗粒内含有肝素和组胺，而白三烯存在于细胞基质中。

19．血涂片通常采用瑞特（Wright）或吉姆萨（Giemsa）染色。

20．机体受到严重细菌感染时，中性粒细胞往往会显著增多。

21．患者有生食鱼肉史，血象显示嗜酸性粒细胞增多，首先考虑该患者患有寄生虫疾病。

22．贫血患者如果造血功能良好，治疗后其血液中网织红细胞的百分比可增高。因此，网织红细胞的计数对贫血的诊断和预后判断具有临床意义。网织红细胞是未成熟的红细胞，无细胞核，有少量的核糖体，因此还具有合成血红蛋白的能力。采用煌焦油蓝染色，可见其细胞内含有被染成蓝色的细网或颗粒。

23．造血干细胞具有多向分化的能力，故又称为多能干细胞，增殖、分化成造血祖细胞后，可向某一血细胞系增殖、分化。血细胞均起源于造血干细胞，造血干细胞有自我更新的能力。

24．在细胞核均分成两叶的情况下，中性粒细胞与嗜酸性粒细胞的主要区分点在于胞质内是否充满粗大的嗜酸性颗粒，嗜酸性粒细胞胞质所含有的嗜酸性颗粒较中性粒细胞的特殊颗粒更粗大，颜色更鲜红。

25．红细胞具有形态的可变性，这是因为红细胞膜固定在一个能活动的圆盘状的网架结构上，此网架结构称为红细胞膜骨架，其主要成分为血影蛋白和肌动蛋白等。任何导致红细胞膜骨架解体的因素，均可使红细胞变成棘球形或球形，畸形的红细胞在通过脾时，极易被巨噬细胞吞噬清除，导致先天性溶血性贫血。遗传性球形红细胞增多症就是由于红细胞膜骨架结构异常而引起的红细胞形状的改变和变形能力的低下。

26．效应性B细胞即浆细胞，能够产生抗体。

27．嗜碱性粒细胞属于有粒白细胞，胞质中含嗜碱性特殊颗粒。

28．嗜碱性粒细胞胞质所含有的嗜碱性特殊颗粒具有异染性。

29．红细胞胞质中含有血红蛋白。

30．巨核细胞脱落的胞质小块，即为血小板。

31．单核细胞的细胞质内含有许多吞噬泡、线粒体和粗面内质网，嗜天青颗粒相当于溶酶体，具有吞噬细菌和病毒的作用。

32．效应性B细胞即浆细胞，通过产生抗体参与机体的体液免疫。

33．T细胞的细胞质内含有大量溶酶体，参与细胞免疫并具有免疫调节的作用。

34．嗜碱性粒细胞的细胞质颗粒内含有肝素和组胺，细胞质内存在白三烯，其中，组胺和白三烯参与过敏反应。

35．NK细胞质内含有较多溶酶体，能非特异杀伤某些肿瘤细胞和病毒感染细胞。

36．血液中，中性粒细胞占白细胞总数的50%～70%，嗜酸性粒细胞占0.5%～3%，单核细胞占3%～8%，淋巴细胞占25%～30%。

37．单核细胞属于单核吞噬细胞系统。

38．嗜酸性粒细胞的细胞质内充满粗大均匀的嗜酸性颗粒，颗粒含有酸性磷酸酶、芳基硫酸酯酶和组胺酶等，具有抗过敏和抗寄生虫作用。

39．单核细胞在血液中停留12～48小时后，进入不同的组织，分化为不同种类的巨噬细胞。机体内大多数具有吞噬能力的细胞均来源于单核细胞。

40．造血干细胞是生成各种血细胞的原始细胞，又称为多能干细胞。

41．血细胞最早出现于人胚发育第2周末卵黄囊壁的血岛。

42．造血祖细胞由造血干细胞分化而来，只能向一个或几个细胞系定向增殖、分化，故也称为定向干细胞。

43．造血干细胞能够自我复制保持其特性和数量。

44．T细胞分化、发育的场所是在胸腺，可参考免疫系统章节。

45．B细胞分化、发育的场所是在骨髓，可参考免疫系统章节

46．正常情况下，红细胞的平均寿命约120天；中性粒细胞在组织中可存活2～3天；嗜酸粒细胞在组织中可存活8～12天；嗜碱粒细胞在组织中可存活10～15天；血小板寿命为7～14天。

47．临床上将血细胞的形态、数量、比例和血红蛋白含量的测定称为血象。血象对于了解机体状况和诊断疾病十分重要。

48．中性粒细胞的细胞核多呈杆状或分叶状，细胞质中有特殊颗粒和嗜天青颗粒；特殊颗粒内含碱性磷酸酶、吞噬素和溶菌酶等。吞噬素具有杀菌作用，溶菌酶能溶解细菌表面的糖蛋白。但它不能抑制过敏反应，也不可转化为巨噬细胞。

49．中性粒细胞、淋巴细胞和单核细胞的细胞质内含有嗜天青颗粒。嗜酸性粒细胞的细胞质中充满粗大均匀的嗜酸性颗粒，肥大细胞的细胞质中含有异染性颗粒。

50．嗜酸性粒细胞的细胞核多为两叶，细胞质内充满粗大均匀的嗜酸性颗粒，颗粒含有酸性磷酸酶、芳基硫酸酯酶、过氧化物酶和组胺酶等，具有抗过敏作用；嗜酸性粒细胞能做变形运动，并具有趋化性；不可转化为巨噬细胞。

51．造血干细胞的基本生物学特性是：①有很强的增殖潜能。②有多向分化能力。③有自我更新能力，可保持自身数量的相对恒定。红细胞系造血祖细胞在红细胞生成素的作用下，生成红细胞。

## 二、名词解释

1．血象（hemogram）：临床上将血细胞的形态、数量、比例和血红蛋白含量的测定称为血象。血象对于了解机体状况和诊断疾病十分重要。

2．血清（serum）：血液流出血管后，溶解状态的纤维蛋白原转变为不溶状态的纤维蛋白，将血细胞和大分子血浆蛋白包裹起来，形成凝固的血块，并析出淡黄色的清亮液体，这些清亮液体被称为血清。

3．溶血（hemolysis）和血影（ghost）：红细胞的渗透压和血浆相等，当血浆渗透压降低，过量水分可进入细胞内，造成红细胞膨胀成球形，甚至破裂，血红蛋白逸出，此现象称为溶血。溶血后残留的红细胞膜囊称为血影。

4．网织红细胞（reticulocyte）：是一种未完全成熟的红细胞，数量很少。网织红细胞较成熟红细胞略大，常规染色下两者不易区分。用煌焦油蓝体外活体染色，可见该细胞内有蓝色的细网或颗粒，电镜下为残留的核糖体。因此，网织红细胞还具有合成血红蛋白的能力，1～3天后网织红细胞即可发育成熟，并失去该功能。

5．核左移/核右移（left/right shift）：中性粒细胞的细胞核呈杆状或分叶状，分叶核一般为2～5叶，叶间有染色质相连，正常人以2～3叶者居多。若1～2叶核或杆状核的细胞所占比例增多，称为核左移，常提示机体受到严重的细菌感染；若4～5叶核的细胞所占比例增多，称为核右移。一般认为核分叶越多，细胞相对越衰老。

6．造血诱导微环境（hemopoietic inductive microenvironment，HIM）：是造血细胞赖以生长发育的微环境，包括骨髓的神经成分、微血管系统和结缔组织。结缔组织包括网状纤维、基质和基质细胞。其核心成分是基质细胞。基质细胞包括网状细胞、成纤维细胞、血窦内皮细胞、巨噬细胞、脂肪细胞等。这些细胞除具有支持作用外，还可分泌细胞因子，调控造血细胞的增殖和分化。

7．造血干细胞（hemopoietic stem cell）：造血干细胞又称为多能干细胞，是能增殖、分化为各种血细胞的最原始的造血细胞。它具有很强的分裂、分化成多种血细胞的潜在能力和自我复制的能力。

8．造血祖细胞（hemopoietic progenitor）：是由造血干细胞分化而来的，只能向一个或几个血细胞系定向增殖分化，故也称为定向干细胞。造血祖细胞再分别分化为形态可辨认的各种幼稚血细胞。目前已确认的造血祖细胞有：①红细胞系造血祖细胞，可生成红细胞。

②粒细胞-单核细胞系造血祖细胞，是中性粒细胞和单核细胞共同的祖细胞。③巨核细胞系造血祖细胞，可进一步产生血小板。

### 三、问答题

1．简述红细胞的形态结构特点、功能和正常值。

答：成熟红细胞呈双凹圆盘状，中央较薄，周边较厚，直径 7～8 μm。成熟的红细胞无细胞核和细胞器，细胞质中充满了血红蛋白。血红蛋白具有携带 $O_2$ 和 $CO_2$、进行气体交换的功能。红细胞具有形态可变性，可通过直径较小的毛细血管。红细胞的渗透压与血浆相等。根据红细胞膜表面有无特异性抗 A 和 B 来划分 ABO 血型系统。红细胞的平均寿命约 120 天。正常成人血液中，女性含红细胞（3.5～5.0）$\times 10^{12}$/L，每升血液中含 110～140 g 血红蛋白；男性含红细胞（4.0～5.5）$\times 10^{12}$/L，每升血液中含 120～150 g 血红蛋白；幼年血液中两者的含量均较高。

2．简述网织红细胞的形态结构、正常值和意义。

答：网织红细胞是未完全成熟的红细胞，数量很少，只占成人外周血红细胞总数的 0.5%～1.5%，新生儿可达 3%～6%。该细胞较成熟红细胞略大，用煌焦油蓝活体染色，可见细胞内有蓝色的细网或颗粒，电镜下为残留的核糖体。因此，网织红细胞还具有合成血红蛋白的能力，1～3 天后，网织红细胞即可发育为成熟的红细胞。网织红细胞的计数对贫血性血液病的诊断和预后判断具有一定临床意义。

3．简述中性粒细胞的形态结构特点。

答：中性粒细胞是白细胞中最多的一种，占白细胞总数的 50%～70%，细胞呈球形，直径为 10～12 μm。细胞核呈杆状或分叶状。分叶核的叶数 2～5 叶不等，正常成人血液中多见 2～3 叶核的细胞。杆状核的细胞较幼稚。瑞特染色下，细胞核染色质颗粒粗大，凝聚成块状，无核仁。细胞质内有许多细小的颗粒，可分为两种：①特殊颗粒：呈中性，被染为淡粉红色，较小，数量较多，约占 80%。电镜下，呈哑铃形或椭圆形，内含碱性磷酸酶、吞噬素和溶菌酶等。②嗜天青颗粒：呈浅紫色，体积较大，数量较少，约占 20%。电镜下，颗粒呈圆形或椭圆形。它是一种溶酶体，含髓过氧化物酶和酸性磷酸酶等。

4．简述单核细胞的形态结构特点和功能。

答：单核细胞占白细胞总数的 3%～8%，是白细胞中体积最大的细胞，直径 14～20 μm。细胞核形态多样，呈肾形、马蹄形或不规则形。染色质颗粒细小，呈细网状，染色较浅。细胞质丰富，呈弱嗜碱性，染为浅灰蓝色，内含细小的嗜天青颗粒，颗粒内含过氧化物酶、酸性磷酸酶、非特异性酯酶和溶菌酶。电镜下，细胞表面有少许短的微绒毛，细胞质内有许多吞噬泡、线粒体和粗面内质网等。单核细胞是巨噬细胞的前体细胞，在血液内具有一定的吞噬作用。在血液内停留 12～48 小时后即穿出血管进入不同组织中，分化为不同种类的巨噬细胞，属于单核吞噬细胞系统的成员之一。

5．简述淋巴细胞的结构及功能。

答：淋巴细胞占白细胞总数的 25%～30%。按细胞直径大小分为大、中和小 3 型，直径分别为 6～8 μm、9～12 μm、13～20 μm。淋巴细胞的细胞核大，染色质致密，一侧可见浅凹；细胞质少，嗜碱性，可见嗜天青颗粒。电镜下，淋巴细胞的细胞质含大量游离核糖体，可有小的溶酶体、粗面内质网、高尔基复合体和线粒体。淋巴细胞参与免疫反应，在机体的免疫防御过程中发挥重要的作用。

6. 简述各系血细胞发生过程的形态变化规律。

答：血细胞的发生是一个连续发展的动态变化过程，各种血细胞的发育大致可分为原始、幼稚、成熟3个阶段。一般规律是：①细胞体由大变小，但巨核细胞由小变大。②细胞核由大变小，红细胞核最终消失，粒细胞核变成杆状乃至分叶，巨核细胞核由小变大呈分叶状；细胞核内染色质由细疏逐渐变粗密，染色由浅变深。③细胞质由少变多，嗜碱性逐渐变弱，但单核细胞和淋巴细胞仍保持嗜碱性；细胞质内的特殊结构，如红细胞的血红蛋白、粒细胞中的特殊颗粒从无到有，并逐渐增多。④细胞分裂能力从有到无，但淋巴细胞仍有很强的潜在分裂能力。

7. 简述血液的组成成分及其正常值。

答：血液由血细胞和血浆组成。血细胞包括红细胞、白细胞和血小板。根据白细胞的细胞质内有无特殊颗粒，可分为有粒白细胞和无粒白细胞两类。有粒白细胞又根据特殊颗粒的染色特性，分为中性粒细胞、嗜酸性粒细胞和嗜碱性粒细胞。无粒白细胞又分为单核细胞和淋巴细胞。其正常数值是：红细胞在男性为 $(4.0 \sim 5.5) \times 10^{12}/L$，在女性为 $(3.5 \sim 5.0) \times 10^{12}/L$。血红蛋白在男性为 $120 \sim 150$ g/L，在女性为 $110 \sim 140$ g/L。白细胞为 $(4.0 \sim 10) \times 10^9/L$，其中，中性粒细胞占 $50\% \sim 70\%$，嗜酸性粒细胞占 $0.5\% \sim 3\%$，嗜碱性粒细胞占 $0\% \sim 1\%$，淋巴细胞占 $25\% \sim 30\%$，单核细胞占 $3\% \sim 8\%$。血小板为 $(100 \sim 300) \times 10^9/L$。血浆约占血液容积的 $55\%$，其主要成分是水（占 $90\%$），并含有血浆蛋白、多种营养物质、代谢产物、激素、无机盐等。

（张　静）

# 第七章

# 肌 组 织

一、选择题

【A1 型题】

1. 关于骨骼肌纤维细胞核的描述正确的是
   A．一个细胞核，位于细胞中央
   B．多个细胞核，位于细胞中央
   C．一个细胞核，位于肌膜下方
   D．细胞核呈扁椭圆形，多个甚至上百个，位于肌膜下方
   E．细胞核呈长梭形，多个甚至上百个，位于肌膜下方

2. 肌节是
   A．相邻两条 Z 线间的一段肌原纤维
   B．相邻两条 Z 线间的一段肌纤维
   C．相邻两条 M 线间的一段肌纤维
   D．相邻两个 H 带间的一段肌纤维
   E．相邻两条 M 线间的一段肌原纤维

3. 每个肌节包括
   A．I 带 +A 带
   B．1/2 A 带 +I 带 +1/2 A 带
   C．A 带 +A 带
   D．1/2 I 带 +A 带
   E．1/2 I 带 +A 带 +1/2 I 带

4. 形成骨骼肌纤维的横小管的是
   A．滑面内质网
   B．粗面内质网
   C．高尔基复合体
   D．肌质网
   E．肌膜向肌浆内凹陷

5. 形成横纹肌肌纤维内的终池的是
   A．肌膜内陷
   B．粗面内质网
   C．滑面内质网
   D．高尔基复合体
   E．滑面内质网和高尔基复合体

6. 构成骨骼肌纤维三联体结构的是
   A．一条横小管与其两侧的终池
   B．两条横小管及其中间的终池
   C．两条纵小管及其中间的终池
   D．一条横小管和一侧的终池
   E．两条纵小管和一侧的横小管

7. 关于骨骼肌纤维的描述错误的是
   A．形成横纹的结构基础是肌原纤维的明、暗带
   B．肌质网即肌纤维内特化的滑面内质网

C．肌纤维内贮存 $Ca^{2+}$ 的部位是肌质网
D．横小管是肌膜向肌浆内凹陷形成的
E．肌质网即肌纤维内特化的粗面内质网

8．骨骼肌纤维收缩时，其肌节的变化是
A．仅 I 带缩短　　　　B．仅 A 带缩短　　　　C．I 带、A 带均缩短
D．仅 H 带缩短　　　　E．I 带、H 带均缩短

9．构成粗肌丝的蛋白质分子是
A．肌球蛋白　　　　　B．肌动蛋白　　　　　C．原肌球蛋白
D．肌钙蛋白　　　　　E．肌红蛋白

10．人骨骼肌纤维中 Z 线位于
A．A 带中央　　　　　B．I 带中央　　　　　C．H 带中央
D．I 带与 A 带交界处　　E．A 带与 H 带交界处

11．心肌纤维的闰盘处有
A．中间连接（黏着小带）、桥粒、紧密连接
B．中间连接（黏着小带）、桥粒、缝隙连接
C．紧密连接、桥粒、缝隙连接
D．连接复合体、缝隙连接
E．连接复合体、桥粒、紧密连接

12．心肌纤维能成为一个同步舒缩的功能整体，主要依赖于
A．横小管　　　　　　B．肌质网　　　　　　C．缝隙连接
D．紧密连接　　　　　E．中间连接

13．平滑肌纤维中的中间丝所起的作用是
A．收缩作用　　　　　B．营养作用　　　　　C．滑动作用
D．保护作用　　　　　E．骨架作用

14．以下关于平滑肌超微结构的描述错误的是
A．含有粗、细肌丝　　B．不形成肌节和横纹　　C．有终池
D．细胞核两端肌浆丰富　E．细胞之间有缝隙连接

15．下述平滑肌的结构中，相当于横纹肌的横小管的是
A．密体　　　　　　　B．密斑
C．肌膜内陷形成的小凹　D．中间丝　　　　　　E．肌丝单位

16．骨骼肌纤维收缩的结构基础是
A．肌质网　　　　　　B．肌节　　　　　　　C．横小管
D．线粒体　　　　　　E．粗面内质网

17．组成细肌丝的蛋白质是
A．肌球蛋白、肌动蛋白和原肌球蛋白
B．肌球蛋白、肌动蛋白和肌钙蛋白
C．肌动蛋白、原肌球蛋白和肌钙蛋白
D．肌球蛋白、原肌球蛋白和肌钙蛋白
E．TnT、TnI 和 TnC

18．骨骼肌纤维内的终池是指

A．横小管的膨大部

B．细胞核附近的高尔基复合体

C．相邻两条横小管之间的肌质网

D．横小管两侧的肌质网呈扁囊状膨大部

E．肌质网之间的小间隙

19．人骨骼肌内横小管的位置在

A．明、暗带交界处　　　　B．相当于 Z 线部位　　　　C．相当于 M 线部位

D．H 带的两侧　　　　　　E．Z 线两侧

20．以下关于骨骼肌纤维收缩的描述错误的是

A．肌膜的兴奋经横小管传至终池

B．肌质网释放 $Ca^{2+}$ 至肌浆

C．肌钙蛋白 TnC 与 $Ca^{2+}$ 结合发生构型变化

D．肌动蛋白与肌球蛋白的横桥接触

E．细肌丝把粗肌丝拉向 Z 线

【A2 型题】

21．患者，女，45 岁，近年来劳累时，心前区经常疼痛，并向左肩部放射，因病情不缓解，入院治疗。心电图显示系统性心肌缺血。以下关于心肌纤维结构的描述错误的是

A．心肌分布于心脏和邻近心脏的大血管壁中

B．心肌细胞呈短圆柱状，有分支，互相连接成网

C．心肌细胞的肌质丰富

D．心肌细胞间富含毛细血管

E．心肌细胞多核，分布于肌膜下

22．患者，女，53 岁，心前区剧烈压榨性疼痛，向左肩、背部放射，伴大汗，入院治疗。冠状动脉造影：右冠状动脉中段完全闭塞，左回旋支 50% 狭窄；心肌酶谱：CK-MB 超过正常上限 2 倍，肌钙蛋白增高。诊断为心肌梗死。使心肌达到同步收缩和舒张的结构是

A．肌钙蛋白　　　　　　　B．闰盘　　　　　　　　　C．粗肌丝

D．细肌丝　　　　　　　　E．二联体

23．患者，男，13 岁。家人发现其步行时摇摆已数年，近来蹲下起来困难而来诊。体检：发现患儿双下肢近端有肌萎缩，而小腿比较粗大，触之较硬，弹性差，Gowers 征阳性。初步诊断为进行性肌营养不良。骨骼肌纤维收缩时，引起肌钙蛋白和原肌球蛋白构型发生改变的是

A．钙离子　　　　　　　　B．ATP 酶　　　　　　　　C．肌动蛋白

D．肌球蛋白　　　　　　　E．ATP

24．患者，女，38 岁，阴道流血 20 天未净就诊，B 超检查可见子宫底有一 4 cm×5 cm 的结节，确诊为子宫肌瘤。增生形成子宫肌瘤的肌组织是

A．骨骼肌　　　　　　　　B．心肌　　　　　　　　　C．平滑肌

D．骨骼肌和平滑肌　　　　E．平滑肌和心肌

25. 患者，男，60岁，因呼吸困难和下肢水肿2周入院。有高血压和慢性心力衰竭史。肺部闻及湿啰音，双下肢出现凹陷性水肿。心脏超声显示左心房和左心室轻度扩大。血清心房钠尿肽水平显著升高。诊断为心源性心力衰竭。能够分泌心房钠尿肽的肌纤维主要分布于
    A．窦房结　　　　　　　B．房室结　　　　　　　C．房室束
    D．左心室　　　　　　　E．心房

【B 型题】
(26～30 题共用备选答案)
    A．心肌纤维连接结构　　B．肌原纤维　　　　　　C．滑面内质网
    D．肌膜　　　　　　　　E．粗面内质网
26．肌纤维内的肌质网即
27．形成横小管的是
28．形成终池的是
29．闰盘为
30．肌丝构成

(31～35 题共用备选答案)
    A．肌动蛋白　　　　　　B．原肌球蛋白　　　　　C．肌钙蛋白
    D．肌球蛋白　　　　　　E．肌红蛋白
31．组成粗肌丝的是
32．能与 $Ca^{2+}$ 结合的是
33．可与氧结合的是
34．肌纤维舒张时，掩盖肌动蛋白位点的是
35．构成细肌丝主体的是

(36～40 题共用备选答案)
    A．缝隙连接　　　　　　B．横小管
    C．可调节肌浆内 $Ca^{2+}$ 浓度　　D．ATP 酶
    E．纵小管
36．心肌纤维连接处有
37．位于心肌纤维 Z 线水平的是
38．肌质网
39．肌质网膜上的钙泵是一种
40．相邻平滑肌纤维之间有

(41～45 题共用备选答案)
    A．中间丝　　　　　　　B．闰盘　　　　　　　　C．二联体
    D．收缩单位　　　　　　E．三联体
41．连接于平滑肌密斑、密体之间，形成梭形细胞骨架的是

42．实际上是一种连接复合体的结构是

43．位于心肌纤维内的是

44．位于骨骼肌纤维内的是

45．平滑肌纤维内的粗、细肌丝形成

【X 型题】

46．组成骨骼肌纤维细肌丝的蛋白质是
    A．肌球蛋白　　　　　　B．原肌球蛋白　　　　　C．肌动蛋白
    D．肌钙蛋白　　　　　　E．肌红蛋白

47．关于心肌纤维的二联体结构描述正确的是
    A．由一个横小管与一个终池组成　　　B．横小管与肌内膜相连续
    C．终池是膨大的内吞小泡　　　　　　D．光镜下可见
    E．其作用是将兴奋传到肌质网

48．骨骼肌纤维收缩过程中
    A．肌膜的兴奋直接传向肌质网　　　　B．大量 $Ca^{2+}$ 从肌浆转入肌质网内
    C．肌球蛋白头 ATP 酶被激活　　　　　D．细肌丝在粗肌丝之间向 M 线滑动
    E．A 带变窄

49．关于骨骼肌纤维的肌质网正确的是
    A．是特化的粗面内质网　　B．膜上有钙泵　　　　　C．纵行于肌原纤维内
    D．两端呈环形的囊腔为终池　E．贮存肌红蛋白

50．与骨骼肌纤维相比，心肌纤维的特点是
    A．横小管较粗，位于 Z 线水平　　　　B．肌质网发达
    C．横小管与一侧的终池形成二联体　　D．肌原纤维不明显
    E．有闰盘

51．平滑肌纤维肌浆内含有
    A．肌丝　　　　　　　　B．中间丝　　　　　　　C．密体
    D．密斑　　　　　　　　E．终池

二、名词解释

1．肌原纤维（myofibril）

2．肌节（sarcomere）

3．闰盘（intercalated disc）

4．三联体（triad）

5．肌质网（sarcoplasmic reticulum）

6．终池（terminal cisternae）

7．明带（light band）

8．暗带（dark band）

9．横小管（transverse tubule）

10．二联体（diad）

## 三、问答题

1．骨骼肌纤维出现横纹的结构基础是什么？
2．试比较骨骼肌、心肌、平滑肌的异同点。
3．简述骨骼肌纤维的收缩原理。
4．试比较三种肌纤维的光镜结构。

## 参考答案与解析

### 一、选择题

**【A1 型题】**
1．D  2．A  3．E  4．E  5．C  6．A  7．E  8．E  9．A  10．B  11．B
12．C  13．E  14．C  15．C  16．B  17．C  18．D  19．A  20．E

**【A2 型题】**
21．E  22．B  23．A  24．C  25．E

**【B 型题】**
26．C  27．D  28．C  29．A  30．B  31．D  32．C  33．E  34．B  35．A
36．A  37．B  38．C  39．D  40．A  41．A  42．B  43．C  44．E  45．D

**【X 型题】**
46．BCD  47．AE  48．CD  49．BD  50．ACDE  51．ABC

解析：

1．骨骼肌细胞核呈椭圆形，不是长梭形。

2．相邻两条 Z 线间的一段肌原纤维为肌节。

3．每一个肌节包括 1/2 明带 +1 个暗带 +1/2 明带，明带即 I 带，暗带即 A 带，所以肌节是由 1/2 I 带 +A 带 +1/2 I 带组成的。

4．横小管是肌膜向肌浆凹陷而成的小管，与肌膜表面垂直，所以又称为 T 小管。

5．横纹肌纤维内的肌质网（滑面内质网）在横小管两侧膨大形成终池。

6．骨骼肌纤维三联体的结构由一条横小管与其两侧的终池构成。

7．肌质网是由肌纤维内的滑面内质网特化而成的，而不是由粗面内质网特化而成的。

8．当肌纤维收缩时，粗肌丝与细肌丝的长度不变，而是细肌丝在粗肌丝之间向 M 线方向滑动。由于细肌丝滑入 A 带内，导致 H 带和 I 带均变窄，A 带宽度不变。

9．构成粗肌丝的蛋白质分子是肌球蛋白。

10．人骨骼肌纤维中 Z 线分布于 I 带中央。

11．闰盘是心肌纤维之间的连接结构，由相邻心肌纤维的肌膜相互嵌合而成，在横向连接部分有中间连接（黏着小带）和桥粒，在纵向连接部分有缝隙连接。

12．因为细胞间缝隙连接的细胞间隙很窄，仅 2 nm，且有小管相通，便于化学信息和电冲动迅速传递到每一个心肌细胞，使心肌纤维同步舒缩，成为一个功能整体。

13．平滑肌纤维内分布着大量中间丝，附于密斑与密体之间，构成平滑肌纤维的骨架。

14．平滑肌超微结构无终池。
15．平滑肌超微结构中，肌膜内陷形成的圆形小凹相当于横纹肌的横小管。
16．骨骼肌纤维收缩的结构基础是肌节。根据肌丝滑动原理，目前认为肌原纤维收缩是细肌丝向粗肌丝之间滑动的结果。
17．骨骼肌细肌丝由肌动蛋白、原肌球蛋白和肌钙蛋白组成。
18．骨骼肌纤维内的终池是指横小管两侧的肌质网，呈扁囊状膨大。
19．人骨骼肌内横小管的位置在肌原纤维的明、暗带交界处。
20．肌纤维收缩时，是粗肌丝将细肌丝拉向 M 线。
21．心肌分布于心脏和邻近心脏的大血管壁中，心肌细胞呈短圆柱状，有分支，互相连接成网，心肌细胞的肌质丰富，心肌细胞间富含毛细血管。
22．闰盘纵向连接部位有缝隙连接，是心肌纤维达到同步收缩和舒张的结构基础。
23．骨骼肌纤维收缩时，$Ca^{2+}$ 与肌钙蛋白结合，引起肌钙蛋白和原肌球蛋白构型发生变化。
24．子宫肌瘤由平滑肌增生而成。
25．心房钠尿肽由心房肌纤维分泌。
26．肌纤维内的肌质网即滑面内质网。
27．形成横小管的是肌膜。
28．形成终池的是滑面内质网。
29．闰盘为心肌纤维连接结构。
30．肌丝构成了肌原纤维。
31．肌球蛋白组成粗肌丝。
32．能与 $Ca^{2+}$ 结合的为肌钙蛋白的 TnC 亚单位。
33．可与氧结合的是肌红蛋白。
34．肌纤维舒张时，原肌球蛋白掩盖肌动蛋白位点。
35．肌动蛋白构成细肌丝主体。
36．心肌纤维连接处有缝隙连接。
37．心肌纤维的横小管位于 Z 线水平。
38．肌质网可调节肌浆内 $Ca^{2+}$ 浓度。
39．肌质网膜上的钙泵是一种 ATP 酶。
40．相邻平滑肌纤维之间有缝隙连接。
41．平滑肌的骨架为中间丝。
42．闰盘包括黏着小带、桥粒和缝隙连接，实际上是一种连接复合体。
43．位于心肌纤维内的为二联体。
44．位于骨骼肌纤维内的为三联体。
45．平滑肌纤维内的粗肌丝和细肌丝形成收缩单位。
46．细肌丝由肌动蛋白、原肌球蛋白和肌钙蛋白组成。
47．心肌纤维的二联体由一个横小管与一个终池组成，其作用是将兴奋传到肌质网。
48．骨骼肌纤维收缩过程中肌球蛋白头部的 ATP 酶被激活，细肌丝在粗肌丝之间向 M 线滑动。
49．骨骼肌纤维的肌质网膜上有钙泵，两端呈环形的囊腔为终池。

50．与骨骼肌纤维相比，心肌纤维的特点是：横小管较粗，位于 Z 线水平，一侧与终池形成二联体，肌原纤维不明显，有闰盘。

51．平滑肌纤维肌浆内含有粗肌丝、细肌丝、中间丝、密体，密斑位于胞膜上，无终池。

## 二、名词解释

1．肌原纤维（myofibril）：光镜下，可见骨骼肌纤维肌浆内含有大量细丝状结构，与肌纤维长轴平行排列，即肌原纤维。电镜下可见肌原纤维是由许多粗、细两种肌丝有规律地平行排列而成的，每条肌原纤维上有明暗相间的横纹。

2．肌节（sarcomere）：两条相邻 Z 线间的一段肌原纤维称为肌节，每个肌节包括 1/2 I 带 +A 带 +1/2 I 带，是骨骼肌纤维收缩和舒张功能的基本结构单位。

3．闰盘（intercalated disc）：闰盘即心肌纤维的连接结构。光镜下，在 HE 染色标本中呈横行或阶梯状粗线。电镜下，闰盘位于 Z 线水平，由相邻心肌纤维的突起嵌合而成，在横向连接的部分有中间连接（黏着小带）和桥粒；在纵向连接部分有缝隙连接，便于细胞间信号转导，保证心肌纤维同步收缩。

4．三联体（triad）：在人和哺乳动物骨骼肌肌原纤维的 I 带与 A 带交界处，肌膜向肌浆内凹陷形成小管，它与肌原纤维的长轴垂直，称为横小管。肌纤维内特化的滑面内质网即肌质网，在相邻横小管之间呈相互吻合的纵行小管网环绕肌原纤维。在横小管两侧，肌质网呈环形的扁囊称为终池。每条横小管与其两侧的终池共同组成骨骼肌三联体。

5．肌质网（sarcoplasmic reticulum）：是肌纤维内特化的滑面内质网，位于横小管之间，纵行包绕在每条肌原纤维周围。

6．终池（terminal cisternae）：位于横小管两侧的肌质网呈环形的扁囊，称终池。

7．明带（light band）：又称 I 带，是肌纤维内染色淡的区域，在明带中央可见一条深色的细线，称 Z 线。

8．暗带（dark band）：又称 A 带，是肌纤维内染色深的区域，暗带中央有一条色浅的窄区域，称 H 带，H 带中央有一条暗线，称 M 线。

9．横小管（transverse tubule）：骨骼肌的肌膜在 A 带和 I 带交界处的平面上向肌纤维内凹陷形成横向小管，并在同一平面上分支环绕在每条肌原纤维的表面，小管的走行方向与肌原纤维的长轴垂直，故称横小管。

10．二联体（diad）：心肌纤维横小管较粗，位于 Z 线水平，肌质网欠发达，常在横小管一侧形成终池，构成二联体。

## 三、问答题

1．骨骼肌纤维出现横纹的结构基础是什么？

答：骨骼肌纤维的肌浆内含有许多与细胞长轴平行排列的肌原纤维。每一条肌原纤维都是由许多粗肌丝和细肌丝有规律地排列形成的，使肌原纤维呈现出明暗相间的横纹。由于每条肌原纤维的明暗横纹都相应排列在同一水平，因此使得骨骼肌纤维出现明暗交替的横纹。

2．试比较骨骼肌、心肌、平滑肌的异同点。

答：相同点：①3 种肌纤维肌浆内均含肌丝。②均有舒缩功能。

不同点：

| 类别 | 骨骼肌 | 心肌 | 平滑肌 |
|---|---|---|---|
| 分布 | 附着于骨骼 | 心脏壁、邻近心脏的大血管壁 | 内脏中空性器官管壁 |
| 收缩特点 | 随意，收缩快而有力 | 不随意，有一定节律性 | 不随意而缓慢 |
| 形态 | 长圆柱形 | 短圆柱状，有分支，吻合成网 | 长梭形 |
| 细胞核 | 椭圆形，多个，位于肌膜下 | 卵圆形，1~2个，居中 | 长椭圆形或杆状，1个，居中 |
| 肌丝 | 排列规律，形成明显的肌原纤维 | 主要形成肌丝束 | 粗肌丝和细肌丝形成肌丝（收缩）单位 |
| 横纹 | 明显有 | 不及骨骼肌明显 | 无横纹 |
| 横小管 | 位于A、I带交界处 | 位于Z线水平 | 无横小管，有肌膜小凹 |
| 肌质网 | 发达，具有三联体 | 稀疏，仅有二联体 | 很不发达 |
| 细胞连接 | 无 | 闰盘 | 缝隙连接 |

3. 简述骨骼肌纤维的收缩原理。

答：目前公认的骨骼肌纤维收缩是依据肌丝滑动原理进行的。肌纤维的收缩是由于：①肌膜将神经冲动经横小管传向终池；肌质网膜上 $Ca^{2+}$ 通道开启，$Ca^{2+}$ 迅速释放入肌质。②肌钙蛋白 TnC 与 $Ca^{2+}$ 结合引发构象改变，进而使原肌球蛋白位置改变。③肌动蛋白上的位点暴露，迅速与肌球蛋白头部接触。④肌球蛋白 ATP 酶被激活、水解 ATP 并释放能量。⑤肌球蛋白头部发生屈曲转动，将肌动蛋白拉向 M 线。⑥细肌丝滑入粗肌丝之间，I 带和 H 带缩窄，A 带长度不变，肌节短缩，肌纤维收缩。⑦收缩完毕，肌质网膜钙泵将肌浆内 $Ca^{2+}$ 又泵回肌质网内，肌浆内 $Ca^{2+}$ 浓度降低，肌钙蛋白构象复原，原肌球蛋白重回原位并掩盖肌动蛋白上的位点，肌球蛋白头与肌动蛋白脱离接触，肌节复原，肌肉松弛。

4. 试比较三种肌纤维的光镜结构。

答：(1) 骨骼肌纤维呈长圆柱状，有横纹，无分支，有多个细胞核，位于肌膜下方。

(2) 心肌纤维呈矮柱状，有分支，互连呈网状，连接处有闰盘，有横纹，但没有骨骼肌纤维清晰，细胞核 1~2 个，位于细胞中央。

(3) 平滑肌纤维呈长梭形，细胞核 1 个，呈长椭圆形或杆状，位于细胞中央，无横纹。

（黑常春）

# 第八章

# 神经组织

一、选择题

【A1 型题】

1. 以下对神经元结构的描述错误的是
   A. 细胞均呈星状多突起形
   B. 细胞突起可分为轴突和树突两类
   C. 细胞质内含丰富的线粒体和发达的高尔基复合体
   D. 细胞质内含丰富的粗面内质网和核糖体
   E. 细胞质内含许多神经原纤维

2. 以下对神经元突起的描述错误的是
   A. 可分为轴突和树突
   B. 轴突细而长，每一个神经细胞只有1根，末端可有分支
   C. 树突较短，多分支，可有尼氏体分布
   D. 由细胞体发出轴突处有轴丘，内含尼氏体
   E. 神经原纤维沿轴突长轴平行排列

3. 关于神经元尼氏体的分布正确的是
   A. 分布在整个神经元内　　B. 分布在细胞体内　　C. 分布在突起内
   D. 分布在细胞体和轴突内　　E. 分布在细胞体和树突内

4. 神经元的尼氏体在电镜下是
   A. 粗面内质网和高尔基复合体　　　　B. 粗面内质网和线粒体
   C. 粗面内质网和游离核糖体　　　　　D. 滑面内质网和线粒体
   E. 滑面内质网和游离核糖体

5. 关于突触的描述错误的是
   A. 是神经元与神经元之间，或神经元与非神经元之间特化的细胞连接
   B. 可分为电突触和化学突触，通常泛指的突触是后者
   C. 光镜下化学突触可分为突触前成分、突触间隙和突触后成分
   D. 突触前成分包括突触前膜、线粒体和突触小泡
   E. 突触后膜上有特异性受体

6. 关于突触前膜的描述错误的是
   A. 即轴突终末与后一神经元或肌纤维相接触的细胞膜

B. 比一般的细胞膜厚  C. 即突触前成分
D. 可与突触小泡融合  E. 富含电位门控通道

7. 关于电突触的描述错误的是
   A. 本质上是缝隙连接
   B. 相邻质膜内均有连接蛋白形成的六角形的结构单位
   C. 以电信号作为信息载体
   D. 具有双向快速传递的特点
   E. 在传导冲动时需要神经递质的介导

8. 以下对神经胶质细胞的描述错误的是
   A. 分布于中枢和周围神经系统  B. 也有突起，分为树突和轴突
   C. 普通染色只能显示细胞核  D. 特殊染色方法能显示细胞的全貌
   E. 具有支持、营养、绝缘和防御功能

9. 来源于血液单核细胞的神经胶质细胞是
   A. 星形胶质细胞  B. 少突胶质细胞  C. 小胶质细胞
   D. 施万细胞  E. 卫星细胞

10. 参与形成血-脑屏障的神经胶质细胞是
    A. 小胶质细胞  B. 少突胶质细胞  C. 星形胶质细胞
    D. 室管膜细胞  E. 神经膜细胞

11. 形成周围神经系统有髓神经纤维髓鞘的细胞是
    A. 原浆性星形胶质细胞  B. 纤维性星形胶质细胞  C. 卫星细胞
    D. 施万细胞  E. 少突胶质细胞

12. 形成中枢神经系统有髓神经纤维髓鞘的细胞是
    A. 纤维性星形胶质细胞  B. 施万细胞  C. 少突胶质细胞
    D. 小胶质细胞  E. 被囊细胞

13. 关于原浆性星形胶质细胞的描述错误的是
    A. 细胞呈星形多突起状  B. 突起短粗，分支多  C. 表面粗糙
    D. 细胞质内有少量胶质丝  E. 主要分布于中枢神经系统的白质

14. 对周围神经系统中有髓神经纤维髓鞘的描述错误的是
    A. 由施万细胞膜成层包绕而成
    B. 可分成许多节段，每一节髓鞘由一个施万细胞的细胞膜包裹而成
    C. 相邻节段之间无髓鞘，称为郎飞结，两结之间为结间体
    D. 神经纤维越细，结间体越短，髓鞘也就越厚
    E. 具有绝缘作用

15. 有髓神经纤维的神经冲动传导特点是
    A. 沿着髓鞘连续传导
    B. 沿着轴膜连续传导
    C. 沿着神经膜连续传导
    D. 从一个施-兰切迹跳到相邻施-兰切迹的跳跃式传导
    E. 从一个郎飞结跳到相邻郎飞结的跳跃式传导

16. 有髓神经纤维的施-兰切迹是

A．施万细胞的内、外侧细胞质相通的螺旋性通道
B．施万细胞的质膜内褶　　　　C．相邻施万细胞的边界
D．施万细胞的细胞膜卷入形成　　E．轴突的分支

17．神经膜细胞是指
A．纤维性星形胶质细胞　　　B．施万细胞
C．原浆性星形胶质细胞　　　D．少突胶质细胞　　　E．室管膜细胞

18．以下对神经的描述错误的是
A．由若干神经束与结缔组织共同构成　　B．每一神经束又包括许多神经纤维
C．一条神经内，神经纤维多为混合型　　D．神经纤维粗细不等，髓鞘或有或无
E．神经束和神经纤维外分别包有神经束膜和神经膜

19．关于游离神经末梢的描述错误的是
A．由感觉神经元的中央突末段失去施万细胞而成
B．失去施万细胞之前的神经纤维可由髓鞘包绕
C．形成游离神经末梢的感觉神经元胞体较小
D．分布于上皮组织和结缔组织内
E．感受冷、热和痛觉

20．关于环层小体的描述错误的是
A．由感觉神经元失去髓鞘的轴突末段形成
B．周围有结缔组织组成的被囊
C．神经纤维穿行于中央
D．分布于皮肤真皮乳头内
E．感受压觉和振动觉

21．肌梭的功能是
A．感受肌组织的压力变化　　　B．感受骨骼肌纤维的伸缩变化
C．感受平滑肌纤维的伸缩变化　　D．感受肌腱的伸缩变化
E．感受机体深部的痛觉

22．关于运动终板的描述错误的是
A．是一种化学突触
B．感觉神经纤维轴突末端到达肌纤维肌膜处失去髓鞘
C．轴突到达肌纤维肌膜处反复分支，与肌纤维构成神经肌连接
D．轴突终末富含突触小泡、线粒体和微丝
E．肌膜即突触后膜，其上有受体

23．有髓神经纤维髓鞘内的髓鞘切迹是
A．施万细胞的质膜内褶　　　B．神经膜细胞的胞质通道
C．施万细胞的边界　　　　　D．神经膜细胞的胞膜卷入形成
E．神经膜细胞的微管形成

24．最常见的突触方式是
A．轴-体突触和轴-树突触　　　B．轴-体突触和轴-轴突触
C．轴-树突触和树-树突触　　　D．轴-轴突触和树-树突触
E．轴-体突触和树-树突触

25. 关于环层小体的描述正确的是
    A. 分布于皮肤真皮乳头内
    B. 感受压觉和振动觉
    C. 圆形，与触觉小体大小相似
    D. 有髓神经纤维穿行于中央
    E. 薄层结缔组织组成被囊
26. 有髓神经纤维的神经冲动传导速度快是由于
    A. 轴突有轴膜
    B. 轴突内有大量微管
    C. 有郎飞结
    D. 轴突内含突触小泡多
    E. 轴突较粗
27. 骨骼肌内肌梭的主要功能是
    A. 感受骨骼肌的痛觉
    B. 感受肌腱张力
    C. 感受骨骼肌的压觉
    D. 引起肌纤维的收缩
    E. 感受肌纤维的伸缩变化

【A2 型题】

28. 运动神经元病是一系列以上、下运动神经元损害为突出表现的慢性进行性神经系统变性疾病。临床表现为上、下运动神经元损害的不同组合，特征表现为肌无力和萎缩、延髓麻痹及锥体束征，感觉系统和括约肌功能通常不受累。关于神经元的描述正确的是
    A. 神经元是不可再生的细胞
    B. 神经元只接受其他神经元的信号
    C. 神经元是神经系统的基本结构和功能单位
    D. 神经元受损后，其功能可立即恢复
    E. 神经元胞体均位于脑和脊髓内
29. 患者，男，45岁，因头痛、恶心、呕吐等症状就医，经检查诊断为神经胶质瘤。神经胶质瘤包括星形细胞瘤、室管膜瘤、胶质母细胞瘤等。关于神经胶质细胞的描述正确的是
    A. 少突胶质细胞主要存在于周围神经系统，参与神经纤维的髓鞘形成
    B. 施万细胞是中枢神经系统的主要神经胶质细胞类型之一
    C. 少突胶质细胞和施万细胞在结构和功能上完全相同
    D. 少突胶质细胞主要存在于中枢神经系统，参与神经纤维的髓鞘形成
    E. 施万细胞对神经冲动的传导无直接影响

【B 型题】

(30～35 题共用备选答案)
    A. 小胶质细胞
    B. 星形胶质细胞
    C. 少突胶质细胞
    D. 施万细胞
    E. 浦肯野细胞
30. 形成中枢有髓神经纤维的髓鞘的是
31. 形成周围有髓神经纤维的髓鞘的是
32. 参与形成血脑屏障的是
33. 吞噬细胞碎屑及退化变性髓鞘的是
34. 也称为神经膜细胞的是
35. 突起末端膨大形成脚板或终足的是

(36～39题共用备选答案)
　　A．原浆性星形胶质细胞　　B．纤维性星形胶质细胞　　C．室管膜细胞
　　D．卫星细胞　　　　　　　E．小胶质细胞
36．被覆于脑室和脊髓中央管内表面的是
37．多分布于脑和脊髓的白质内的是
38．包裹神经元的细胞体，也称为被囊细胞的是
39．多分布于脑和脊髓的灰质内的是

(40～44题共用备选答案)
　　A．神经原纤维　　　　　　B．轴丘　　　　　　　　C．尼氏体
　　D．脂褐素　　　　　　　　E．缝隙连接
40．位于神经元的细胞体发出轴突的部位的是
41．构成神经元内的细胞骨架的是
42．电镜下是神经丝和微管的是
43．电镜下是粗面内质网和核糖体的是
44．电突触的结构基础是

(45～48题共用备选答案)
　　A．肌梭　　　　　　　　　B．树突棘　　　　　　　C．郎飞结
　　D．运动终板　　　　　　　E．结间体
45．属于本体感受器的是
46．有髓神经纤维传导神经冲动的部位是
47．位于骨骼肌的运动神经末梢的是
48．树突表面的刺状突起的是

【X型题】
49．光镜下辨认HE染色标本中神经元细胞体的依据是
　　A．细胞体大　　　　　　　　　　　B．细胞质内有神经原纤维
　　C．细胞质嗜酸性较强　　　　　　　D．细胞质内有尼氏体
　　E．细胞核大而圆，核仁明显
50．轴突的结构特点是
　　A．细长，粗细较均匀　　　　　　　B．分支少，常呈直角发出
　　C．轴质内富含微管和神经丝　　　　D．无尼氏体
　　E．末端膨大形成突触扣结
51．能与神经元形成突触的细胞包括
　　A．肌细胞　　　　　　　　B．腺细胞　　　　　　　C．施万细胞
　　D．神经元　　　　　　　　E．少突胶质细胞
52．轴-树突触的突触前成分内含有
　　A．突触小泡　　　　　　　B．粗面内质网　　　　　C．轴质
　　D．微丝与微管　　　　　　E．游离核糖体

53. 属于中枢神经系统的胶质细胞的是
    A．神经膜细胞　　　　　B．小胶质细胞　　　　　C．室管膜细胞
    D．少突胶质细胞　　　　E．星形胶质细胞
54. 能形成有髓神经纤维髓鞘的胶质细胞有
    A．卫星细胞　　　　　　　　　　B．施万细胞
    C．纤维性星形胶质细胞　　　　　D．少突胶质细胞
    E．原浆性星形胶质细胞
55. 周围神经系统有髓神经纤维的神经膜包括
    A．施万细胞的最外层细胞膜　　　B．施万细胞的最外层细胞质
    C．基膜　　　　　　　　　　　　D．神经内膜
    E．轴膜
56. 触觉小体的结构特点是
    A．位于皮肤表皮内
    B．呈椭圆形，其长轴与皮肤表面垂直
    C．有结缔组织被囊包裹其外周
    D．失去髓鞘的感觉神经纤维穿行于横位扁平细胞间
    E．感受触觉
57. 关于肌梭的描述正确的是
    A．分布于骨骼肌和心肌
    B．结缔组织被囊内的肌纤维较细小，称为梭内肌
    C．无髓鞘的感觉神经纤维终末分支环绕在梭内肌纤维中段
    D．包有薄层髓鞘的运动神经纤维末端分布在梭内肌纤维两端
    E．感受肌纤维的压力和振动觉

## 二、名词解释

1. 神经原纤维（neurofibril）
2. 尼氏体（Nissl body）
3. 轴丘（axon hillock）
4. 轴突运输（axonal transport）
5. 突触小泡（synaptic vesicle）
6. 神经纤维（nerve fiber）
7. 郎飞结（Ranvier node）
8. 髓鞘（myelin sheath）
9. 小胶质细胞（microglia）
10. 施万细胞（Schwann cell）
11. 运动单位（motor unit）
12. 神经束上皮（perineural epithelium）

## 三、问答题

1. 以多极神经元为例，简述神经元的结构特点。

2．试述突触的定义、分类及光镜和电镜下结构。
3．试比较周围和中枢神经系统有髓神经纤维的结构。
4．试述运动终板的定义、电镜下结构。

## 参考答案与解析

一、选择题

【A1 型题】
1．A  2．D  3．E  4．C  5．C  6．C  7．E  8．B  9．C  10．C  11．D  12．C  13．E  14．D  15．E  16．A  17．B  18．E  19．A  20．D  21．B  22．B  23．B  24．A  25．B  26．C  27．E

【A2 型题】
28．C  29．D

【B 型题】
30．C  31．D  32．B  33．A  34．D  35．B  36．C  37．B  38．D  39．A  40．B  41．A  42．A  43．C  44．E  45．A  46．C  47．D  48．B

【X 型题】
49．ADE  50．ABCDE  51．ABD  52．ACD  53．BCDE  54．BD  55．AC  56．BCDE  57．BC

解析：
1．神经元的形态是多种多样的，并不是均呈星状多突起形。
2．神经元的轴突内无尼氏体，轴丘属于轴突的一部分，也不含尼氏体。
3．神经元除轴突包括轴丘内无尼氏体外，其细胞体和树突内均含有尼氏体。
4．尼氏体是光镜下在神经元的细胞质内所见到的嗜碱性物质，它们在电镜下是粗面内质网和游离核糖体。
5．只有在电镜下才能区分出化学突触的具体结构，光镜下不能区分突触前成分、突触间隙和突触后成分。
6．突触前成分是神经元终末的膨大部分，它由突触前膜、突触小泡和线粒体等组成。
7．电突触在传导冲动时不需要神经递质的介导。
8．神经胶质细胞的突起无树突和轴突之分。
9．小胶质细胞在中枢神经系统损伤时，可转变为巨噬细胞，以及吞噬细胞碎块、退化变性的髓鞘等，它可能是由血液中的单核细胞分化而来的。
11．形成周围神经系统有髓神经纤维髓鞘的细胞是施万细胞。而中枢神经系统有髓神经纤维髓鞘是由少突胶质细胞形成的。
13．原浆性星形胶质细胞分布于中枢神经系统的灰质，不包括白质。
14．周围神经系统有髓神经纤维髓鞘的特点是神经纤维越粗，结间体越长，髓鞘也就越厚。

16．施-兰切迹由施万细胞围绕轴突缠绕形成髓鞘的过程中残留在髓鞘板层内的细胞质形成。

18．神经、神经束和神经纤维外包裹神经外膜、神经束膜或神经内膜，神经膜由施万细胞在髓鞘最外层的细胞膜与包在施万细胞外的基膜共同形成。

19．游离神经末梢是感觉神经元的周围突，而不是中央突末段失去施万细胞而成；形成游离神经末梢的神经元多为直径较小的中小型细胞，形成的神经纤维为薄髓或无髓神经纤维，其中，中等大小的感觉神经元的周围突在失去施万细胞形成游离神经末梢之前有薄层髓鞘包绕。

20．环层小体分布于皮肤真皮网织层或皮下组织，而不分布于皮肤真皮乳头内。

21．肌梭的功能是感受骨骼肌纤维的伸缩变化，与其他功能无关。

22．运动终板是运动神经纤维轴突末端，而不是感觉神经纤维轴突末端到达肌纤维肌膜处失去髓鞘并反复分支，与肌纤维构成的神经肌突触，即运动终板。

28．神经元是神经系统的基本结构和功能单位，具有接收、整合和传递信息的能力。它们通过突触与其他神经元或效应器进行连接，形成复杂的神经网络。

29．少突胶质细胞主要存在于中枢神经系统，它们包裹轴突形成髓鞘，参与神经纤维的髓鞘形成，有助于神经冲动的快速传导。

49．光镜下，神经原纤维只能在银染神经元标本中分辨，在HE染色的神经元中不能分辨；HE染色的神经元细胞质呈嗜碱性。

51．施万细胞和少突胶质细胞均是胶质细胞，不与神经元形成突触。

52．粗面内质网和游离核糖体只存在于神经元的细胞体和树突内。

56．触觉小体位于皮肤真皮乳头层，而不位于表皮内。

57．肌梭只分布在骨骼肌内，不存在于心肌内；梭内肌既被感觉神经纤维包绕（位于中段），其两端也有运动神经末梢分布，两种神经纤维在末端均无髓鞘；肌梭感受骨骼肌纤维的伸缩变化，不感受压力和振动觉。

## 二、名词解释

1．神经原纤维（neurofibril）：指在银染标本上，神经元细胞质内的交织成网状的棕黑色细丝状结构。电镜下，其由排列成束的神经丝（或中间丝）和微管组成，是神经元的细胞骨架，与神经元内的物质运输有关。

2．尼氏体（Nissl body）：指光镜下所见的神经元细胞质内的嗜碱性块状或颗粒状物质，电镜下为丰富的粗面内质网和核糖体，是神经元合成蛋白质或多肽的场所。

3．轴丘（axon hillock）：指神经元细胞体发出轴突的膨起部位，常呈圆锥形小丘状，此处无尼氏体，染色浅，常是神经冲动起始之处。

4．轴突运输（axonal transport）：指神经元轴突内的物质运输，分慢速运输和快速运输，快速运输又分快速顺向运输和快速逆向运输。

5．突触小泡（synaptic vesicle）：是位于突触前成分内的呈圆形或扁平状的膜包小泡，含有神经递质或神经调质。

6．神经纤维（nerve fiber）：是由神经元的轴突或长树突和包绕在其外面的神经胶质细胞构成的结构，其中，包绕中枢神经系统神经纤维的神经胶质细胞是少突胶质细胞，包绕周围神经系统神经纤维的神经胶质细胞是施万细胞。根据有无髓鞘，神经纤维分为有髓神经纤维和无髓神经纤维两种。

7. 郎飞结（Ranvier node）：指有髓神经纤维中节段性髓鞘之间无髓鞘的缩窄部，此处的轴膜暴露于细胞外基质，是神经冲动的传导处。

8. 髓鞘（myelin sheath）：是包绕于有髓神经纤维轴突或长树突外呈节段性分布的髓磷脂鞘，由胶质细胞的细胞膜呈多层同心圆紧密排列而成。在中枢神经系统的有髓神经纤维中，由少突胶质细胞形成髓鞘，而在周围神经系统的有髓神经纤维中，由施万细胞形成髓鞘。髓鞘类脂质含量很高，具有绝缘作用。

9. 小胶质细胞（microglia）：是中枢神经系统中最小的胶质细胞，其细胞体细长，细胞核卵圆形或三角形，突起细长，有分支，表面有许多小棘突。小胶质细胞来源于单核细胞，具有吞噬能力。当中枢神经系统损伤时，小胶质细胞可转变为巨噬细胞而吞噬细胞碎屑和退化变性的髓鞘。

10. 施万细胞（Schwann cell）：又称为神经膜细胞，是周围神经系统的髓鞘形成细胞，除具有保护和绝缘功能外，在神经纤维的再生过程中还起诱导作用。

11. 运动单位（motor unit）：一个脑干运动神经元或脊髓前角运动神经元的轴突及其分支所支配的全部骨骼肌纤维，合称一个运动单位。

12. 神经束上皮（perineural epithelium）：由神经束膜内层的多层扁平上皮细胞组成。神经束上皮细胞之间有紧密连接，每层上皮又都有基膜，具有一定的屏障作用。

### 三、问答题

1. 以多极神经元为例，简述神经元的结构特点。

答：每个神经元均有细胞体和突起两部分。多极神经元的细胞体呈星形，细胞核大，呈球形，居中，异染色质细少，故染色浅，核仁大而明显。光镜下可见细胞体处的细胞质（又称为核周体或核周质）内含嗜碱性团块状或颗粒状的尼氏体，电镜下为丰富的粗面内质网和核糖体。银染标本上可见细胞质内含许多神经原纤维，其在电镜下由中间丝和微管组成，散在分布于细胞质。突起分树突和轴突。树突短而粗，多分支，其内部结构与细胞体相似，但无高尔基复合体，表面有许多树突棘，是形成突触的重要部位。轴突细而长，也可发出侧支，表面的细胞膜又称为轴膜；轴突内的细胞质又称为轴质；由细胞体发出轴突处常呈圆锥形，称为轴丘；轴丘处因无尼氏体而染色浅，此处也无高尔基复合体。神经原纤维沿轴突的长轴平行成束排列。

2. 试述突触的定义、分类及光镜和电镜下结构。

答：定义：突触指神经元与神经元之间，或神经元与非神经元之间一种特化的细胞连接。分类：化学突触和电突触。电突触实际上是一种缝隙连接。化学突触即通常所说的突触；光镜下，是上一级神经元的突起末端膨大，形成扣状或球状，与下一级神经元的树突、细胞体的接触点；电镜下结构：可分为突触前成分、突触间隙和突触后成分。化学突触的突触前成分为神经元突起终末膨大，包括突触前膜、突触小泡和线粒体等，突触前膜比一般的细胞膜略厚；突触间隙宽 15～30 nm，含糖蛋白和一些微丝；突触后成分主要为突触后膜，突触后膜增厚较明显，其上有特异性受体。

3. 试比较周围和中枢神经系统有髓神经纤维的结构。

答：周围神经系统的有髓神经纤维外包髓鞘，髓鞘呈节段性，每一个节段都是由一个施万细胞的细胞膜融合并呈同心圆反复包卷轴突形成的多层膜结构；各节段髓鞘之间的缩窄处称为郎飞结，相邻郎飞结之间的一个施万细胞及其构成的髓鞘称为结间体；每一个结间体上，施万细胞最外面的一层细胞膜与其外的基膜形成神经膜。中枢神经系统的有髓神经纤维的结构与周围神经系统的有髓神经纤维的结构基本相同，但其髓鞘由少突胶质细胞形成，一个少突胶质细胞的多个突起末端扁平薄膜分别包绕多个轴突形成髓鞘，相邻突起不像施万细胞一样靠拢排列，因此郎飞结较宽；纤维外表面没有基膜包裹，髓鞘内也无施-兰切迹，使神经纤维的一些短段无髓鞘。

4．试述运动终板的定义、电镜下结构。

答：运动终板是运动神经元的轴突末端到达骨骼肌肌膜处失去髓鞘，分支呈爪状贴附于骨骼肌表面形成椭圆形板状隆起的突触连接，也称为神经-肌连接。电镜下，运动终板处肌质丰富，线粒体和细胞核亦多；肌膜表面向内凹陷成浅槽，轴突终末嵌入浅槽内，槽底肌膜即为突触后膜；突触后膜又可凹陷成许多深沟和皱褶以扩大突触后膜的表面积，槽内嵌入轴突终末，与肌膜相对的轴膜即为突触前膜；突触前膜和突触后膜之间为突触间隙。轴突终末内含突触小泡、线粒体和微丝等。

（秦丽娜）

# 第九章

# 神经系统

一、选择题

【A 型题】

1. 脑脊神经节的神经元是
   A．假单极神经元　　　　　　B．颗粒细胞　　　　　　C．浦肯野细胞
   D．梭形细胞　　　　　　　　E．锥体细胞

2. 神经节内包围在节细胞外的是
   A．少突胶质细胞　　　　　　B．小胶质细胞　　　　　　C．星形胶质细胞
   D．卫星细胞　　　　　　　　E．室管膜细胞

3. 脊髓前角内的神经元是
   A．内脏运动节后神经元　　　B．假单极神经元　　　　　C．躯体运动神经元
   D．联络神经元　　　　　　　E．交感神经系统的节前神经元

4. 关于脊髓反射活动的表述正确的是
   A．由一个感觉神经元和两个运动神经元协同完成
   B．由两个感觉神经元和一个运动神经元协同完成
   C．由多个感觉神经元、中间神经元和运动神经元协同完成
   D．由一个感觉神经元、中间神经元和多个运动神经元协同完成
   E．由一个感觉神经元、一个以上的中间神经元和运动神经元协同完成

5. 关于脑脊神经节的叙述正确的是
   A．位于中枢神经系统　　　　　　　B．属于内脏运动神经节
   C．位于脑神经和脊神经上　　　　　D．其内为交感神经节前神经元
   E．其内神经元为双极神经元

6. 小脑皮质的平行纤维来自
   A．苔藓纤维　　　　　　　　B．攀缘纤维　　　　　　　C．单胺能纤维
   D．颗粒细胞轴突末端的分支　E．浦肯野细胞轴突的侧支

7. 小脑皮质的传出神经元是
   A．高尔基细胞　　　　　　　B．浦肯野细胞　　　　　　C．篮状细胞
   D．颗粒细胞　　　　　　　　E．梭形细胞

8. 下列关于大脑皮质结构特点的叙述错误的是
   A．由外向内一般可分为 6 层结构

B. 神经元的形态以锥体和颗粒状为主
C. 神经元之间相互构成环路
D. 不同区域的皮质,其神经元的分布、排列无差异
E. 皮质神经元均属多极神经元

9. 关于血脑屏障结构的表述错误的是
   A. 内皮外的基膜完整
   B. 毛细血管类型属连续毛细血管
   C. 基膜外由星形胶质细胞突起包绕
   D. 毛细血管类型属有孔毛细血管
   E. 软脑膜与小血管间保留的空隙称为血管周隙

10. 构成大脑皮质的多极神经元是
    A. 锥体细胞、星形细胞与浦肯野细胞
    B. 锥体细胞、篮状细胞与浦肯野细胞
    C. 锥体细胞、高尔基细胞与梭形细胞
    D. 锥体细胞、高尔基细胞与颗粒细胞
    E. 锥体细胞、颗粒细胞与梭形细胞

11. 关于大脑锥体细胞的描述错误的是
    A. 数量较多,可分为大、中、小3型
    B. 细胞体呈锥体形
    C. 尖端有一条主树突伸向髓质
    D. 底部发出一条细长的轴突
    E. 是大脑皮质的主要投射神经元

12. 关于小脑浦肯野细胞层的描述错误的是
    A. 由一层浦肯野细胞组成
    B. 浦肯野细胞的细胞体大,呈梨形
    C. 细胞顶端有2~3条主树突伸向髓质
    D. 主树突四周分支繁多
    E. 底部发出轴突伸入髓质

13. 被覆于脑室和脊髓中央管内表面的是
    A. 原浆性星形胶质细胞
    B. 纤维性星形胶质细胞
    C. 室管膜细胞
    D. 卫星细胞
    E. 小胶质细胞

14. 大脑皮质神经元的轴突参与投射纤维构成的是
    A. 锥体细胞
    B. 颗粒细胞
    C. 浦肯野细胞
    D. 星形细胞
    E. 上行轴突细胞

15. 关于血脑屏障错误的是
    A. 是血液和脑组织之间的屏障
    B. 由连续毛细血管内皮、完整基膜和胶质细胞突起形成的胶质界膜组成
    C. 由有孔毛细血管内皮、不连续基膜和胶质细胞突起形成的胶质界膜组成
    D. 电镜下,内皮细胞之间有紧密连接,外有完整的基膜和周细胞
    E. 星形胶质细胞突起的脚板形成胶质界膜包绕毛细血管

【A2型题】

16. 患儿,男,13个月,因"发现头颅发育异常1个月"就诊。体检发现患儿神志清,易激惹哭闹,头围大于正常范围,囟门张力高,眼球下垂呈落日征。头颅磁共振检查提示小脑扁桃体下疝导致脑脊液循环障碍,脑室扩张,脑积水。以下关于脑脊液的组织学描述不正确的是
    A. 脑脊液主要产生于各脑室的脉络丛,少量来自室管膜上皮和软膜
    B. 脑脊液处于不断地产生、循环和回流的平衡状态

C. 脑脊液检查结果对疾病诊断尤其是中枢神经系统疾病的诊断有重要意义

D. 蛛网膜下隙中充满脑脊液，有减缓震荡、保护中枢神经系统的作用

E. 软膜和血管之间的血管周隙内不含有脑脊液

17. 患者，男，31岁，因"感冒后手足麻木7天，进行性加重，全身乏力"就诊。体检结果：神清，双下肢远端肌张力减弱，病理反射未引出，脑膜刺激征阴性。头颅磁共振检查未见异常，脑脊液检查可见蛋白-细胞分离，神经电生理检查显示周围神经传导速度减慢，神经活检显示周围神经系统的炎症病变和节段性脱髓鞘，拟诊断为吉兰-巴雷综合征（Guillain-Barré syndrome）。在该病中，主要受到损害的神经胶质细胞是

  A. 卫星细胞      B. 锥体细胞      C. 施万细胞

  D. 星形胶质细胞     E. 少突胶质细胞

18. 患者，男，32岁，饮酒1000 ml后出现神志模糊、乱语，口齿不清伴行走不稳30分钟来急诊就诊。体检生命体征正常，双瞳孔对光反射灵敏，双肺呼吸音清，腹平软，双下肢无水肿，拟诊断"急性酒精中毒"收入院。有研究表明，小脑是酒精（乙醇）中毒侵害的主要部位，与该患者临床表现相符，下面关于小脑的结构和功能的描述不正确的是

  A. 小脑的灰质位于浅表，又称为皮质，是神经元胞体集中分布的区域

  B. 小脑的皮质从外向内分为分子层、浦肯野细胞层和颗粒层

  C. 浦肯野细胞是小脑皮质唯一的传出神经元

  D. 浦肯野细胞分泌 γ-氨基丁酸，与小脑内部神经核团形成兴奋性突触

  E. 小脑皮质的主要功能是维持身体平衡和调节运动的协调性

19. 患者，女，42岁，因反复头晕2个月，1周前无明显诱因出现失眠伴记忆力减退就诊。患者自述无恶心、呕吐，无语言不利和肢体活动障碍。入院行头颅MRI平扫提示左枕叶信号异常，考虑占位性病变。手术后病理提示纤维型星形胶质细胞瘤，下面关于这种细胞的描述正确的是

  A. 是中枢神经系统的髓鞘形成细胞

  B. 多分布在白质，突起细长，分支较少

  C. 多分布在灰质，突起较短，分支较多

  D. 是胶质细胞中最小的一种，有吞噬功能

  E. 包裹在神经节的周围，呈扁平或立方状

20. 患者，男，14岁，因被狗咬伤1周后出现低热、烦躁、恐水等症状就诊。实验室检查提示周围血白细胞总数和脑脊液蛋白含量轻度升高，结合患者病史和临床症状诊断为狂犬病。该病是由于狂犬病毒通过神经-肌肉接头进入患者神经系统，最终导致大脑和脊髓致命性炎症。下面关于神经-肌肉接头的说法不正确的是

  A. 神经-肌肉接头是一种化学突触

  B. 神经-肌肉接头也称作运动终板

  C. 运动神经元轴突到达所支配的骨骼肌后失去髓鞘并发出许多分支

  D. 一个运动神经元只支配一条肌纤维

  E. 病毒进入神经-肌肉接头后是通过逆向轴突运输进入中枢神经系统

【B 型题】

(21～25题共用备选答案)

A．白质　　　　　　　B．灰质　　　　　　　C．神经核
D．神经节　　　　　　E．皮质

21．大脑和小脑的神经元细胞体大部分集中居于浅表，称为
22．中枢神经系统的器官内神经纤维集中处，称为
23．脑干和间脑内，神经元细胞体及其突起集中成块状，称为
24．周围神经系统的神经元的细胞体聚集形成
25．中枢神经系统的器官中，神经元的细胞体集中处称为

(26～30题共用备选答案)

A．内脏运动节后神经元　　B．假单极神经元　　　C．躯体运动神经元
D．束细胞　　　　　　　　E．内脏运动神经元

26．脊髓前角内的神经元是
27．脊髓侧角内的神经元是
28．脊髓后角内的神经元是
29．脑脊神经节内的神经元是
30．自主神经节内的神经元是

(31～35题共用备选答案)

A．星形胶质细胞　　　　B．室管膜细胞　　　　C．小胶质细胞
D．卫星细胞　　　　　　E．运动神经细胞

31．包裹在脑脊神经节的节细胞的细胞体及突起的盘曲处表面的细胞是
32．自主神经节的节细胞是
33．具有吞噬功能的细胞是
34．衬于脊髓中央管和脑室内表面的细胞是
35．突起呈脚板样缠绕在毛细胞血管壁外的细胞是

【X 型题】

36．血脑屏障的结构包括
　　A．内皮　　　　　　　B．基膜　　　　　　　C．周细胞
　　D．软脑膜　　　　　　E．胶质细胞脚板样突起

37．关于自主神经节的叙述，正确的是
　　A．分为交感神经节和副交感神经节　　B．主要位于脊柱两侧
　　C．节细胞为假单极神经元　　　　　　D．节前纤维多属于有髓神经纤维
　　E．节后纤维多属于无髓神经纤维

38．属于大脑皮质颗粒细胞的是
　　A．锥体细胞　　　　　B．星形细胞　　　　　C．梭形细胞
　　D．水平细胞　　　　　E．篮状细胞

39．属于小脑皮质神经元的是

A．高尔基细胞 B．颗粒细胞 C．浦肯野细胞
D．篮状细胞 E．星形细胞

40．小脑皮质中的传入纤维包括
A．平行纤维 B．单胺能纤维 C．苔藓纤维
D．攀缘纤维 E．上行纤维

41．有关室管膜的叙述，正确的是
A．其细胞为胶质细胞的一种类型 B．分布于脑室和脊髓中央管腔面
C．参与构成脉络丛 D．分化后能分泌脑脊液
E．细胞呈扁平状

42．大脑皮质外锥体细胞层所含的神经元是
A．星形细胞 B．小型锥体细胞 C．中型锥体细胞
D．大型锥体细胞 E．梭形细胞

43．多极神经元分布于
A．大脑皮质 B．小脑皮质 C．脊髓灰质
D．交感神经节 E．脑内神经核团

## 二、名词解释

1．血脑屏障（blood-brain barrier）
2．锥体细胞（pyramidal cell）
3．浦肯野细胞（Purkinje cell）
4．γ运动神经元（γ-motor neuron）
5．垂直柱（vertical column）
6．神经节（ganglion）
7．小脑小球（cerebellar glomerulus）

## 三、问答题

1．简述脊髓的结构及功能。
2．简述大脑皮质的基本结构和神经元类型。
3．简述小脑皮质的基本结构。
4．简述脑脊膜的组成及结构特点。

## 参考答案与解析

一、选择题

【A 型题】

1．A 2．D 3．C 4．E 5．C 6．D 7．B 8．D 9．D 10．E 11．C 12．C 13．C 14．A 15．C

【A2 型题】
16. E  17. C  18. D  19. B  20. D
【B 型题】
21. E  22. A  23. C  24. D  25. B  26. C  27. E  28. D  29. B  30. A
31. D  32. E  33. C  34. B  35. A
【X 型题】
36. ABCE  37. ADE  38. BDE  39. ABCDE  40. BCD  41. ABCD  42. ABC
43. ABCDE

解析：
1．脑脊神经节属于感觉神经节，其内是假单极神经元。
2．少突胶质细胞、小胶质细胞、星形胶质细胞、室管膜细胞是中枢神经系统的神经胶质细胞。
4．脊髓的反射活动多数由3个以上的神经元协同完成，即感觉神经元、一个以上的中间神经元和运动神经元。
5．脑脊神经节位于脑神经和脊神经，属于周围神经系统感觉神经节，其内是假单极神经元。
7．浦肯野细胞是小脑皮质内唯一的传出神经元。
8．大脑皮质的不同区域中的神经元分布可有差异。
10．大脑皮质的神经元包括锥体细胞、颗粒细胞与梭形细胞，都是多极神经元。
11．大脑锥体细胞的尖端主树突伸向皮质分子层。
12．小脑浦肯野细胞的主树突伸向皮质分子层。
14．大脑皮质投射纤维主要由锥体细胞轴突构成，梭形细胞的轴突也可参与。
15．中枢神经系统的毛细血管类型为连续毛细血管，不是有孔毛细血管。
16．脑脊液主要由脑室脉络丛上皮细胞产生，是一种填充于脑室、脊髓中央管、蛛网膜下腔和血管周隙的无色透明液体。脑脊液内主要含有电解质、蛋白质、生物活性物质（如神经递质和激素）及少许脱落细胞和白细胞。脑脊液处于不断产生、循环和回流的平衡状态，具有营养和保护中枢神经系统的作用。当颅内炎症性疾病、脑出血、脑外伤或脑肿瘤导致脑脊液循环通路受阻时，患者可出现脑积水和颅内压升高症状，如儿童患者表现为头围变大、囟门张力增高和哭闹等。生化检查可见脑脊液性状和成分的改变，如蛋白质含量增高、离子浓度和 pH 改变、细胞数目增多等。
17．吉兰-巴雷综合征是一种急性炎症性周围神经系统疾病，其中最常见的亚型是急性炎症性脱髓鞘性多发性神经病。一般认为，在这种疾病中，机体发生错误的免疫识别，自身免疫系统对周围神经组织进行免疫攻击，导致脱髓鞘病变。患者的典型症状包括肢体无力、感觉灵敏度降低，出现手套征等。同时由于髓鞘不完整，导致神经传导速度减慢，肌电图检查可见电刺激时肌肉收缩反应延迟。由于周围神经系统的髓鞘形成细胞为施万细胞，因此该题目答案为 C。
18．小脑表面为皮质，由星形细胞、篮状细胞、浦肯野细胞、颗粒细胞和高尔基细胞组成。在这5种细胞中，浦肯野细胞是唯一的传出神经元，通过分泌神经递质 GABA，对小脑内部神经核群起抑制作用。小脑皮质的主要功能是维持身体平衡和调节运动的协调性。

大脑皮质发向肌肉的运动信息和执行运动时，来自肌肉和关节等的信息都可传入小脑。小脑对这两种传入神经冲动进行整合，并通过传出纤维调整和纠正各有关肌肉的运动。此外，小脑也接受来自前庭器官的信息，在维持身体平衡上起着重要作用。如果疾病或物理化学因素造成小脑损伤，则可能导致共济失调。

19．神经组织主要由神经细胞和神经胶质细胞组成。中枢神经系统的神经胶质细胞包括星形胶质细胞、少突胶质细胞、小胶质细胞和室管膜细胞，其中星形胶质细胞体积最大，突起多充填于神经元的胞体及突起之间，起支持和绝缘作用，并参与构成血脑屏障和胶质界膜。星形胶质细胞可分为原浆性星形胶质细胞和纤维性星形胶质细胞；原浆性星形胶质细胞多分布在灰质内，突起较短粗，分支较多；纤维性星形胶质细胞多分布在白质内，突起细长，分支较少。

20．神经-肌肉接头又称为运动终板或神经-肌连接，为躯体运动神经末梢与骨骼肌纤维形成的化学突触连接。当位于脊髓灰质前角或脑干的运动神经元的轴突到达所支配的骨骼肌细胞后，轴突失去髓鞘并发出许多终末膨大的分支，每一个分支都可以与一条骨骼肌纤维形成化学突触。轴突内的物质是流动的，由神经元胞体向轴突终末运输的过程称为顺向轴突运输；反之，轴突末端的代谢产物或由轴突终末摄取的物质，如蛋白质、神经营养因子、病毒和毒素等，逆向转运到神经元胞体的过程称为逆向轴突运输。

21．大脑和小脑的灰质大部分集中居于浅表，为皮质。

22．白质是中枢神经系统神经纤维集中处，因新鲜标本呈白色而得名。

25．灰质是中枢神经系统中神经元细胞体集中处，因新鲜标本颜色灰暗而得名。

26．脊髓灰质前角的神经元是躯体运动神经元。

27．脊髓灰质侧角神经元为交感神经系统的节前神经元，调节内脏运动。

28．脊髓灰质后角由联络神经元（又称为束细胞）构成。

30．自主神经节内的神经元是内脏运动节后神经元。

31．卫星细胞是包裹在节细胞周围的神经胶质细胞。

36．血脑屏障由连续毛细血管内皮、基膜和神经胶质细胞突起形成的胶质界膜组成，不包括软脑膜。

38．大脑皮质颗粒细胞分为星形细胞、水平细胞和篮状细胞3种。

40．小脑皮质中存在3种传入纤维，分别是攀缘纤维、苔藓纤维和单胺能纤维。

42．大型锥体细胞位于内锥体细胞层，梭形细胞位于多形细胞层。

## 二、名词解释

1．血脑屏障（blood-brain barrier）：是血液和脑组织之间的屏障结构，由连续毛细血管内皮（细胞之间有紧密连接）、完整的基膜和神经胶质细胞突起形成的胶质界膜组成。血脑屏障能阻止多种物质进入脑内，但容许营养物质和代谢产物顺利通过，以维持脑组织内环境的相对稳定。

2．锥体细胞（pyramidal cell）：为大脑皮质神经元类型之一，数量较多，依其细胞体的大小不同，可分为大、中、小3种，但三者形态结构相似。细胞体向上发出一支主树突，伸向皮质表面。细胞体周围可发出一些短而细的树突，呈水平延伸。细胞体底部发出一支轴突，伸向大脑的髓质。锥体细胞是大脑皮质主要的投射/传出神经元。

3．浦肯野细胞（Purkinje cell）：是小脑皮质中最主要的神经元类型，也是小脑皮质中唯一的投射/传出神经元。位于小脑皮质的分子层与颗粒层之间，细胞呈单层水平排列。细胞体积大，呈梨形，顶端发出数条主树突并反复分支后延伸，分支的树突上含有大量的树突棘，可与来自颗粒细胞轴突的平行纤维形成突触。细胞体底部发出的轴突向下穿越进入小脑髓质。

4．γ运动神经元（γ-motor neuron）：是脊髓前角运动神经元的一种类型，其体积较小，轴突较细，主要支配肌梭内肌纤维运动。

5．垂直柱（vertical column）：大脑皮质的神经元分布从外向内依次可分为分子层、外颗粒层、锥体细胞层、内颗粒层、节细胞层和多形细胞层共6层结构。大脑皮质神经元这种与水平方向垂直的纵向排列分布方式称为垂直柱。垂直柱是大脑皮质结构与功能的基本单位。

6．神经节（ganglion）：神经节是周围神经系统神经元胞体聚集形成的结构，内含的神经元称为节细胞，节细胞的胞体被称为卫星细胞的神经胶质细胞包裹。神经节呈卵圆形，其外包有结缔组织被膜。除节细胞外，神经节内还有大量神经纤维、少量结缔组织和小血管。根据分布部位和功能的差异，神经节分为脊神经节、脑神经节和自主神经节。

7．小脑小球（cerebellar glomerulus）：苔藓纤维进小脑皮质后纤维末端分支繁多，呈苔藓状膨大，每一个膨大的末端可与几十个颗粒细胞的树突形成复杂的突触群，形似小球，故称为小脑小球。

### 三、问答题

1．简述脊髓的结构及功能。

答：(1) 脊髓的结构分灰质和白质。①灰质由前角、后角和侧角构成。前角主要有：α神经元：体积较大，轴突较粗，分布到骨骼肌梭外肌纤维；γ神经元：体积较小，轴突较细，支配肌梭的梭内肌纤维。后角：主要有中、小型联络神经元（束细胞），接受后根纤维传入的神经冲动，轴突形成各种上行纤维束到脑干、小脑和丘脑。侧角：主要见于胸腰段脊髓，内含交感神经系统的节前神经元。②白质主要由神经纤维组成，分前索、侧索和后索。各索纤维束内均含上行性（感觉性）、下行性（运动性）和短程的联络性神经纤维。③中央管位于脊髓灰质的中央，其管壁为室管膜细胞组成的室管膜。

(2) 脊髓的主要功能包括传导上、下行神经冲动和进行反射活动两个方面：①传导冲动：脊髓能感受来自除头部以外身体各部的感觉冲动，并将其综合后上传至脑；而脑的功能活动也只有通过脊髓方能实现机体各部位的随意运动。②反射活动：脊髓的反射活动多数由3个及以上的神经元协同完成，即感觉神经元、一个以上的中间神经元和运动神经元。反射活动可将一个脊髓节段感觉神经元的冲动扩散到该脊髓节段上、下多个脊髓节段。

2．简述大脑皮质的基本结构和神经元类型。

答：大脑皮质由大量排列有序的神经元以及神经胶质细胞所构成。其神经元均属多极神经元，形态结构各异，可分为锥体细胞、颗粒细胞、梭形细胞三大类型：①锥体细胞：数量较多，细胞体呈锥形，向上发出的主树突可伸向皮质表面；细胞体底部发出的轴突延伸至大脑的髓质。锥体细胞是大脑皮质主要的传出神经元。②颗粒细胞：数量最多，细胞体较小，呈颗粒状而得名。依其形态、结构差异又可将其分为星形细胞、水平细胞和篮状细胞等几种，尤以星形细胞数量最多。颗粒细胞是大脑皮质主要的中间神经元，构成了皮质内信息上下传递的通路。③梭形细胞：数量较少，主要分布于大脑皮质深部。细胞体呈梭形，细胞体上端发出的树突较长，可伸至皮质表面，而细胞体下端发出的树突较短。其轴突从细胞体下端树突的主干发出后，延伸至大脑髓质，形成投射纤维或联合纤维。大脑皮质的上述神经元可呈现有序排列，自大脑皮质由外向内可分为 6 层结构，依次为：分子层、外颗粒层、锥体细胞层、内颗粒层、节细胞层和多形细胞层。上述各层间无明显分界，大脑皮质的不同区域可略有差异。

3. 简述小脑皮质的基本结构。

答：小脑皮质的神经元形态结构各异，可将其分为星形细胞、篮状细胞、浦肯野细胞、颗粒细胞和高尔基细胞 5 种类型。上述 5 种神经元在小脑皮质的分布排列自外向内可明显分为 3 层结构，依次为分子层、浦肯野细胞层和颗粒层。①分子层：较厚，主要由大量神经纤维和少量星形细胞、篮状细胞所组成。星形细胞和篮状细胞属于小脑皮质的中间神经元。②浦肯野细胞层：位于分子层深侧，由体积较大的单层浦肯野细胞呈水平排列而成。细胞体呈梨形，顶端发出的主树突的分支延伸至分子层中，细胞体底部发出的轴突向下穿越颗粒层，进入小脑髓质。浦肯野细胞是小脑皮质中唯一的传出神经元。③颗粒层：由大量的颗粒细胞和高尔基细胞组成，前者属于兴奋性神经元，后者属于抑制性神经元，两者均为小脑皮质的中间神经元。此外，小脑皮质中还存在 3 种传入纤维：攀缘纤维、苔藓纤维和单胺能纤维。前两种为兴奋性纤维，后一种为抑制性纤维。

4. 简述脑脊膜的组成及结构特点。

答：脑脊膜是指包裹在脑和脊髓外表的结缔组织，对脑、脊髓具有营养、保护作用。脑脊膜从外向内依次可分为：①硬膜：属于致密结缔组织，硬膜的内面有一层间皮，间皮与下方的蛛网膜之间有一个窄隙，称为硬膜下隙。②蛛网膜：属于疏松结缔组织，其下方与软膜间有一个空隙，称为蛛网膜下隙，内含脑脊液。蛛网膜可向蛛网膜下隙内延伸形成许多小梁结构，并与软膜相连。蛛网膜向颅内静脉窦腔内突入可形成具有吸收脑脊液功能的蛛网膜粒。③软膜：属于疏松结缔组织，紧附于脑或脊髓表面，因软膜含有丰富的血管，可提供脑或脊髓的营养。软膜的外侧面被覆有单层扁平上皮，与蛛网膜下隙相邻界。

（冯雪竹）

# 第十章 循环系统

一、选择题

【A1 型题】

1. 大动脉被称为弹性动脉是因为其管壁内含有丰富的
   A．内弹性膜　　　　　　B．外弹性膜　　　　　　C．弹性膜
   D．平滑肌　　　　　　　E．胶原纤维

2. 毛细血管管壁中具有干细胞特性的细胞是
   A．周细胞　　　　　　　B．内皮细胞　　　　　　C．平滑肌细胞
   D．成纤维细胞　　　　　E．网状细胞

3. 有孔毛细血管所指的"窗孔"位于
   A．相邻内皮细胞间　　　　　　　B．内皮细胞不含核的部分
   C．基膜　　　　　　　　　　　　D．内皮细胞核
   E．周细胞

4. 中动脉和中静脉结构比较描述错误的是
   A．中动脉管腔相对小而规则
   B．中动脉管壁 3 层结构分界清楚
   C．中动脉中膜较厚
   D．中静脉中膜含大量平滑肌，较外膜厚
   E．大多数中静脉内含有静脉瓣

5. 以下对有孔毛细血管的描述中，正确的是
   A．内皮细胞质内含少量吞饮小泡，细胞间有连接结构，基膜完整
   B．内皮细胞质内含大量吞饮小泡，细胞间有连接结构，基膜完整
   C．内皮细胞质内含少量吞饮小泡，细胞间有较大间隙，基膜完整
   D．内皮细胞质内含少量吞饮小泡，细胞间有连接结构，基膜不完整
   E．内皮细胞质内含大量吞饮小泡，细胞间无间隙，基膜完整

6. 中动脉中膜的主要成分是
   A．胶原纤维　　　　　　B．平滑肌纤维　　　　　C．弹性纤维
   D．网状纤维　　　　　　E．弹性膜

7. 连续毛细血管分布于
   A．脑、脊髓　　　　　　B．胃肠黏膜　　　　　　C．内分泌腺

D．肝、脾　　　　　　　E．肾血管球
8．有孔毛细血管分布于
　　A．结缔组织　　　　　　B．胃肠黏膜　　　　　C．肌组织
　　D．肝、脾　　　　　　　E．中枢神经系统
9．血窦分布于
　　A．肺　　　　　　　　　B．胃肠黏膜　　　　　C．肌组织
　　D．肝、脾　　　　　　　E．肾血管球
10．血管壁的营养血管营养
　　A．内膜和中膜　　　　　B．中膜和外膜　　　　C．仅内膜
　　D．仅中膜　　　　　　　E．仅外膜
11．以下关于静脉的描述，正确的是
　　A．管壁平滑肌丰富　　　B．管壁薄、管腔大　　C．数量较少
　　D．弹性较好　　　　　　E．3层分界明显
12．连续毛细血管内皮细胞内吞饮小泡的主要作用是
　　A．贮存物质　　　　　　B．转运物质　　　　　C．分泌物质
　　D．传递信号　　　　　　E．质膜储备
13．以下关于心脏的描述，错误的是
　　A．心壁由心内膜、心肌膜和心外膜组成
　　B．心肌纤维呈螺旋状排列
　　C．心内膜还可分为内皮、内皮下层和心内膜下层
　　D．部分心房肌纤维内含有心房钠尿肽
　　E．心骨骼是由透明软骨构成的
14．以下对心脏传导系统的描述中，错误的是
　　A．由特殊的心肌纤维构成
　　B．包括窦房结、房室结、房室束及其分支
　　C．均位于心内膜下层
　　D．功能是协调心房和心室按一定节律收缩
　　E．窦房结位于右心房心外膜深部
15．以下关于浦肯野纤维的描述，错误的是
　　A．较心肌纤维粗短　　　B．有1~2个细胞核　　C．肌原纤维较少
　　D．有丰富的线粒体和糖原　E．闰盘不发达
16．心脏的节律性活动由心脏传导系统控制，心脏传导系统属于
　　A．上皮组织　　　　　　B．结缔组织　　　　　C．肌组织
　　D．神经组织　　　　　　E．淋巴组织

【A2型题】

17．患者，女，71岁，自述近3天无明显诱因出现胸痛、胸闷、气短，均在夜间发作，伴有双下肢水肿、恶心。否认高血压、冠心病病史，听诊有心包摩擦音，彩超检查显示心包内有大量积液，诊断为急性心包炎。下面关于正常心包结构的描述，错误的是

A. 心包的浆膜部分由脏层和壁层构成　　B. 心外膜构成脏层

C. 心内膜构成壁层　　D. 脏、壁两层间有一腔隙，称心包腔

E. 心包腔面被间皮覆盖

18. 患者，女，50岁，小腿内侧皮肤表面静脉明显突出于皮肤，像蚯蚓一样曲张，曲张呈团状或结节状，诊断为下肢静脉曲张。静脉曲张最常见的原因是以下哪种结构受损

A. 内膜　　B. 中膜　　C. 外膜

D. 静脉瓣　　E. 二尖瓣

19. 患者，男，62岁，有高血脂病史，运动后出现胸闷、胸骨后压榨性疼痛，休息后缓解。心导管检查显示右冠状动脉起始段狭窄，诊断为冠状动脉粥样硬化、不稳定性心绞痛。主要产生动脉粥样硬化时内膜增厚的结缔组织的细胞是

A. 内皮细胞　　B. 平滑肌细胞　　C. 巨噬细胞

D. 浆细胞　　E. 白细胞

20. 患者，男，56岁，主诉反复出现心悸，经检查诊断为心律失常。心脏正常起搏点的结构是

A. 窦房结　　B. 房室结　　C. 房室束

D. 浦肯野纤维　　E. 交感神经纤维

21. 一群大学生正在操场踢足球。循环系统的哪部分在增加骨骼肌毛细血管血流量中起着最重要的作用

A. 主动脉　　B. 微动脉　　C. 心脏

D. 中动脉　　E. 肺动脉

【B型题】

(22～26题共用备选答案)

A. 大量环行平滑肌　　B. 内皮下层较厚　　C. 内弹性膜明显

D. 纵行平滑肌束　　E. 大量弹性膜

22. 大动脉中膜有

23. 中动脉中膜有

24. 大静脉外膜有

25. 大动脉内膜的特点是

26. 中动脉内膜的特点是

(27～31题共用备选答案)

A. 心内膜下层　　B. 主要由心肌纤维构成

C. 是心包膜的脏层　　D. 是心内膜突出形成的薄片状突起

E. 是致密结缔组织构成的心的支架

27. 心肌膜

28. 心外膜

29. 心骨骼

30. 浦肯野纤维位于

31．心瓣膜

（32～36题共用备选答案）
    A．内皮细胞上有孔，基膜完整
    B．内皮细胞完整，基膜完整
    C．内皮细胞间有间隙，无基膜
    D．管径小于0.3 mm，内皮外有1～2层平滑肌
    E．肌性动脉
32．小动脉
33．毛细淋巴管
34．微动脉
35．连续毛细血管
36．有孔毛细血管

【X型题】
37．以下关于动脉管壁的结构和功能正确的是
    A．大动脉的弹性使血流保持连续性
    B．中动脉管壁平滑肌的舒缩可调节分配到身体各部的血流量
    C．小动脉和微动脉能显著调节器官和组织内的血流量
    D．中间微动脉位于小动脉和微静脉之间
    E．微动脉是毛细血管前阻力血管
38．血管内皮细胞
    A．细胞质内有吞饮小泡    B．细胞质内有W-P小体
    C．不含内质网等细胞器    D．能合成和分泌多种生物活性物质
    E．多沿血管长轴排列

二、名词解释

1．周细胞（pericyte）
2．W-P小体（Weibel-Palade body）
3．弹性动脉（elastic artery）
4．毛细淋巴管（lymphatic capillary）

三、问答题

1．试述毛细血管电镜下的分类、结构及功能。
2．试述中动脉管壁的组织结构特点。
3．试述血管内皮细胞的超微结构及其功能意义。

## 参考答案与解析

一、选择题

【A1 型题】

1. C  2. A  3. B  4. D  5. A  6. B  7. A  8. B  9. D  10. B  11. B
12. B  13. E  14. C  15. E  16. C

【A2 型题】

17. C  18. D  19. B  20. A  21. B

【B 型题】

22. E  23. A  24. D  25. B  26. C  27. B  28. C  29. E  30. A  31. D
32. E  33. C  34. D  35. B  36. A

【X 型题】

37. ABCE  38. ABDE

解析：

1. 大动脉中膜的弹性膜丰富，故称为弹性动脉。

2. 周细胞具有干细胞的特性，在血管损伤修复时可分化为内皮细胞、平滑肌细胞或成纤维细胞。

3. 有孔毛细血管内皮细胞不含核的部分很薄，上面有许多贯穿细胞全厚的窗孔。

4. 中动脉管腔相对小而规则，管壁3层结构分界清楚，中膜较厚，含大量平滑肌。中静脉管腔相对大而不规则，管壁3层结构分界不清楚，中膜较薄，仅有少量稀疏环行排列的平滑肌。大多数中静脉内含有静脉瓣。

5. 有孔毛细血管内皮细胞的细胞质中含少量的吞饮小泡，不含细胞核的部分很薄，有许多贯穿细胞的孔，内皮细胞间有连接结构，基膜完整。

6. 中动脉的中膜较厚，主要由环行的平滑肌组成，肌纤维间有少量的弹性纤维和胶原纤维。

7. 连续毛细血管分布于结缔组织、肌组织、肺和中枢神经系统等处。

8. 有孔毛细血管主要分布于胃肠黏膜、某些内分泌腺和肾血管球等处。

9. 血窦主要分布于肝、脾、骨髓等处。

10. 营养血管进入血管外膜后分支成毛细血管，分布到外膜和中膜。血管内膜一般无血管分布，其营养由血管腔内血液直接渗透供给。

11. 中静脉管壁薄，管腔相对大而不规则。管壁3层分界不明显。内膜薄，内弹性膜不发达或无；中膜薄，仅有少量稀疏环行排列的平滑肌；外膜比中膜厚，无外弹性膜。

12. 连续毛细血管主要以吞饮小泡的方式在血液与组织间进行物质交换。

13. 心骨骼是由致密结缔组织构成的，其余描述正确。

14. 心脏传导系统中，除窦房结位于右心房心外膜的深部，其余各部分主要分布于心内膜下层，房室束的终末支——浦肯野纤维可深入心肌膜。

15. 浦肯野纤维比普通心肌纤维短且粗，细胞中央有1~2个细胞核，细胞质内含有丰富的线粒体和糖原，肌原纤维较少，且多位于细胞周边，相邻细胞之间有发达的闰盘相连。

16. 心脏传导系统由特殊的心肌纤维组成，属于肌组织。

17．心包即心包膜，为覆盖在心脏表面的膜性囊。心包的浆膜部分分壁层和脏层，脏层贴附于心脏的表面（即心外膜）。脏、壁两层间有一腔隙，称心包腔。心包腔面是浆膜，被间皮覆盖。

18．静脉瓣的作用是防止血液反流。静脉瓣被破坏后，血液滞留在静脉内，静脉压过高，使静脉突出于皮肤表面。

19．在病理状况下，平滑肌细胞可迁入动脉血管内膜增生，并产生结缔组织成分，使内膜增厚，是动脉粥样硬化发生的重要病理基础。

20．心脏传导系统包括窦房结、房室结、房室束及其各级分支。窦房结是是心脏的正常起搏点。窦房结位于右心房心外膜深部，其余结构主要分布于心内膜下层，房室束的终末支——浦肯野纤维可深入心肌膜。交感神经兴奋能加快心率，使心肌传导加快、心肌收缩力增强。

21．微动脉管壁平滑肌的收缩或舒张活动起控制微循环总闸门的作用，调节并重新分配进入毛细血管的血流量。主动脉和肺动脉是大动脉，具有较大的弹性，使血液持续流动。中动脉管壁平滑肌发达，平滑肌的收缩和舒张使其管径缩小或扩大，从而调节分配到身体各部和各器官的血流量。心脏是推动血液流动的"泵"，心脏的规律舒缩推动血液在血管中不断地循环流动。

22．大动脉中膜的弹性膜丰富。

23．中动脉的中膜较厚，主要由环行的平滑肌组成，肌纤维间有少量的弹性纤维和胶原纤维。

24．大静脉外膜较厚，结缔组织内有较多纵行排列的平滑肌束。

25．大动脉内皮下层较厚，含有胶原纤维、弹性纤维和少量的平滑肌。

26．中动脉的内弹性膜很明显，可作为内膜与中膜的分界。

27．心肌膜主要由心肌纤维构成。

28．心外膜为心包膜的脏层，其结构为浆膜。

29．在心房和心室交界处的房室孔的周围，致密结缔组织构成的纤维环和左、右纤维三角构成了心壁的支架，称为心骨骼。

30．心室的心内膜下层中还有浦肯野纤维的分布。

31．心瓣膜是心内膜突向心腔折叠而成的薄片状结构，表面覆以内皮。

32．小动脉中膜有 3~4 层平滑肌，也属于肌性动脉。

33．毛细淋巴管管壁仅由内皮细胞构成，无基膜，无周细胞。

34．管径在 0.3 mm 以下的动脉称为微动脉，无内、外弹性膜，中膜仅有 1~2 层平滑肌和少量胶原纤维。

35．连续毛细血管内皮细胞完整，细胞间有紧密连接；细胞质中有大量吞饮小泡；基膜完整。

36．有孔毛细血管内皮有窗孔，有或无隔膜；基膜一般完整。

37．大动脉管壁富有弹性，心室收缩时，其管壁扩张，心室舒张时，其管壁弹性回缩，推动血液继续流向外周。中动脉管壁平滑肌的收缩和舒张使血管管径缩小或扩大，可调节分配到身体各部和各器官的血流量。小动脉和微动脉的收缩或舒张，能显著地调节器官和组织内的血流量。微动脉的分支称为毛细血管前微动脉，后者继而分支为中间微动脉，中间微动脉分支形成相互吻合的毛细血管网。

38．血管内皮细胞呈扁平梭形或不规则形，多沿血管长轴排列。细胞质中有吞饮小泡和 W-P 小体。内皮细胞合成和分泌的生物活性物质包括内皮素、前列环素、NO 等。

## 二、名词解释

1．周细胞（pericyte）：毛细血管内皮细胞与基膜之间散在一种扁平而有突起的细胞，称为周细胞。周细胞的功能多样，对毛细血管有机械性支持作用，在毛细血管损伤时可分化为内皮细胞、平滑肌细胞和成纤维细胞。

2．W-P 小体（Weibel-Palade body）：电镜下，内皮细胞中可见长杆状的 W-P 小体，有膜包被，内含许多直径约 15 nm 的平行排列的细管，具有储存 vWF 的作用。vWF 是内皮细胞合成的一种糖蛋白，与止血、凝血功能相关。W-P 小体在大动脉内皮细胞中分布较多。

3．弹性动脉（elastic artery）：大动脉管壁中含有多层弹性膜与大量弹性纤维，平滑肌较少，故又称为弹性动脉。

4．毛细淋巴管（lymphatic capillary）：毛细淋巴管是淋巴管道的起始部分，以膨大的盲端起始，彼此吻合成网，其管壁仅由内皮细胞构成，无基膜，无周细胞，通透性较毛细血管大。

## 三、问答题

1．试述毛细血管电镜下的分类、结构及功能。

答：电镜下毛细血管可分为 3 型，即连续毛细血管、有孔毛细血管和血窦，其中血窦的通透性最高。连续毛细血管主要分布于结缔组织、肌组织、肺和神经组织。其形态特点是：内皮细胞完整，细胞间有紧密连接；细胞质中有大量吞饮小泡；基膜完整。主要功能是选择性通透。有孔毛细血管主要分布于胃肠黏膜、某些内分泌腺及肾血管球等处。其形态特点是：内皮有窗孔，有或无隔膜；基膜一般完整。有孔毛细血管内皮窗孔有利于血管内外中小分子物质的交换，通透性较大。血窦（或称为窦状毛细血管）主要分布于代谢旺盛的肝、脾、骨髓和一些内分泌腺中。其形态特点是：腔大、不规则；内皮细胞间有间隙，窗孔无隔膜；基膜可有可无。血窦内皮细胞之间较大的间隙，有利于大分子物质和血细胞的出入，通透性最大。

2．试述中动脉管壁的组织结构特点。

答：中动脉由内膜、中膜和外膜组成，3 层分界明显。内膜由内皮、内皮下层和内弹性膜构成。内皮下层是位于内皮外的薄层结缔组织，内含少量胶原纤维、弹性纤维，有时有少量纵行平滑肌。内皮下层深面有内弹性膜，是由弹性蛋白构成的膜状结构，膜上有许多窗孔。中动脉的内弹性膜很明显，可作为内膜与中膜的分界。中膜位于内膜和外膜之间，较厚，约占管壁厚度的一半，由 10～40 层环行平滑肌组成，平滑肌之间有一些弹性纤维和胶原纤维。外膜厚度与中膜相近，由疏松结缔组织组成。多数中动脉在外膜与中膜交界处可见外弹性膜，由密集的弹性纤维组成。外膜中还含有小的营养血管、淋巴管和丰富的神经，营养血管分布到外膜和中膜。

3．试述血管内皮细胞的超微结构及其功能意义。

答：血管内皮细胞呈扁平梭形或不规则形，内皮细胞有细胞核的部分较厚，凸向管腔，不含细胞核的部分很薄，多沿血管长轴排列，形成光滑的表面，有屏障作用。电镜下，内皮细胞的细胞质内含有许多吞饮小泡，血液与组织间通过吞饮小泡进行物质交换。内皮细胞中还可见长杆状的 W-P 小体，有膜包被，内含许多直径约 15 nm 的平行排列的细管，具有储存 vWF 的作用。vWF 是内皮细胞合成的一种糖蛋白，与止血、凝血功能相关。内皮细胞内还有复杂的酶系统，能合成和分泌生物活性物质如内皮素、前列环素、NO 等，可调节血管的舒缩。

（崔慧林）

# 第十一章 免疫系统

一、选择题

【A1 型题】

1. 对淋巴小结的描述错误的是
   A．又称为淋巴滤泡
   B．主要由密集的 B 细胞组成
   C．呈球形或椭圆形
   D．有时有明显的生发中心和小结帽
   E．该区的抗原呈递细胞是交错突细胞
2. 淋巴结皮质结构不包括
   A．淋巴小结
   B．副皮质区
   C．毛细血管后微静脉
   D．皮质淋巴窦
   E．被膜
3. 淋巴结内发生细胞免疫应答时，结构明显增大的是
   A．浅层皮质
   B．副皮质区
   C．髓索
   D．淋巴窦
   E．毛细血管后微静脉
4. 淋巴结内发生体液免疫应答的场所主要是
   A．浅层皮质
   B．副皮质区
   C．脾索
   D．淋巴窦
   E．毛细血管后微静脉
5. 淋巴结内 T 细胞主要分布于
   A．浅层皮质
   B．副皮质区
   C．髓索
   D．淋巴窦
   E．生发中心
6. 关于淋巴结内淋巴窦的结构的描述错误的是
   A．窦壁有内皮、薄层基质、扁平网状细胞
   B．窦腔内有星状的内皮细胞
   C．窦腔内有巨噬细胞附着或游走
   D．与髓窦相比，皮质淋巴窦中巨噬细胞更多
   E．髓窦汇集形成输出淋巴管
7. 脾的胸腺依赖区是
   A．脾小体
   B．脾索
   C．白髓
   D．动脉周围淋巴鞘
   E．边缘区
8. 脾的红髓是指
   A．脾窦和脾小体
   B．脾索和动脉周围淋巴鞘

C. 脾索和脾窦　　　　　　D. 脾小体和边缘区　　　　E. 脾窦和边缘区

9. 先天性胸腺发育不全的患者体内缺乏
   A. T 细胞　　　　　　　B. B 细胞　　　　　　　C. NK 细胞
   D. 浆细胞　　　　　　　E. 巨噬细胞

10. 抗原刺激后，淋巴结的哪一部分结构明显增大而形成淋巴小结
    A. 浅层皮质　　　　　　B. 副皮质区
    C. 浅层皮质和副皮质区　D. 髓索　　　　　　　　E. 淋巴窦

11. 淋巴结滤过淋巴清除抗原的细胞主要是
    A. 淋巴窦壁内皮细胞　　B. 网状细胞　　　　　　C. B 细胞
    D. 浆细胞　　　　　　　E. 巨噬细胞

12. 关于周围淋巴器官的描述错误的是
    A. 包括胸腺、淋巴结、脾、扁桃体
    B. 其中的 T 细胞成熟于胸腺
    C. 其中的 B 细胞成熟于骨髓
    D. T 细胞和 B 细胞的活化增殖受抗原刺激
    E. 是免疫应答的场所

13. 关于胸腺依赖区错误的是
    A. 由弥散淋巴组织构成　　　　　　　B. 以 T 细胞为主
    C. 是细胞免疫应答的主要场所　　　　D. 是体液免疫应答的主要场所
    E. 常分布着毛细血管后微静脉

14. 胸腺的特征性结构是
    A. 脾小体　　　　　　　B. 胸腺小体　　　　　　C. 白髓
    D. 动脉周围淋巴鞘　　　E. 小梁

15. 关于胸腺的巨噬细胞错误的是
    A. 分布于皮质和髓质
    B. 在皮、髓质交界区最丰富
    C. 吞噬不能成熟、凋亡的胸腺细胞
    D. 分泌多种细胞因子，刺激 T 细胞的分裂分化
    E. 参与构成胸腺哺育细胞

16. 血 - 胸腺屏障不包含
    A. 毛细血管内皮和基膜　　　　　　　B. 胸腺细胞间的紧密连接
    C. 血管周间隙及其中的巨噬细胞　　　D. 连续的上皮基膜
    E. 上皮细胞突起

17. 关于扁桃体的组织结构错误的是
    A. 属于周围淋巴器官
    B. 上皮向固有层内陷形成隐窝
    C. 隐窝周围聚集着弥散淋巴组织和淋巴小结
    D. 淋巴小结的生发中心比较明显
    E. 含有 T 细胞、B 细胞，不含浆细胞和巨噬细胞

18. 单核吞噬细胞系统不包含

A. 小胶质细胞 B. 单核细胞 C. 巨噬细胞
D. 中性粒细胞 E. 肺巨噬细胞

19. 关于淋巴结和脾的共同点错误的是
    A. 实质均由皮质和髓质构成 B. 被膜组织均伸入实质构成小梁
    C. 均有胸腺依赖区 D. 均有淋巴小结
    E. 均具有免疫应答的功能

20. 脾的功能不包括
    A. 清除衰老的血细胞 B. 免疫应答 C. 储血
    D. 淋巴性造血干细胞分化发育的场所 E. 造血

21. 接种疫苗可以使机体产生大量的
    A. 初始淋巴细胞 B. 效应性淋巴细胞 C. 记忆性淋巴细胞
    D. 抗原呈递细胞 E. 巨噬细胞

【A2 型题】

22. 获得性免疫缺陷综合征（AIDS）系感染人类免疫缺陷病毒（HIV）引起的免疫功能障碍性疾病。HIV 通常选择性地破坏
    A. 辅助性 T 细胞 B. 细胞毒性 T 细胞 C. 调节性 T 细胞
    D. B 细胞 E. NK 细胞

23. 机体受外源性抗原刺激后，发生免疫应答的部位是
    A. 骨髓 B. 胸腺 C. 外周血
    D. 腔上囊 E. 淋巴结

24. 动物新生期切除胸腺的后果是
    A. 细胞免疫功能正常，体液免疫功能缺陷
    B. 细胞免疫功能缺陷，体液免疫功能正常
    C. 细胞和体液免疫功能均不受影响
    D. 细胞免疫功能缺陷，体液免疫功能受损
    E. 机体造血和免疫功能均受损害

25. 男性患儿，出生后表现为持续性鹅口疮，9 个月后因真菌性肺炎死亡。尸检发现其胸腺发育不全。此患者发生持续感染主要由于
    A. 细胞免疫缺陷 B. 继发性免疫缺陷 C. 体液免疫缺陷
    D. 补体系统缺陷 E. 吞噬细胞缺陷

【B 型题】

（26～30 题共用备选答案）
    A. 长杆状内皮细胞 B. 立方形内皮细胞 C. 扁平内皮细胞
    D. 扁平网状细胞 E. 胸腺上皮细胞

26. 构成胸腺的微细支架的是
27. 被覆在淋巴窦内皮外面的是
28. 淋巴结副皮质区毛细血管后微静脉内皮是
29. 被覆在淋巴窦的内面的是

30．被覆在脾血窦的内面的是

(31～35题共用备选答案)
　　A．胸腺上皮细胞　　　　B．网状组织　　　　　C．淋巴小结、脾小体
　　D．副皮质区、动脉周围淋巴鞘　　　　　　　　　E．毛细血管后微静脉
31．构成淋巴结、脾的微细支架的是
32．参与构成血-胸腺屏障的是
33．机体进行体液免疫应答时增生的是
34．机体进行细胞免疫应答时增生的是
35．血液内淋巴细胞进入淋巴组织的重要通道是

(36～42题共用备选答案)
　　A．胸腺　　　　　　　　B．骨髓　　　　　　　C．淋巴结
　　D．脾　　　　　　　　　E．扁桃体
36．培育B细胞的器官是
37．培育T细胞的器官是
38．具有滤过淋巴液和免疫应答功能的是
39．具有隐窝结构的是
40．具有滤血、免疫应答、储血、造血功能的是
41．具有杆状内皮血窦的是
42．具有皮质淋巴窦和髓质淋巴窦的是

【X型题】
43．抗原呈递细胞有
　　A．巨噬细胞　　　　　　B．树突状细胞　　　　C．网状细胞
　　D．面纱细胞　　　　　　E．胸腺上皮细胞
44．属于单核吞噬细胞系统的有
　　A．肺巨噬细胞　　　　　B．小胶质细胞　　　　C．破骨细胞
　　D．网状细胞　　　　　　E．肝巨噬细胞
45．T细胞的特点是
　　A．在骨髓内受抗原刺激而增殖分化
　　B．外周血中的T细胞很少
　　C．在淋巴结内，主要分布于副皮质区
　　D．在脾内，主要分布于动脉周围淋巴鞘
　　E．细胞毒性T细胞能直接杀伤靶细胞
46．Th细胞的特点包括
　　A．参与体液免疫　　　　　　　　　　B．参与细胞免疫
　　C．细胞膜上有抗原受体　　　　　　　D．分泌细胞因子
　　E．艾滋病病毒破坏Th细胞
47．构成淋巴结皮质的是

A．浅层皮质　　　　B．副皮质区　　　　C．皮质淋巴窦
　　D．白髓　　　　　　E．小梁
48．含有淋巴小结的器官包括
　　A．脾　　　　　　　B．扁桃体　　　　　C．淋巴结
　　D．胸腺　　　　　　E．骨髓
49．淋巴结的功能包括
　　A．清除淋巴中的抗原物质　B．免疫应答　　　C．滤过淋巴
　　D．产生浆细胞　　　E．产生效应性T细胞
50．脾白髓含有
　　A．淋巴小结　　　　B．毛细血管后微静脉　C．动脉周围淋巴鞘
　　D．髓窦　　　　　　E．中央静脉

## 二、名词解释

1．淋巴小结（lymphoid nodule）
2．胸腺小体（thymic corpuscle）
3．血-胸腺屏障（blood-thymus barrier）
4．副皮质区（paracortical zone）
5．皮质淋巴窦（cortical sinus）
6．淋巴细胞再循环（recirculation of lymphocyte）
7．毛细血管后微静脉（postcapillary venule）
8．动脉周围淋巴鞘（periarterial lymphatic sheath）
9．脾边缘区（marginal zone）
10．单核吞噬细胞系统（mononuclear phagocyte system）

## 三、问答题

1．简述免疫系统的组成和功能。
2．简述T细胞在胸腺内的成熟过程。
3．简述淋巴结皮质的组织结构、主要的细胞分布及功能意义。
4．简述脾白髓和红髓的组织结构、主要的细胞分布及功能意义。
5．简述脾的血液循环特点及功能意义。
6．列表比较淋巴结和脾的结构及功能。
7．简述淋巴细胞的种类和各类淋巴细胞的功能特点。

## 参考答案与解析

一、选择题

【A1型题】

1．E　2．E　3．B　4．A　5．B　6．D　7．D　8．C　9．A　10．A　11．E
12．A　13．D　14．B　15．E　16．B　17．E　18．D　19．A　20．D　21．C

22．A

【A2 型题】

23．E　24．D　25．A

【B 型题】

26．E　27．D　28．B　29．C　30．A　31．B　32．A　33．C　34．D　35．E

36．B　37．A　38．C　39．E　40．D　41．D　42．C

【X 型题】

43．ABD　44．ABCE　45．CDE　46．ABCDE　47．ABC　48．ABC　49．ABCDE

50．AC

解析：

1．淋巴小结生发中心的抗原呈递细胞是滤泡树突细胞，胸腺依赖区的抗原呈递细胞是交错突细胞。

2．淋巴结皮质由浅层皮质、副皮质区和皮质淋巴窦组成。副皮质区内分布有毛细血管后微静脉。

3．淋巴结内的胸腺依赖区是副皮质区，主要分布着 T 细胞，在抗原刺激下增殖，参与机体的细胞免疫应答。

4．浅层皮质主要分布着 B 细胞，在抗原刺激下增殖并形成淋巴小结，是发生体液免疫应答的场所。

5．淋巴结内的胸腺依赖区在副皮质区，是 T 细胞的主要分布区。

6．淋巴结内髓窦的结构与皮质淋巴窦类似，但窦腔更宽阔，巨噬细胞更丰富，过滤淋巴液的能力更强。

7．动脉周围淋巴鞘主要分布着 T 细胞，是脾内的胸腺依赖区。

8．脾的红髓由脾索和脾窦构成。

9．胸腺是机体产生 T 细胞的场所。

10．浅层皮质是邻近被膜处的淋巴组织，主要含 B 细胞。当受到抗原刺激后，可出现大量主要由 B 细胞密集而成的球状淋巴小结，小结周边为少量弥散淋巴组织。

11．巨噬细胞或附着于淋巴窦壁或游离于窦腔中，当淋巴液经过时，如有抗原存在，巨噬细胞可以进行吞噬清理，并进一步引起免疫应答反应，起到过滤淋巴液的作用。

12．胸腺属于中枢淋巴器官。

13．胸腺依赖区是指在胸腺内发育成熟的 T 细胞，离开胸腺后在周围淋巴器官内相对集中分布的区域。其为弥散淋巴组织，常有毛细血管后微静脉通过。它是淋巴细胞由血液进入淋巴组织的重要通道。该区以 T 细胞为主，参与细胞免疫应答，而不参与体液免疫应答。

14．胸腺和其他淋巴器官在光镜 HE 染色下容易混淆，胸腺小体是它的特征性结构。

15．A～D 项正确阐述了胸腺内巨噬细胞的特性。而胸腺哺育细胞则是一种特化的皮质上皮细胞，呈大球形，常包裹着 20～100 个未成熟的胸腺细胞，对胸腺细胞的发育起到重要作用。

16．A、C、D、E 项构成了血 - 胸腺屏障。在胸腺内，胸腺细胞与胸腺上皮细胞的质膜可以直接接触，有利于胸腺细胞的成熟，胸腺细胞之间不存在紧密连接。

17．A～D 项正确阐述了扁桃体的组织结构。扁桃体是一个周围淋巴器官，同时含有淋巴小结和胸腺依赖区，是进行免疫应答的场所，因此，不可能不含有浆细胞和巨噬细胞。

18．单核吞噬细胞系统是指共同来源于血液单核细胞、分散于周身各个器官和组织的巨噬细胞群体，是免疫系统的组成部分之一，对机体起到防御保护作用。中性粒细胞是血液白细胞的一种，也具有吞噬和防御保护作用，但不属于单核吞噬细胞系统。

19．淋巴结和脾的被膜组织均伸入实质构成小梁，均有胸腺依赖区和淋巴小结，均具有免疫应答的功能，淋巴结的实质由皮质和髓质构成，而脾的实质由白髓和红髓构成。

20．脾的功能包括：①滤过血液：当血液流经脾的边缘区和脾索时，这些部位的巨噬细胞可吞噬和清除血液中的病菌、异物、抗原和衰老的血细胞、血小板；②进行免疫应答的场所：脾内的淋巴细胞中，T 细胞约占 40%，B 细胞约占 60%，它们分别参与机体的细胞免疫和体液免疫；③造血：脾在胚胎时期有造血功能，成人脾中仍有少量造血干细胞，当机体大量失血或严重缺血时，脾可恢复造血功能；④储存血液：脾窦、脾索和其他部位可储存约 40 ml 的血液。淋巴性造血干细胞分化发育的场所是在中枢淋巴器官，即胸腺和骨髓。

21．接种疫苗是用人工方法将免疫原或免疫效应物质输入机体内，使机体产生记忆性淋巴细胞，当其再次遇到相同抗原时，能迅速转化增殖，形成大量效应性淋巴细胞，启动更大强度的免疫应答，并使机体较长期保持对该抗原的免疫力。

22．HIV 通常选择性地破坏 Th 细胞，导致患者免疫系统"瘫痪"。

23．骨髓是造血的主要部位。胸腺是 T 细胞分化、成熟的主要场所。腔上囊是鸟类 B 细胞分化、发育成熟的中枢免疫器官。机体受外源性抗原刺激后，发生免疫应答的主要场所是淋巴结。

24．胸腺是 T 细胞分化、成熟的主要场所，胸腺基质细胞所产生的多种细胞因子，对外周免疫器官和免疫细胞具有调节作用。因此，新生期切除动物的胸腺将导致 T 细胞缺乏和细胞免疫缺陷，也可导致胸腺对外周免疫细胞的调节功能障碍而出现体液免疫功能受损。骨髓具有造血功能，因此骨髓受损将表现为机体造血和细胞免疫、体液免疫功能均受损。

25．胸腺是 T 细胞分化、成熟的主要场所，因此胸腺发育不全的患者常表现为细胞免疫缺陷，容易导致各种感染，尤其对病毒、真菌、细胞内寄生菌和原虫的易感性增加。

26．胸腺上皮细胞的细胞质中含有角蛋白丝，细胞突起连接处有桥粒。以胸腺上皮细胞为支架，网眼中有密集的胸腺细胞和少量巨噬细胞。

27．淋巴结的淋巴窦最外面有一层扁平的网状细胞。

28．淋巴结的副皮质区有毛细血管后微静脉通过，其结构特点是管腔明显，内皮细胞呈立方形。

29．淋巴结的淋巴窦的结构特点是，扁平内皮细胞围成窦壁，内皮细胞外有薄层基膜和少量网状纤维。

30．脾血窦的窦壁由长杆状的内皮细胞沿其长轴排列而成，细胞外有不完整基膜和少量网状纤维。

31．淋巴结和脾为周围淋巴器官，其实质中的淋巴组织是以网状组织为网状支架，网孔中充满大量淋巴细胞、巨噬细胞和少量交错突细胞或滤泡树突状细胞。

32．血-胸腺屏障为血液与胸腺皮质间的屏障结构，由 5 层组成：①连续毛细血管内皮；②内皮基膜；③血管周间隙，间隙中可有巨噬细胞等；④胸腺上皮细胞基膜；⑤连续的胸腺上皮细胞。

33．淋巴结的淋巴小结和脾的脾小体主要含有大量的 B 细胞，所以机体进行体液免疫应答时,该区增生。

34. 淋巴结的副皮质区和脾的动脉周围淋巴鞘主要含有大量的T细胞,所以机体进行细胞免疫应答时,该区增生。

35. 淋巴结副皮质区中的毛细血管后微静脉是血液内淋巴细胞进入淋巴组织的重要通道。

36. 中枢淋巴器官骨髓是培育B细胞的器官。

37. 淋巴干细胞迁移至胸腺原基后发育为中枢淋巴器官,它是培育T细胞的场所。

38. 淋巴结的功能包括滤过淋巴和免疫应答。

39. 扁桃体的黏膜上皮深陷至固有膜结缔组织内形成10～20个隐窝。

40. 脾的功能包括滤血、免疫应答、储血和造血。

41. 脾血窦的窦壁内皮呈长杆状,沿其长轴排列。

42. 淋巴结的皮质包括浅层皮质、副皮质区和皮质淋巴窦,其髓质包括髓索和髓窦。

43. 抗原呈递细胞是体内捕获、吞噬和处理抗原,并将抗原呈递给T细胞,激发T细胞活化、增殖的一类细胞。如树突状细胞、巨噬细胞、淋巴窦内的面纱细胞、淋巴组织和淋巴器官中的交错突细胞,以及心、肺、肝、肾等器官结缔组织中的间质树突状细胞。而网状细胞和胸腺上皮细胞不属于此类细胞。

44. 单核细胞及由单核细胞分化而来的有吞噬功能的细胞统称为单核吞噬细胞系统。包括单核细胞、疏松结缔组织和淋巴组织中的巨噬细胞、骨组织的破骨细胞、肝巨噬细胞、神经组织的小胶质细胞、肺巨噬细胞和浆膜腔巨噬细胞。而网状细胞不属于此类细胞。

45. T细胞是骨髓来源的淋巴干细胞在胸腺内分化而成,占外周血液淋巴细胞的65%～75%,在淋巴结主要分布于副皮质区,在脾则主要分布于动脉周围淋巴鞘。根据功能可将T细胞分为3个亚群:辅助性T细胞(Th)、调节性T细胞(Tr)和细胞毒性T细胞(Tc)。Tc能直接攻击带抗原的肿瘤细胞、病毒感染细胞和异体细胞。

46. Th细胞能够识别抗原,分泌多种淋巴因子,既能辅助B细胞活化,产生抗体,又能辅助Tc细胞产生细胞免疫应答。艾滋病病毒可破坏Th细胞,导致患者免疫系统"瘫痪"。

47. 淋巴结皮质由浅层皮质、副皮质区和皮质淋巴窦等构成。白髓属于脾的实质,小梁属于淋巴结的间质成分。

48. 脾的淋巴小结又称为脾小体,扁桃体上皮下及隐窝周围结缔组织内分布着大量淋巴小结,淋巴结的浅层皮质有大量的淋巴小结。胸腺是培育初始T细胞的器官,骨髓是培育初始B细胞的器官。

49. 淋巴结的功能包括:①滤过淋巴液:侵入机体的细菌、病毒等抗原物质随淋巴液流经淋巴窦时,窦内的巨噬细胞可及时地清除它们,起到防御、保护作用;②进行免疫应答的场所:当抗原物质进入淋巴结后,巨噬细胞和交错突细胞可以识别、捕捉、处理和呈递抗原给T、B细胞,使之淋巴母细胞化,继之产生效应性B细胞(即浆细胞)和效应性T细胞,分别参与机体的体液免疫和细胞免疫。

50. 脾白髓由密集的淋巴组织构成,分为动脉周围淋巴鞘和脾小体(即淋巴小结)。脾白髓中无毛细血管后微静脉,髓窦属于淋巴结髓质的结构,动脉周围淋巴鞘是位于中央动脉周围的淋巴组织,而非中央静脉。

## 二、名词解释

1. 淋巴小结(lymphoid nodule):是由以B细胞为主(B细胞占95%,其余为巨噬细胞、滤泡树突状细胞、辅助性 T 细胞）密集而成的球状淋巴组织。功能活跃的淋巴小结中心浅染，称为生发中心，是聚集抗原并引起 B 细胞增殖的部位。生发中心可分为暗区和明区，其周边为小淋巴细胞，而且近被膜侧的小淋巴细胞常聚集成帽状结构，称为小结帽。

2．胸腺小体（thymic corpuscle）：散在分布于胸腺髓质内，直径 30～150 μm，由扁平状的胸腺上皮细胞呈同心圆状围成。小体外层的上皮细胞较幼稚，细胞核呈新月形，细胞质嗜酸性；细胞有分裂能力；小体中心细胞逐渐退化（角化），结构不清。胸腺小体的功能目前尚不清楚。

3．血 - 胸腺屏障（blood-thymus barrier）：为血液与胸腺皮质间的屏障结构。主要由以下 5 层组成：①连续毛细血管内皮；②内皮基膜；③血管周间隙，间隙中可有巨噬细胞等；④胸腺上皮细胞的基膜；⑤最外面包裹一层连续的胸腺上皮细胞。该结构使血液中的大分子物质很难与胸腺细胞接触，避免引起直接的免疫应答，是维持胸腺细胞发育微环境稳定的结构之一。

4．副皮质区（paracortical zone）：又称为胸腺依赖区。淋巴结的副皮质区是主要由 T 细胞（还有少量交错突细胞等）组成的弥散淋巴组织，当机体执行细胞免疫应答时，该区细胞大量增殖，细胞密集，区域扩大。此区常有毛细血管后微静脉通过，是血液内淋巴细胞进入淋巴组织的重要通道。

5．皮质淋巴窦（cortical sinus）：指位于淋巴结皮质的淋巴窦，包括被膜下窦和小梁周窦。窦壁自内向外有不连续的内皮细胞、薄层基质、少量网状纤维、扁平状的网状细胞。窦腔内有星状的内皮细胞支撑，巨噬细胞附着于内皮细胞表面。功能：滤过淋巴液，接受输入淋巴管的淋巴液并将其引流入髓质淋巴窦。

6．淋巴细胞再循环（recirculation of lymphocyte）：周围淋巴器官和淋巴组织内的淋巴细胞经淋巴管、静脉进入血液循环周游全身后，又通过毛细血管后微静脉回到周围淋巴器官和淋巴组织，如此周而复始，反复循环，称为淋巴细胞再循环。意义：通过再循环，使散布于全身各处的淋巴细胞成为一个相互关联的统一体，有利于及时识别抗原，动员有关细胞协同参与免疫应答，提高机体的免疫能力。

7．毛细血管后微静脉（postcapillary venule）：分布于淋巴器官和淋巴组织内，是一种内皮细胞呈立方形的微静脉，是血液内淋巴细胞进入淋巴器官和淋巴组织的重要通道。

8．动脉周围淋巴鞘（periarterial lymphatic sheath）：构成脾白髓的一部分，是围绕在脾中央动脉周围的弥散淋巴组织，由大量 T 细胞和少量巨噬细胞、交错突细胞等构成，属于胸腺依赖区，当机体执行细胞免疫应答时，活跃增殖。

9．脾边缘区（marginal zone）：为脾白髓向红髓移行的区域，宽约 100 μm，细胞密集程度介于白髓和红髓之间，含有大量的巨噬细胞和一些 T、B 细胞，是脾内滤过血液、识别、捕获抗原和诱发免疫应答的重要部位；中央动脉发出分支，在边缘区内形成边缘窦，是血液内淋巴细胞进入脾的重要通道。

10．单核吞噬细胞系统（mononuclear phagocyte system）：是单核细胞及由单核细胞分化而来的，具有吞噬功能的细胞系统，包括单核细胞、疏松结缔组织和淋巴组织中的巨噬细胞、骨组织的破骨细胞、肝巨噬细胞、神经组织的小胶质细胞、肺巨噬细胞以及浆膜腔巨噬细胞等。

### 三、问答题

1．简述免疫系统的组成和功能。

答：免疫系统主要由淋巴器官、分布于其他器官中的淋巴组织、全身各处的淋巴细胞和与免疫应答相关的细胞组成。广义上讲，还包括血液中的其他白细胞、浆细胞、肥大细胞等。功能：①识别和清除侵入机体的微生物、异体细胞或大分子物质（抗原）；②监视机体内部的稳定性，清除表面抗原发生变化的细胞（肿瘤细胞、病毒感染的细胞、衰老变性的细胞等）。

2．简述 T 细胞在胸腺内的成熟过程。

答：骨髓淋巴干细胞在胸腺皮、髓质交界区经血液进入胸腺，迁移至被膜下区发育为体积较大、具有强烈分裂能力的早期胸腺细胞群。这些细胞在胸腺微环境中不断发育分化、成熟为处女型 T 细胞，并由胸腺皮质迁移至髓质。其发育成熟通过两种方式：①各类胸腺上皮细胞与发育中的胸腺细胞直接接触，相互作用；②胸腺上皮细胞、巨噬细胞等分泌的活性物质的作用。发育成熟的 T 细胞仅有 5% 左右，经血管或淋巴管离开胸腺，在周围淋巴器官、淋巴组织的胸腺依赖区执行细胞免疫应答。90% 以上的未成熟细胞都会凋亡，被巨噬细胞清除。

3．简述淋巴结皮质的组织结构、主要的细胞分布及功能意义。

答：淋巴结皮质由 3 部分构成：①浅层皮质，主要分布着 B 细胞，当机体执行体液免疫应答功能时，细胞大量增殖，形成淋巴小结。②副皮质区，是胸腺依赖区，主要分布着 T 细胞，当机体执行细胞免疫应答时，细胞大量增殖，排列密集，区域扩大。在副皮质区常有毛细血管后微静脉分布。③皮质淋巴窦，包括被膜下窦和小梁周窦。窦壁通透性很高，淋巴细胞可以出入，窦腔迂回曲折，分布着大量巨噬细胞，像个筛子，起到滤过淋巴液的作用。

4．简述脾白髓和红髓的组织结构、主要的细胞分布及功能意义。

答：脾白髓包括：①动脉周围淋巴鞘：为中央动脉周围的弥散淋巴组织，主要分布着 T 细胞，是脾内的胸腺依赖区，当执行细胞免疫应答时，细胞大量增殖，区域扩大；②脾小体：即淋巴小结，主要分布着 B 细胞，当执行体液免疫应答时，细胞大量增殖，也可以出现生发中心和小结帽，帽部朝向红髓。③边缘区：为脾白髓向红髓移行的区域，宽约 100 μm，细胞密集程度介于白髓和红髓之间，含有大量的巨噬细胞和一些 T、B 细胞，有很强的吞噬滤过作用；中央动脉侧支末端在边缘区形成边缘窦，是血液内淋巴细胞进入白髓的重要通道。

脾红髓包括：①脾索：由富含血细胞的索状淋巴组织构成，索内分布着 T 细胞、B 细胞、浆细胞、巨噬细胞等，是脾滤血的主要场所；②脾窦：窦壁由长杆状内皮细胞平行排列而成，内皮细胞之间间隙很宽，外有不完整的基膜和环行网状纤维围绕。脾窦通透性极高，脾索内的血细胞可以进入血窦。脾窦外侧有较多的巨噬细胞，有利于血液的过滤。

5．简述脾的血液循环特点及功能意义。

答：脾血液循环的特点一是开放式，二是脾血窦通透性高。血液开放式流进脾组织，经脾索、边缘区等进行过滤，经脾白髓等部位进行免疫应答等项功能，然后通过血窦壁内皮细胞之间的间隙回流到静脉，离开脾。这一特点是脾有效地过滤血液的结构基础。

6．列表比较淋巴结和脾的结构及功能。

答：

|  | 淋巴结 | 脾 |
|---|---|---|
| 被膜 | 薄，有数条输入淋巴管 | 厚，有平滑肌和弹性纤维，表面覆有间皮 |
| 门部 | 输出淋巴管 | 脾动脉、静脉 |
| 实质结构 | 皮质和髓质 | 白髓和红髓 |
| 胸腺依赖区 | 副皮质区 | 动脉周围淋巴鞘 |
| 淋巴小结 | 浅层、单行排列 | 动脉周围淋巴鞘的一侧 |
| 窦 | 淋巴窦 | 脾血窦 |
| 功能 | 滤过淋巴液、免疫应答 | 滤血、免疫应答、造血、储血 |

7. 简述淋巴细胞的种类和各类淋巴细胞的功能特点。

答：淋巴细胞根据其发生部位、形态结构、表面标记和免疫功能等特点，可分为 T 细胞、B 细胞、NK 细胞 3 类。

（1）T 细胞：胸腺产生的初始 T 细胞进入周围淋巴器官或淋巴组织后，保持静息状态，一旦接受相应的抗原刺激，便转化为代谢活跃的大淋巴细胞，然后增殖分化。大部分为行使功能的效应性 T 细胞，小部分恢复静息状态，称为记忆性 T 细胞。根据功能不同将 T 细胞分为 3 个亚群，即辅助性 T 细胞、调节性 T 细胞（又称为抑制性 T 细胞）和细胞毒性 T 细胞。辅助性 T 细胞能分泌多种细胞因子，辅助 B 细胞、细胞毒性 T 细胞进行免疫应答，其本身也行使一定的免疫效应功能。调节性 T 细胞在免疫应答后期增多，分泌细胞因子，调节其他 T 细胞、B 细胞的功能，抑制免疫应答，使免疫应答不至于过于强烈。细胞毒性 T 细胞直接攻击带异抗原的肿瘤细胞、病毒感染的细胞和异体细胞。

（2）B 细胞：效应性 B 细胞又称为浆细胞，分泌抗体，抗体与相应的抗原结合后，既降低了该抗原的致病作用，又加速了巨噬细胞对该抗原的吞噬和清除。记忆性 B 细胞的作用和记忆性 T 细胞一样。

（3）NK 细胞：无须抗原呈递细胞的中介，也不需要借助抗体，可直接杀伤病毒感染细胞和肿瘤细胞。

（胡利霞　苏衍萍）

# 第十二章 皮 肤

一、选择题

【A1 型题】

1．厚皮肤的表皮除基底层和角质层外，中间三层由深至浅依次为
   A．颗粒层、透明层、棘层   B．棘层、颗粒层、透明层
   C．透明层、棘层、颗粒层   D．棘层、透明层、颗粒层
   E．透明层、颗粒层、棘层

2．人表皮更新的时间为
   A．3～4 天   B．3～4 个月   C．3～4 周
   D．3～4 年   E．3～4 小时

3．以下关于基底层细胞的描述错误的是
   A．细胞质强嗜碱性   B．基底面与基膜之间有桥粒连接
   C．细胞质内有丰富的游离核糖体   D．细胞质内有张力丝
   E．具有很强的增殖和分化能力

4．以下关于透明层细胞的描述正确的是
   A．细胞质内有透明角质颗粒   B．细胞质内有板层颗粒
   C．细胞分界清晰可见   D．可见细胞核和细胞器
   E．仅在厚表皮中可见

5．以下关于颗粒层细胞的描述错误的是
   A．含有许多透明角质颗粒
   B．透明角质颗粒无膜包裹
   C．透明角质颗粒的内容物释放到细胞间隙中
   D．含有很多板层颗粒
   E．细胞核和细胞器已退化

6．表皮的角质细胞
   A．细胞膜变厚   B．通过桥粒紧密相连   C．细胞核小，染色深
   D．细胞质嗜碱性   E．充满角蛋白和板层颗粒

7．组成表皮的两类细胞是
   A．朗格汉斯细胞和黑色素细胞   B．角质形成细胞和黑色素细胞
   C．角质形成细胞和非角质形成细胞   D．朗格汉斯细胞和非角质形成细胞

E．角质形成细胞和梅克尔细胞
8．以下关于真皮网织层的描述错误的是
 A．含有粗大的胶原纤维和许多弹性纤维
 B．胶原纤维平行排列
 C．内含较大的血管、淋巴管、皮脂腺和汗腺
 D．与乳头层无明显分界
 E．含有环层小体
9．以下关于朗格汉斯细胞的描述错误的是
 A．分散在表皮棘细胞之间　　　　　B．细胞质内含伯贝克颗粒
 C．由B淋巴细胞演变而来　　　　　D．是抗原呈递细胞
 E．是皮肤重要的免疫细胞
10．以下关于外泌汗腺（局泌汗腺）的描述正确的是
 A．主要分布在腋窝、乳晕、肛门及会阴等处
 B．腺细胞以顶浆分泌方式排出汗液
 C．开口于皮肤表面的汗孔
 D．开口于毛囊上段
 E．腺体的分泌活动受性激素的影响
11．以下关于毛囊上皮根鞘的描述正确的是
 A．与表皮相连续，与毛球不连续　　B．与表皮和毛球均相连续
 C．与表皮不连续，与毛球相连续　　D．与表皮和毛球均不连续
 E．在结缔组织鞘的外面
12．以下关于立毛肌的描述错误的是
 A．位于毛与皮肤表面呈钝角的一侧　B．连于毛囊和真皮
 C．是一束骨骼肌　　　　　　　　　D．肌纤维收缩时使毛竖立
 E．受交感神经支配
13．构成皮下组织的组织是
 A．致密结缔组织和脂肪组织　B．疏松结缔组织和脂肪组织　C．脂肪组织
 D．致密结缔组织　　　　　　E．疏松结缔组织
14．手掌皮肤不含
 A．真皮乳头　　　　　B．触觉小体　　　　　C．毛囊
 D．汗腺　　　　　　　E．透明层
15．表皮内不含
 A．汗腺导管及其开口　B．神经末梢　　　　　C．毛细血管
 D．黑素细胞　　　　　E．朗格汉斯细胞

【A2型题】
16．白癜风是一种后天性色素脱失性皮肤病，患者血清中存在抗黑素细胞自身抗体，可能与黑素细胞损伤或黑素形成受到抑制有关。关于黑素细胞的描述错误的是
 A．胞体大多位于棘层内　　　　　　B．黑素体含有丰富的酪氨酸酶
 C．可把黑素颗粒转移给角质形成细胞　D．是多突起的细胞

E. 人种之间的黑素细胞数量相差不大

17. 银屑病是以红色丘疹或斑块上覆有多层银白色鳞屑为基本损害的慢性复发性炎症性皮肤病，其中以寻常型银屑病多见，点状出血现象（Auspitz征）是其特征之一，系皮肤真皮乳头顶部迂曲扩张的毛细血管被刮破所致。关于真皮乳头的叙述正确的是
    A. 借基膜与表皮平直相连　　　　　　B. 较网织层厚
    C. 含有丰富的毛细血管　　　　　　　D. 含大量触觉小体和环层小体
    E. 含有粗大的胶原纤维束

18. 寻常性痤疮是青春期常见的毛囊皮脂腺的慢性炎症性疾病，主要表现为粉刺、丘疹、脓疱、结节、囊肿及瘢痕，好发于面、背、胸等富含皮脂腺的部位。以下关于皮脂腺的描述错误的是
    A. 是一种泡状腺
    B. 皮脂腺有导管，但很短，开口于毛囊或皮肤表面
    C. 分泌皮脂时，细胞解体，连同其内的脂滴一起排出
    D. 皮脂腺中央的皮脂细胞较成熟，无分裂能力
    E. 皮脂腺周围的基细胞较成熟，无分裂能力

19. 手汗症是一种原因不明的功能性手部异常多汗。因为人种上的特异性，生长在亚热带地区的年轻人特别容易患此病。轻度患者仅表现为手掌湿润，重度患者手掌可分泌出肉眼可见的汗珠。关于此汗腺的描述不正确的是
    A. 属于外泌汗腺　　　　B. 属于局泌汗腺　　　　C. 受交感神经控制
    D. 受性激素的影响　　　E. 导管开口皮肤表面的汗孔

20. 手足皲裂是手足部皮肤的开裂，特别是掌跖部角质层较厚，无皮脂腺，冬季汗液分泌较少，加上各种原因的影响，使角质层增厚，变脆变硬，弹性降低，当局部活动或牵拉力较大时即可引起。以下关于角质层细胞的描述错误的是
    A. 位于表皮的最表层
    B. 细胞核扁圆形
    C. 细胞质内充满角蛋白丝和均质状物质，其他细胞器消失
    D. 表层细胞连接松散，逐渐脱落形成皮屑
    E. 细胞完全角化，轮廓不清

【B型题】

(21～25题共用备选答案)
    A. 黑色素细胞　　　　　B. 朗格汉斯细胞　　　　C. 基底细胞
    D. 棘细胞　　　　　　　E. 透明层细胞

21. 细胞质内含板层颗粒的是
22. 含黑素体的细胞是
23. 细胞质呈嗜酸性的是
24. 有抗原呈递作用的细胞是
25. 有很强的分裂能力的细胞是

(26～30题共用备选答案)
　　A．皮脂腺　　　　　B．外泌汗腺　　　　C．毛囊
　　D．毛球　　　　　　E．毛乳头
26．毛母质细胞存在于
27．润滑皮肤的是
28．由上皮根鞘和结缔组织鞘组成的是
29．富含血管和神经组织的是
30．开口于皮肤表面的是

(31～35题共用备选答案)
　　A．半桥粒连接　　　B．桥粒连接　　　　C．无桥粒连接
　　D．借基膜与表皮连接　E．附着于毛囊
31．真皮乳头层
32．黑色素细胞与角质形成细胞之间
33．基底细胞与基膜之间
34．立毛肌
35．棘细胞之间

(36～40题共用备选答案)
　　A．皮脂腺　　　　　B．毛干　　　　　　C．环层小体
　　D．触觉小体　　　　E．网织层
36．由粗大胶原纤维交织而成的是
37．位于真皮深层和皮下组织的是
38．伸出皮肤表面的部分的是
39．位于真皮乳头层的是
40．位于毛囊和立毛肌之间的是

【X型题】
41．表皮中不参与角质形成的细胞是
　　A．基底细胞　　　　B．黑素细胞　　　　C．棘细胞
　　D．朗格汉斯细胞　　E．梅克尔细胞
42．角蛋白的组成是
　　A．肌动蛋白丝　　　B．张力丝　　　　　C．板层颗粒
　　D．核糖体　　　　　E．透明角质颗粒
43．受性激素调节的皮肤附属器有
　　A．大汗腺　　　　　B．皮脂腺　　　　　C．毛
　　D．指（趾）甲　　　E．局泌汗腺
44．关于毛的描述正确的是
　　A．毛和毛囊与皮肤表面呈钝角一侧有立毛肌
　　B．毛囊上皮根鞘的内根鞘来源于毛球，外根鞘来源于表皮生发层

C．毛由排列规则的角化上皮细胞组成

D．毛球是毛和毛囊的生长点

E．毛根和毛囊下端融合为一体并膨大，称为毛乳头

45．关于汗腺的描述，正确的是

A．为弯曲的单管状腺

B．可分为外泌汗腺和顶泌汗腺两种

C．外泌汗腺为通常所指的汗腺

D．顶泌汗腺又称为大汗腺，分布在腋窝、乳晕、肛门及会阴等处

E．开口于皮肤表面的汗孔或毛囊上段

## 二、名词解释

1．角质形成细胞（keratinocyte）

2．黑素体（melanosome）

3．立毛肌（arrector pilli muscle）

4．毛乳头（hair papilla）

5．毛母质细胞（hair matrix cell）

6．朗格汉斯细胞（Langerhans cell）

7．真皮乳头（dermal papilla）

8．皮下组织（subcutaneous tissue）

9．毛囊（hair follicle）

10．皮脂腺（sebaceous gland）

## 三、问答题

1．简述表皮的角化过程。

2．简述外泌汗腺和顶泌汗腺的区别。

## 参考答案与解析

一、选择题

【A1 型题】

1．B  2．C  3．B  4．E  5．C  6．A  7．C  8．B  9．C  10．C  11．B  12．C  13．B  14．C  15．C

【A2 型题】

16．A  17．C  18．E  19．D  20．B

【B 型题】

21．D  22．A  23．E  24．B  25．C  26．D  27．A  28．C  29．E  30．B  31．D  32．C  33．A  34．E  35．B  36．E  37．C  38．B  39．D  40．A

【X 型题】

41．BDE  42．BE  43．AB  44．ABCD  45．ABCDE

**解析：**

3．电镜下基底细胞与相邻细胞间以桥粒相连，其基底面借半桥粒与基膜相连。细胞质内含有丰富的游离核糖体。基底细胞是表皮的干细胞，不断增殖和分化，新生的细胞脱离基膜后逐渐向浅层推移，并逐渐分化为其余各层细胞。

4．透明层仅存在于厚表皮，位于颗粒层上方，由2～3层扁平细胞组成。细胞界限不清，呈强嗜酸性，折光性强，细胞核已消失。板层颗粒在棘细胞中出现，在颗粒层细胞中逐渐增多。

5．颗粒层细胞的细胞质内既有透明角质颗粒，也有板层颗粒。电镜下，透明角质颗粒呈致密均质状，无质膜包被，主要成分为富含组氨酸的蛋白质。透明角质颗粒中致密均质状物与角蛋白丝束形成复合体，即形成角蛋白。板层颗粒主要成分是糖脂和固醇（脂类物质），颗粒层细胞以胞吐方式将板层颗粒排放到表皮细胞间隙，起到屏障作用。

6．角质细胞完全角化，是干硬的死细胞，光镜下呈嗜酸性、均质状。电镜下，细胞内充满由粗大的角蛋白丝束和均质状物质构成的角蛋白，细胞膜内面因外皮蛋白沉积而增厚坚固，细胞间隙充满由板层颗粒释放的糖脂类膜状物。该层浅表细胞间桥粒解体，细胞连接松散，脱落后成为皮屑。

10．外泌汗腺即通常所指的汗腺，与顶泌汗腺（大汗腺）不同的是，汗腺遍布全身大部分皮肤中，以手掌和足底等处最多。腺细胞以胞吐方式即局浆分泌方式排出汗液。导管从真皮深部上行，进入表皮后，呈螺旋形上升，开口于皮肤表面的汗孔。

11．毛囊由内层的上皮根鞘和外层的结缔组织鞘组成。毛囊上皮根鞘又分为内根鞘和外根鞘，毛根和上皮根鞘与毛球的细胞相连，外根鞘在皮脂腺开口水平与内陷的表皮相连。

19．此汗腺为通常说的汗腺，即外泌汗腺，也称局泌汗腺，导管开口皮肤表面的汗孔，受交感神经控制，不受性激素的影响。

21．板层颗粒在棘层和颗粒层细胞的细胞质内可以看到。

22．黑素体含有酪氨酸酶，能将酪氨酸转化为黑色素。当黑素体充满黑色素后即为黑素颗粒。黑素颗粒从黑色素细胞突起末端脱落，而后进入各层的角质形成细胞内，故表皮细胞中含有黑素体的细胞只有黑色素细胞，其他的细胞可以含有黑素颗粒，而不是黑素体。

23．透明层的细胞质呈嗜酸性，基底层和棘层的细胞质呈嗜碱性。

26．毛球含有毛母质细胞，毛母质细胞是干细胞，因而毛球是毛和毛囊的生长点。

27．皮脂腺分泌皮脂。皮脂是油脂性混合物，含有三酰甘油、游离脂肪酸、磷脂和脂化的胆固醇等，具有柔润皮肤、保护毛发和杀菌作用。

28．包绕毛根的组织为毛囊。毛囊由内层的上皮根鞘和外层的结缔组织鞘组成。

29．毛根和毛囊的下端合为一体，成为膨大的毛球。毛球底面向内凹陷，结缔组织伸入其中，形成毛乳头。毛乳头内含有丰富的神经末梢和毛细血管，对毛的生长起诱导和营养作用。

30．外泌汗腺又称为局泌汗腺，即通常所指的汗腺，遍布全身大部分皮肤中。腺细胞以胞吐的方式即局浆分泌方式排出汗液。导管从真皮深部上行，进入表皮后，呈螺旋形上升，开口于皮肤表面的汗孔。

31．紧邻表皮的薄层结缔组织为乳头层，借基膜与表皮连接，并向表皮底部突出，使表皮与真皮的连接面扩大，利于两者牢固连接，并便于表皮从真皮的组织液中获得营养。

32．黑色素细胞的胞体常散在于基底细胞之间，它的许多较长的突起常伸入基底细胞和棘细胞之间。电镜下,黑色素细胞与角质形成细胞无桥粒连接。

33．基底细胞附着于基膜上,电镜下,基底细胞的细胞间以桥粒相连,其基底面借半桥粒与基膜相连。

34．毛和毛囊斜长在皮肤内,在它们与皮肤表面呈钝角的一侧,有一束平滑肌连接毛囊和真皮,称为立毛肌。它一端附着在毛囊上,另一端与真皮乳头层的结缔组织相连。

35．棘细胞表面有许多短小的棘状突起,相邻细胞的突起互相嵌合。电镜下,相邻细胞的突起嵌合处可见桥粒。

36．皮肤真皮分为紧邻表皮的乳头层和深部的网织层。乳头层是薄层结缔组织,胶原纤维和弹性纤维较细密。网织层较厚,由致密结缔组织组成,粗大的胶原纤维束交织成网,并含有许多弹性纤维,使皮肤有较大的韧性和弹性。

37．皮肤真皮深部和皮下组织相延续,可见血管、淋巴管、神经、毛囊、汗腺和环层小体等,但皮下组织无皮脂腺,触觉小体也只位于真皮浅层。

38．毛露在皮肤外面的部分称为毛干,埋在皮肤内的部分称为毛根。

39．真皮乳头层富含血管、游离神经末梢和触觉小体。

40．皮脂腺大多位于毛囊和立毛肌之间。

41．黑素细胞、朗格汉斯细胞、梅克尔细胞是非角质形成细胞,与角化无直接关系。

42．角蛋白为角质细胞内粗大而密集的角蛋白丝束浸埋在致密均质状基质中形成的。基质的主要成分是透明角质颗粒所含的富含组氨酸的蛋白质,该物质与张力丝(即角蛋白丝)结合的复合体即为角蛋白。

43．皮脂腺具有分泌皮脂的功能,皮脂能润泽皮肤和毛发。皮脂腺的分泌受到性激素影响,青春期分泌活跃。若皮脂腺分泌过于旺盛,容易导致皮脂排出不畅,引发炎症,形成痤疮。随着年龄的增长,皮脂腺萎缩,皮脂分泌减少,以至皮肤和毛均干燥且失去光泽。大汗腺(顶泌汗腺)的分泌活动受性激素的影响,青春期分泌较旺盛,至老年时逐渐退化。在女性随着月经周期的变化,顶泌汗腺可有周期性的分泌活动。

44．毛根和毛囊下端融合为一体并膨大,称为毛球,毛球底部向内凹陷,为毛乳头,内含结缔组织、丰富的血管和神经末梢。

二、名词解释

1．角质形成细胞(keratinocyte):是构成表皮的主要细胞,功能主要是合成角蛋白,参与表皮的分层和角化。厚皮的表皮从基底部到表面可分为典型的5层结构,即基底层、棘层、颗粒层、透明层和角质层。

2．黑素体(melanosome):是由黑色素细胞的高尔基复合体生成、有质膜包被的椭圆形小体,内含酪氨酸酶,能把酪氨酸转化为黑色素沉积在小体内。

3．立毛肌(arrector pilli muscle):是在毛和毛囊与皮肤表面呈钝角的一侧、连于毛囊和真皮乳头层之间的一束平滑肌,称为立毛肌,收缩时能使毛竖立。

4．毛乳头(hair papilla):毛球底部凹陷,结缔组织突入其中形成毛乳头,内含丰富的神经末梢和毛细血管,对毛的生长起诱导和营养作用。

5．毛母质细胞(hair matrix cell):位于毛球内,是毛的干细胞,呈柱状或立方状,可不断分裂增殖。

6．朗格汉斯细胞(Langerhans cell):散在分布于棘细胞之间,是具有树枝状突起的细胞，细胞质内含有特征性的伯贝克颗粒。朗格汉斯细胞是一种抗原呈递细胞，能捕获皮肤中的抗原物质，参与皮肤免疫。

7．真皮乳头（dermal papilla）：是结缔组织向表皮基底部突出形成的乳头状隆起，其中毛细血管丰富，含有许多游离神经末梢，在手指掌侧的真皮乳头中常有较多的触觉小体。

8．皮下组织（subcutaneous tissue）：即解剖学所称的浅筋膜，位于真皮下方，由疏松结缔组织和脂肪组织组成。皮下组织的厚度因个体、年龄、性别和部位而有较大的差别。

9．毛囊（hair follicle）：包裹毛根，由内层的上皮根鞘和外层的结缔组织鞘组成，毛囊下端和毛根融合并膨大形成毛球。

10．皮脂腺（sebaceous gland）：位于毛囊与立毛肌之间，为泡状腺。腺泡周边为一层较小的幼稚细胞，中央为较大的多边形细胞。导管短，主要开口于毛囊上部。具有分泌皮脂、润泽皮肤和毛发的功能。

### 三、问答题

1．简述表皮的角化过程。

答：表皮角质形成细胞从基底层到角质层的结构变化，反映了角质形成细胞增殖、分化，向表层逐层推移，最终脱落的动态变化过程；同时也反映了角蛋白合成、参与表皮角化的过程。其中，基底细胞所含的角蛋白丝是角质合成的物质基础，随着细胞向表层推移和分化，角蛋白丝不断增多并且结构和组分也发生变化，加之透明角质颗粒的出现，角蛋白丝与透明角质颗粒的致密均质状物质融合形成角蛋白，即角质，角质充满于细胞内，表皮角化。角质形成细胞更新周期为3～4周，这种脱落和新生的平衡，使表皮各层得以保持正常的结构和厚度。

2．简述外泌汗腺和顶泌汗腺的区别。

答：列表比较如下。

|  | 外泌汗腺（汗腺） | 顶泌汗腺（大汗腺） |
| --- | --- | --- |
| 分布 | 全身大部分皮肤 | 腋窝、乳晕、肛门和会阴部等 |
| 分泌部 | 腺腔小，分泌部细胞呈单层锥体形、立方形或矮柱状，淡染 | 腺腔大，分泌部细胞呈单层扁平、立方形或矮柱状 |
| 导管 | 由两层立方细胞围成，细胞质嗜碱性，导管螺旋形上升，开口于皮肤表面的汗孔 | 由两层立方细胞围成，导管直，开口于毛囊上段 |
| 分泌方式 | 局浆分泌 | 顶浆分泌 |
| 分泌物 | 含大量水分及电解质，无色、无味 | 黏稠，含少量蛋白质、糖类和脂类的乳状液，细菌分解后产生臭味。分泌活动受性激素影响 |

（贺文欣　柴继侠）

# 第十三章

# 眼 和 耳

一、选择题

【A1 型题】

1. 眼球壁从内到外依次分为
   A. 视网膜、纤维膜、血管膜　　　　　　B. 纤维膜、血管膜、视网膜
   C. 纤维膜、视网膜、血管膜　　　　　　D. 视网膜、血管膜、纤维膜
   E. 纤维膜、巩膜、视网膜
2. 眼球屈光装置不包括
   A. 角膜　　　　　　B. 房水　　　　　　C. 晶状体
   D. 玻璃体　　　　　E. 视网膜
3. 以下关于巩膜结构特点的描述不正确的是
   A. 瓷白色，坚硬不透明　　B. 有少量的成纤维细胞　　C. 无血管和色素
   D. 胶原纤维粗大、交织排列　　E. 由致密结缔组织构成
4. 眼球壁透明的部位是
   A. 睫状体　　　　　B. 脉络膜　　　　　C. 角膜
   D. 虹膜　　　　　　E. 巩膜
5. 角膜上皮感觉敏锐的主要原因是
   A. 上皮薄
   B. 上皮内有感觉细胞
   C. 上皮内有丰富的游离神经末梢
   D. 上皮内有丰富的触觉小体
   E. 上皮内有丰富的环层小体
6. 分泌房水的组织学结构是
   A. 虹膜上皮细胞　　B. 睫状体上皮细胞　　C. 角膜缘
   D. 脉络膜　　　　　E. 血管纹
7. 视网膜中央凹处有
   A. 色素上皮细胞和视锥细胞　　　　　　B. 视锥细胞和视杆细胞
   C. 色素上皮细胞和视杆细胞　　　　　　D. 视锥细胞和双极细胞
   E. 视杆细胞和双极细胞
8. 视网膜感光作用最敏感的部位是

A. 视神经乳头 B. 中央凹 C. 黄斑以外视网膜
D. 视网膜盲部 E. 玻璃膜

9. 视网膜内具有吞噬功能的细胞是
   A. 视细胞 B. 双极细胞 C. 节细胞
   D. 色素上皮细胞 E. 放射状胶质细胞

10. 以下不属于视杆细胞特征的是
    A. 从视网膜周边到中央凹数量逐渐减少
    B. 顶端膜盘不断脱落更新 C. 感受弱光、暗光刺激
    D. 感光物质为视色素 E. 功能异常时患夜盲症

11. 视网膜中感受强光的细胞是
    A. 视锥细胞 B. 视杆细胞 C. 双极细胞
    D. 节细胞 E. 色素上皮细胞

12. 以下不属于视锥细胞特征的是
    A. 数量由视网膜周边到中央凹逐渐增多
    B. 膜盘大部分与胞膜相连 C. 感受强光，辨别颜色
    D. 感光物质为视紫红质 E. 功能异常时患色盲症

13. 视网膜中的 Müller 细胞属于
    A. 感觉神经元 B. 运动神经元 C. 神经胶质细胞
    D. 联合神经元 E. 感光细胞

14. 关于晶状体的描述不正确的是
    A. 弹性的双凸透明体 B. 由晶状体囊和晶状体纤维组成
    C. 位于虹膜和玻璃体之间 D. 有血管、无神经分布
    E. 营养由房水供给

15. 分泌物排出受阻形成霰粒肿的是
    A. 睑缘腺（Zeis 腺） B. 睑板腺 C. 泪腺
    D. 睫毛腺（Moll 腺） E. 耵聍腺

16. 以下与眼压无关的结构是
    A. 睫状体上皮 B. 小梁网 C. 巩膜静脉窦
    D. 前房角 E. 晶状体

17. 人的骨蜗管以蜗轴为中心盘绕
    A. 1 周 B. 1.5 周 C. 2.5 周
    D. 2 周 E. 3 周

18. 内耳膜迷路不包括
    A. 膜半规管 B. 前庭 C. 椭圆囊
    D. 球囊 E. 膜蜗管

19. 椭圆囊和球囊位于
    A. 前庭阶 B. 前庭 C. 膜蜗管
    D. 鼓室阶 E. 鼓室

20. 壶腹嵴的毛细胞表面
    A. 无动纤毛，只有静纤毛 B. 无静纤毛，只有动纤毛

C．有一根动纤毛和许多静纤毛　　　　D．有一根静纤毛和许多动纤毛
E．动、静纤毛数量各半

21．关于位觉斑，描述正确的是
A．螺旋器和壶腹嵴的统称　　　　B．壶腹嵴和椭圆囊斑的统称
C．椭圆囊斑和球囊斑的统称　　　　D．壶腹嵴和球囊斑的统称
E．螺旋器和椭圆囊斑的统称

22．内耳椭圆囊和球囊内流动的是
A．组织液　　　　B．外淋巴　　　　C．内淋巴
D．脑脊液　　　　E．血液

23．关于螺旋器，以下描述不正确的是
A．位于基底膜　　　　B．由柱细胞、指细胞和毛细胞组成
C．毛细胞位于指细胞顶部　　　　D．是骨螺旋板上特化的结构
E．听觉感受器

24．内耳膜蜗管壁的构成不包括
A．前庭膜　　　　B．血管纹　　　　C．骨螺旋板
D．膜螺旋板　　　　E．盖膜

25．内耳膜蜗管血管纹分泌的是
A．组织液　　　　B．外淋巴　　　　C．内淋巴
D．脑脊液　　　　E．血液

26．听觉感受细胞是
A．毛细胞　　　　B．内指细胞　　　　C．外指细胞
D．内柱细胞　　　　E．外柱细胞

27．膜蜗管的上壁是
A．前庭膜　　　　B．螺旋韧带　　　　C．骨螺旋板
D．膜螺旋板　　　　E．血管纹

28．膜蜗管的下壁内侧和外侧分别是
A．前庭膜和螺旋韧带　　　　B．螺旋韧带和血管纹
C．骨螺旋板和膜螺旋板　　　　D．前庭膜和血管纹
E．螺旋韧带和膜螺旋板

【A2 型题】

29．患儿，女，12 岁，学生，因视远物模糊、喜眯眼并伴外斜视就诊，近视检查屈光度为 –3.000，初步诊断为轻度近视。与眼球屈光无关的结构是
A．角膜　　　　B．房水　　　　C．晶状体
D．玻璃体　　　　E．视网膜

30．患者，女，30 岁，近期因眼部疼痛、异物感强烈、视力下降、畏光流泪、眼红和分泌物增多就诊，经详细检查后诊断为角膜炎。下列对角膜的组织学描述不正确的是
A．角膜内无血管和淋巴管分布　　　　B．角膜上皮基底层有强的再生能力
C．角膜内有丰富的游离神经末梢　　　　D．角膜内有丰富的触觉小体

E. 角膜上皮为未角化的复层扁平上皮

31. 患者,男,29岁,看电视时右眼眼角出现模糊发黑现象,次日加重就医,经检查诊断为视网膜脱落。下列不属于视网膜组织学结构的是
   A. 视网膜色素上皮细胞层　　B. 感光细胞层　　C. 双极细胞层
   D. 节细胞层　　E. 后界层

32. 患者,女,55岁,因反复发作眩晕并伴有恶心、呕吐、心慌等不适。每次体位改变或转头时诱发症状,于耳鼻咽喉头颈外科就诊,经详细检查后诊断为耳石症。与耳石症相关的组织学结构是
   A. 螺旋器和蜗管　　B. 椭圆囊斑和球囊斑　　C. 椭圆囊斑和蜗管
   D. 球囊斑和螺旋器　　E. 壶腹嵴和球囊斑

33. 患者,女,42岁,因渐进性听力下降并伴有耳鸣症状就诊。主诉近1年来,听力逐渐变差,特别是在高频声音方面,而耳鸣症状在夜深人静时尤为明显。经详细的听力检查和医学评估诊断为神经性聋。下列对听觉感受器的组织学结构描述正确的是
   A. 毛细胞无动纤毛,只有静纤毛　　B. 支持细胞无静纤毛,只有动纤毛
   C. 柱细胞有一根动纤毛和许多静纤毛　　D. 指细胞有一根静纤毛和许多动纤毛
   E. 毛细胞有一根动纤毛和许多静纤毛

34. 患者,男,70岁,因双眼视力下降,特别是近视力明显受损,有时出现眩晕感而于眼科就诊。既往有糖尿病和高血压病史,但目前病情稳定。眼压正常,角膜透明度良好,瞳孔对光反射正常,检眼镜检查无明显异常。推测可能为老年性白内障,为此需进一步检查患者双眼的
   A. 晶状体　　B. 玻璃体　　C. 房水
   D. 黄斑　　E. 虹膜

35. 患者,男,45岁,平素工作繁忙,常熬夜加班。近半年,视力逐渐下降,尤其是夜间对光线的适应能力明显减弱。近日,因视力严重下降,出现眼痛、头痛等症状于眼科就诊,经视力、眼压、眼底照相和光学OCT等检查,诊断为青光眼。下列推测患者发病不恰当的是
   A. 睫状体血管通透性增强　　B. 睫状体非色素上皮细胞分泌增多
   C. 小梁网堵塞　　D. 视网膜静脉堵塞
   E. 巩膜静脉窦堵塞

36. 患者,男,52岁,近期因经常使用电脑加班至深夜,视野中出现飘浮的形状不一的小黑影而前去眼科就诊。经详细的眼部检查诊断为"飞蚊症"。下列有关"飞蚊症"解释合理的是
   A. 玻璃体混浊　　B. 晶状体混浊　　C. 房水循环受阻
   D. 视网膜剥离　　E. 角膜炎症

37. 患者,男,7岁,因左耳疼痛、流脓和听力下降前来就诊。经检查诊断为急性中耳炎,下列关于中耳的描述错误的是
   A. 中耳鼓室被覆黏膜上皮中含有杯状细胞
   B. 鼓室与咽腔间由咽鼓管连通
   C. 咽鼓管表面被覆单层柱状上皮

D. 咽鼓管表面被覆假复层纤毛柱状上皮

E. 咽鼓管表面被覆复层扁平上皮

【B 型题】

(38～42题共用备选答案)

A. 单层扁平上皮　　B. 单层立方上皮　　C. 单层柱状上皮
D. 复层扁平上皮　　E. 复层柱状上皮

38. 角膜上皮为

39. 小梁网表面被覆

40. 睑结膜上皮为

41. 鼓膜外表面被覆

42. 内耳膜蜗管外壁表面被覆

(43～47题共用备选答案)

A. 视杆细胞　　B. 视锥细胞　　C. 节细胞
D. 放射状胶质细胞　　E. 色素上皮细胞

43. 具有支持、保护、营养和绝缘神经元作用的细胞是

44. 具有保护和营养感光细胞的是

45. 感受强光和色觉的细胞是

46. 感受弱光的细胞是

47. 轴突构成视神经的细胞是

(48～49题共用备选答案)

A. 前庭　　B. 前庭阶　　C. 膜蜗管
D. 鼓室阶　　E. 半规管

48. 椭圆囊和球囊位于

49. 有内淋巴的是

【X 型题】

50. 角膜透明的结构基础是
   A. 角膜上皮内无色素　　B. 上皮细胞排列整齐
   C. 上皮基部较平坦　　D. 角膜基质内的胶原原纤维平行排列
   E. 角膜各层内均无血管

51. 关于视杆细胞的描述正确的是
   A. 数量比视锥细胞少　　B. 膜盘与质膜不连续
   C. 含感光物质视紫红质　　D. 感受弱光
   E. 膜盘不脱落

52. 关于视锥细胞的描述正确的是
   A. 数量比视杆细胞少
   B. 膜盘与质膜相连续

C．有分别感受红、蓝、绿色的三种视锥细胞
D．内节不断合成视色素
E．膜盘脱落

53．关于房水来源的描述正确的是
A．虹膜上皮细胞分泌  B．睫状体上皮细胞分泌
C．虹膜血管内血液渗透  D．睫状体血管内血液渗透
E．视网膜血管内血液渗透

54．关于视网膜节细胞的描述正确的是
A．为长轴突多极神经元  B．视网膜第三级神经元
C．树突与多个双极细胞形成突触连接  D．轴突组成视神经
E．与视细胞形成突触连接

55．以下关于视网膜的放射状胶质细胞的描述正确的是
A．细胞呈星形，多突起  B．又被称作 Müller 细胞  C．位于视网膜神经层
D．是感光细胞  E．有支持、营养、绝缘作用

56．关于睑板的描述正确的是
A．是软骨  B．位于眼睑皮下组织和肌层之间
C．内有许多睑板腺  D．睑板腺是皮脂腺
E．睑板腺导管开口于睑缘

57．人视锥细胞可分为
A．感红光视锥细胞  B．感黄光视锥细胞  C．感蓝光视锥细胞
D．感绿光视锥细胞  E．同时能感受三种颜色的视锥细胞

58．视网膜中的中间神经元有
A．放射状胶质细胞  B．双极细胞  C．水平细胞
D．无长突细胞  E．节细胞

59．眼睑的结构组成包括
A．皮肤  B．皮下组织  C．肌层
D．睑板  E．睑结膜

60．属于皮脂腺的是
A．睑缘腺  B．睑板腺  C．睫毛腺
D．Moll 腺  E．Zeis 腺

61．属于汗腺的是
A．睑缘腺  B．睑板腺  C．睫毛腺
D．Moll 腺  E．Zeis 腺

62．属于位觉感受器的是
A．螺旋器  B．椭圆囊斑  C．球囊斑
D．壶腹嵴  E．盖膜

63．内耳中流动内淋巴的管道是
A．膜半规管  B．前庭阶  C．球囊
D．椭圆囊  E．膜蜗管

64．关于内耳血管纹的叙述正确的是

A. 蜗管的外壁 B. 为复层柱状上皮 C. 含有毛细血管
D. 能分泌内淋巴 E. 被覆在螺旋韧带的表面

## 二、名词解释

1. 黄斑（macula lutea）
2. Müller 细胞（Müller cell）
3. 视网膜节细胞（retinal ganglion cell）
4. 视杆细胞（rod cell）
5. 视锥细胞（cone cell）
6. 椭圆囊斑（macula utriculi）
7. 壶腹嵴（crista ampullaris）
8. 螺旋器（Corti 器，spiral organ）

## 三、问答题

1. 简述眼球壁的分层及各层结构。
2. 简述视网膜结构组成的神经元。
3. 简述正常生理状态下房水的循环途径。
4. 试述人看到景物时，引起视觉神经冲动时光线所经过的组织学结构。
5. 试述人听声音时，声波传播引起听觉时所经过的组织学结构。

## 参考答案与解析

一、选择题

【A1 型题】
1．D 2．E 3．C 4．C 5．C 6．B 7．A 8．B 9．D 10．D 11．A
12．D 13．C 14．D 15．B 16．E 17．C 18．B 19．B 20．C 21．C
22．C 23．D 24．E 25．C 26．A 27．A 28．C

【A2 型题】
29．E 30．D 31．E 32．B 33．A 34．A 35．D 36．A 37．E

【B 型题】
38．D 39．A 40．E 41．D 42．E 43．D 44．E 45．B 46．A 47．C
48．A 49．C

【X 型题】
50．ABCDE 51．BCD 52．ABCD 53．BD 54．ABCD 55．BCE 56．CDE
57．ACD 58．BCD 59．ABCDE 60．ABE 61．CD 62．BCD 63．ACDE
64．ABCDE

解析：
1. 眼球壁由内向外分为视网膜、血管膜和纤维膜。

2．眼球屈光装置由角膜、房水、晶状体和玻璃体组成。

3．巩膜呈瓷白色、坚硬、不透明状，由致密结缔组织构成，胶原纤维粗大、交织排列，其间含有少量的成纤维细胞、色素细胞、血管和神经。

4．血管膜从前至后可分为虹膜、睫状体和脉络膜，由疏松结缔组织、丰富的血管和色素细胞组成。巩膜呈瓷白色、坚硬、不透明状，角膜呈向前凸的透明薄膜。

5．角膜上皮是未角化的复层扁平上皮，角膜上皮有丰富的游离神经末梢，故感觉十分敏锐。

6．房水是由睫状体血管内的血液渗透及非色素上皮分泌的。

7．视网膜中央凹处只有色素上皮细胞和视锥细胞。

8．视网膜中央凹处只有色素上皮细胞和视锥细胞，此处视锥细胞和双极细胞均一对一联系，故视觉最为敏锐而精确，称为中心视觉。

9．色素上皮细胞除具有保护和营养感光细胞的功能外，还参与感光细胞外节膜盘的更新。衰老的膜盘被色素上皮细胞吞噬到细胞质内形成含有膜盘碎片的板层小体，膜盘的感光物质被溶酶体分解消化后，仍可作为再合成感光物质的材料。

10．视杆细胞从视网膜周边到中央凹数量呈逐渐减少分布，由树突、胞体和轴突组成，树突呈杆状，分内节和外节，膜盘上有感光物质，即视紫红质，能感受暗光和弱光，功能异常时患夜盲症。

11．视锥细胞多分布在视网膜黄斑处，向周围逐渐减少。由树突、胞体和轴突组成，树突呈锥体形，分内节和外节，外节的膜盘大部分与细胞膜相连，不脱落。膜盘上有感光物质称视色素，能感受强光和色觉。

13．Müller 细胞是视网膜内的神经胶质细胞，具有支持、保护、营养和绝缘等作用。

14．晶状体位于虹膜和玻璃体之间，呈弹性的双凸透明体，由晶状体囊和晶状体纤维组成，无血管和神经分布，由房水供给营养。

15．睑板腺是位于睑板的一种特殊皮脂腺，开口于睑缘，分泌脂类具有润滑功能，当分泌物排出受阻和感染时，则形成睑板腺囊肿或霰粒肿。

16．睫状体血管内的血液渗透及非色素上皮分泌的房水经眼后房→瞳孔→眼前房→小梁网→巩膜静脉窦→睫状前静脉进行循环，若房水回流受阻，眼内压将增高，可导致青光眼。

17．人的骨蜗管以蜗轴为中心盘绕两周半。

18．内耳膜迷路悬挂于骨迷路中，包含骨性半规管内的膜半规管、前庭内的球囊和椭圆囊以及耳蜗内的膜蜗管。

19．椭圆囊和球囊位于前庭内。

20．壶腹嵴的毛细胞游离端有数十根静纤毛和一根较长的动纤毛，都伸入壶腹帽内。

21．椭圆囊斑和球囊斑感受位置觉，统称位觉斑。

22．内耳膜迷路悬挂于骨迷路中，包含骨性半规管内的膜半规管、前庭内的球囊和椭圆囊以及耳蜗内的膜蜗管。膜迷路内充满了内淋巴。

23．螺旋器（Corti 器）是听觉感受器，位于膜蜗管的基膜（膜螺旋板）上，由支持细胞和毛细胞组成。支持细胞形态多样，主要是柱细胞和指细胞两种，毛细胞位于指细胞顶部，由指细胞承托。

24．内耳膜蜗管为三角形膜性管道，上壁为前庭膜，外壁为螺旋韧带，被覆复层柱状上皮，上皮间有毛细血管，故称此为上皮血管纹，下壁内侧是骨螺旋板和外侧为膜螺旋板。

25．内耳膜蜗管血管纹分泌内淋巴。

26．听觉感受细胞是螺旋器中的毛细胞。

27．内耳膜蜗管为三角形膜性管道，上壁为前庭膜，外壁为螺旋韧带，被覆复层柱状上皮，上皮间有毛细血管，故称此上皮血管纹，下壁内侧是骨螺旋板，外侧为膜螺旋板。

29．眼球屈光装置由角膜、房水、晶状体和玻璃体组成。

30．角膜是透明向前凸的薄膜，由5层结构组成，其中，角膜上皮为未角化的复层扁平上皮，其基底层有强的再生能力，无血管和淋巴管分布，但有丰富的游离神经末梢。

31．视网膜从外到内由视网膜色素上皮细胞层、感光细胞层、双极细胞层和节细胞层构成。

32．耳石症与耳石脱落有关。耳石正常附着于耳石膜上，耳石膜是为位觉斑中毛细胞顶部覆盖的一层胶质状膜。位觉斑是由球囊斑和椭圆囊斑组成的位置觉感受器。因此，耳石症相关的组织学结构是球囊斑和椭圆囊斑。

33．螺旋器（Corti器）是听觉感受器，位于膜蜗管的基膜（膜螺旋板）上，由支持细胞和毛细胞组成。支持细胞主要有柱细胞和指细胞两种，毛细胞坐落于指细胞顶部。毛细胞的游离面有许多规则排列的静纤毛，称为听毛。毛细胞的基底面与螺旋神经节内双极神经元的周围突形成突触。

34．随着年龄增长，晶状体的弹性逐渐减弱乃至消失，使晶状体变扁，调节焦距的能力减弱形成老视，当晶状体混浊时则成为白内障。患者经过初步诊断为老年性白内障，因此，下一步应该检查晶状体是否混浊辅助确诊。

35．各种原因造成的房水循环受阻，使房水滞留眼压升高而诱发青光眼。房水是由睫状体血管内的血液渗透及非色素上皮分泌产生，经眼后房→瞳孔→眼前房→小梁网→巩膜静脉窦→睫状前静脉进行循环。因此，房水循环异常，眼压增高与视网膜静脉堵塞无关。

36．玻璃体充满于和晶状体视网膜间的腔内，外裹透明的薄膜，内含透明胶状液体。自视神经盘到晶状体后方有玻璃体导管，是胚胎时期玻璃体动脉残迹，当有血液通过时会产生"飞蚊症"，透明的玻璃体会变混浊。

37．急性中耳炎发病部位为中耳，中耳包含鼓室、咽鼓管、乳突小房和鼓窦。其中，鼓室被覆黏膜，含杯状细胞。中耳炎时，杯状细胞增多，产生的黏液积存于鼓室可使听力受损。咽鼓管连通鼓室与咽腔，近鼓室段咽鼓管表面被覆单层柱状上皮，近鼻咽段咽鼓管表面被覆假复层纤毛柱状上皮。

38．角膜上皮为5~6层的复层扁平上皮。

39．小梁网表面被覆有单层扁平上皮。

40．睑结膜是由复层柱状上皮和薄层结缔组织构成的固有层组成。睑结膜上皮为复层柱状上皮。

41．鼓膜位于外耳道底部，外面与外耳道表皮相延续，被覆复层扁平上皮，内面与中耳黏膜相延续，被覆单层扁平上皮。

42．内耳膜蜗管为三角形膜性管道，上壁为前庭膜，外壁为螺旋韧带，被覆复层柱状上皮，上皮间有毛细血管，故称此为上皮血管纹，下壁内侧是骨螺旋板，外侧为膜螺旋板。因此，蜗管外壁表面被覆复层柱状上皮。

43．Müller细胞是视网膜内的神经胶质细胞，具有支持、保护、营养和绝缘神经元的作用。

44．色素上皮细胞具有保护和营养感光细胞的作用。

45．视锥细胞感受强光和色觉。

46．视杆细胞感受弱光。

47．节细胞是视网膜的投射神经元，其胞体构成视网膜的节细胞层。其树突与双极细胞等形成突触联系，轴突较长，组成视神经。

48．内耳膜迷路包括骨半规管内的膜半规管、前庭内的球囊和椭圆囊以及耳蜗内的膜蜗管。椭圆囊和球囊位于前庭。

49．膜迷路内充满了内淋巴。内耳膜迷路包括膜半规管、球囊和椭圆囊及膜蜗管，因此，有内淋巴的是膜蜗管。

50．角膜透明的结构基础是：角膜是向前凸的透明薄膜，无血管和淋巴管分布，从前向后分 5 层结构，角膜上皮为 5～6 层排列整齐的未角化的复层扁平上皮，基底面平坦；角膜前界层是均质透明膜，由较细的胶原原纤维和基质构成；角膜基质最厚，由胶原原纤维平行排列成板层状，其间有少量角膜细胞，基质中含有硫酸软骨素和硫酸角质素，起着黏合和保持水分的作用；后界层为一层均质透明膜，角膜内皮参与后界膜的更新和代谢。

51．视杆细胞是感受暗光和弱光的视细胞。每个眼球的视网膜内约有 1.2 亿个视杆细胞。视杆细胞由树突、胞体和轴突组成，树突呈杆状，分内节和外节，外节基部一侧的胞膜内陷并反复折叠形成膜盘，膜盘与细胞膜分离，膜盘上有感光物质，即视紫红质，能感受暗光和弱光。

52．视锥细胞由树突、胞体和轴突组成，树突呈锥体形，分内节和外节，外节膜盘与细胞膜连续，膜盘上有感光物质视色素，能感受强光和色觉。每个眼球的视网膜内有 600 万～700 万个视锥细胞。

53．房水由睫状体血管内血液渗透和睫状体上皮细胞分泌。

54．视网膜节细胞是视网膜的投射神经元，其胞体构成视网膜的节细胞层。其树突与双极细胞等形成突触联系，轴突较长，组成视神经。

55．视网膜的放射状胶质细胞又被称作 Müller 细胞，位于视网膜神经层，具有支持、营养、绝缘作用。

56．睑板由致密结缔组织构成，坚硬类似软骨，构成眼睑的支架，内有许多睑板腺，睑板腺是皮脂腺，导管开口于睑缘。

57．视锥细胞是能感受强光和色觉的视细胞，包含感受红、蓝和绿光的视锥细胞。

58．视网膜中的中间神经元是视网膜的第二级神经元，连接感光和节细胞。包含双极细胞、水平细胞和无长突细胞。

59．眼睑覆盖于眼球前方，具有保护作用。自外向内依次由皮肤、皮下组织、肌层、睑板和睑结膜组成。

60．睫毛的皮脂腺称为睑缘腺或 Zeis 腺，睑板内的皮脂腺称睑板腺。属于皮脂腺的是睑缘腺或 Zeis 腺、睑板腺。

61．眼睑外层皮肤内有腺腔较大的汗腺，称作睫毛腺或 Moll 腺。属于汗腺的是睫毛腺或 Moll 腺。

62．壶腹嵴感受头部的旋转运动，椭圆囊斑和球囊斑统称为位觉斑，感受直线变速运动以及头部静止时的位置，因此，位觉感受器包含椭圆囊斑、球囊斑和壶腹嵴。

63．膜迷路内充满了内淋巴。内耳膜迷路包括膜半规管、球囊和椭圆囊及膜蜗管。

64．内耳膜蜗管的外壁为螺旋韧带，被覆复层柱状上皮，上皮间有毛细血管，故称此为上皮血管纹，分泌内淋巴。

二、名词解释

1．黄斑（macula lutea）：位于眼球后极正对瞳孔的视网膜部，中央有中央凹，此处只有色素上皮细胞和视锥细胞，视锥细胞与双极细胞一对一排列，视觉敏锐，称中心视觉。

2．Müller 细胞（Müller cell）：视网膜内的神经胶质细胞，具有支持、保护、营养和绝缘等作用。

3．视网膜节细胞（retinal ganglion cell）：是视网膜的投射神经元，其胞体构成视网膜的节细胞层。其树突与双极细胞等形成突触联系，轴突较长，组成视神经。

4．视杆细胞（rod cell）：主要分布在视网膜黄斑以外的周围部，由树突、胞体和轴突组成，树突呈杆状，分内节和外节，膜盘上有感光物质，即视紫红质，能感受暗光和弱光。

5．视锥细胞（cone cell）：多分布在视网膜黄斑处，向周围逐渐减少。由树突、胞体和轴突组成，树突呈锥体形，分内节和外节，膜盘上有感光物质称视色素，能感受强光和色觉。

6．椭圆囊斑（macula utriculi）：位于内耳膜迷路，前庭的椭圆囊内黏膜增厚而形成，由支持细胞和毛细胞组成，是位觉感受器，能感受直线变速运动和头部静止时的位置。

7．壶腹嵴（crista ampullaris）：位于内耳膜迷路，膜半规管在壶腹内部分黏膜增厚形成，由支持细胞和毛细胞组成，是位觉感受器，能感受头部旋转运动。

8．螺旋器（Corti 器，spiral organ）：是听觉感受器，位于膜蜗管的基膜上，由支持细胞和毛细胞组成。

三、问答题

1．简述眼球壁的分层及各层结构。

答：眼球壁从外向内由纤维膜、血管膜、视网膜组成。纤维膜由角膜和巩膜组成，角膜和巩膜之间有角膜缘；血管膜由虹膜、睫状体和脉络膜组成；视网膜由视网膜盲部和视网膜视部组成。

2．简述视网膜结构组成的神经元。

答：视杆细胞、视锥细胞、双极细胞、节细胞、水平细胞、无长突细胞。

3．简述正常生理状态下房水的循环途径。

答：房水的循环途径：睫状体→眼后房→瞳孔→眼前房→小梁网→巩膜静脉窦→睫状前静脉。

4．试述人看到景物时，引起视觉神经冲动时光线所经过的组织学结构。

答：角膜（角膜上皮→前界层→角膜基质→后界层→角膜内皮）→房水→瞳孔→晶状体→玻璃体→视网膜（→节细胞层→双极细胞层→视杆、视锥细胞层→色素上皮层）。

5．试述人听声音时，声波传播引起听觉时所经过的组织学结构。

答：外耳道→鼓膜→听小骨→前庭窗→前庭阶中外淋巴波动→引起前庭膜和蜗管内淋巴波动以及通过蜗孔引起鼓室阶外淋巴波动→基底膜共振→盖膜与毛细胞的听毛接触→毛细胞兴奋→耳蜗神经→中枢。

（孙瑞珍）

# 第十四章

# 消化管

一、选择题

【A1 型题】

1. 消化管壁可分为
   A. 内膜、中膜、外膜
   B. 内膜、中膜、浆膜
   C. 内膜、中膜、纤维膜
   D. 黏膜、黏膜下层、外膜
   E. 黏膜、黏膜下层、肌层、外膜

2. 消化管壁各段结构差异最大、功能最重要的是
   A. 黏膜
   B. 黏膜肌层
   C. 黏膜下层
   D. 肌层
   E. 外膜

3. 消化管腔面可衬贴
   A. 单层扁平上皮或单层柱状上皮
   B. 单层立方上皮或单层扁平上皮
   C. 假复层纤毛柱状上皮或复层扁平上皮
   D. 假复层纤毛柱状上皮或单层立方上皮
   E. 单层柱状上皮或复层扁平上皮

4. 形成消化管皱襞的结构是
   A. 上皮和黏膜肌
   B. 上皮和固有层
   C. 黏膜肌和黏膜下层
   D. 黏膜和黏膜下层
   E. 黏膜和肌层

5. 有关舌的结构说法错误的是
   A. 舌黏膜由复层扁平上皮和固有层构成
   B. 上皮和固有层可向表面突出形成舌乳头
   C. 味蕾由明细胞、暗细胞、基细胞组成
   D. 味蕾为味觉感受器,能感受不同的味觉
   E. 舌肌由多个方向排列的平滑肌纤维束构成

6. 有关食管的结构说法错误的是
   A. 腔面有 7~10 条纵行皱襞
   B. 黏膜被覆角化的复层扁平上皮
   C. 黏膜下层含有黏液性的食管腺
   D. 管壁中段既有平滑肌,又含骨骼肌
   E. 外膜为纤维膜

7. 有关胃黏膜上皮说法错误的是

A．为单层柱状上皮 　　　　　　　　　B．含少量杯状细胞
C．上皮细胞顶部含大量黏原颗粒 　　　D．细胞更新速度快
E．细胞间可形成紧密连接

8．可在消化管固有层内观察到的腺体有
A．食管腺、胃腺、小肠腺、大肠腺
B．食管腺、贲门腺、胃底腺、幽门腺
C．食管腺、十二指肠腺
D．食管腺、贲门腺、幽门腺、胃底腺、十二指肠腺
E．贲门腺、幽门腺、胃底腺、小肠腺、大肠腺

9．不参与构成胃底腺的细胞是
A．颈黏液细胞 　　　B．壁细胞 　　　C．主细胞
D．内分泌细胞 　　　E．帕内特细胞

10．与壁细胞无关的是
A．细胞质嗜酸性 　　　　　　　　B．细胞质内富含线粒体
C．细胞质内富含粗面内质网 　　　D．细胞质内含细胞内分泌小管
E．可分泌盐酸

11．有关胃底腺的主细胞描述错误的是
A．主要分布于腺底和体部 　　　　B．细胞质嗜酸性
C．细胞质内含丰富的粗面内质网 　D．细胞质内含发达的高尔基复合体
E．分泌胃蛋白酶原

12．能分泌内因子的细胞是
A．胃腺的主细胞 　　B．胃腺的壁细胞 　　C．胃腺的颈黏液细胞
D．胃腺的内分泌细胞 　E．干细胞

13．胃底腺壁细胞合成盐酸的部位是
A．微管泡系统 　　B．粗面内质网 　　C．溶酶体
D．细胞内分泌小管 　E．高尔基复合体

14．盐酸的主要作用是
A．参与糖类的消化 　　B．参与蛋白质的消化 　　C．稀释毒物
D．激活胃蛋白酶原和杀菌 　E．参与红细胞生成

15．与恶性贫血的发生有关的因素是
A．主细胞分泌胃蛋白酶原少 　　　B．主细胞不能合成维生素 $B_{12}$
C．壁细胞减少，内因子缺乏 　　　D．壁细胞减少，盐酸缺乏
E．颈黏液细胞分泌的黏液减少

16．胃黏膜的自我保护机制主要是
A．胃黏膜表面有胃小凹形成 　　　　　B．表面黏液细胞内含大量酶原颗粒
C．颈黏液细胞的分泌物分布于黏膜表面 　D．黏膜表面存在黏液-碳酸氢盐屏障
E．固有层含大量的淋巴组织

17．肠绒毛最发达的部位是
A．胃底和胃体 　　B．十二指肠和空肠头段 　　C．空肠和回肠
D．回肠和升结肠 　E．结肠和直肠

18. 有关小肠吸收细胞，说法错误的是
    A. 数量最多，并参与小肠腺的组成　　B. 呈柱状，核椭圆，位于基部
    C. 细胞质含丰富的黏原颗粒　　　　　D. 细胞间有紧密连接
    E. 细胞表面有细胞衣，吸附多种消化酶
19. 关于肠绒毛的形成说法正确的是
    A. 由单层柱状上皮的细胞膜和细胞质向肠腔突出而成
    B. 由单层柱状上皮和固有层突出而成
    C. 由黏膜和黏膜下层向肠腔突出而成
    D. 由黏膜下层向肠腔突出而成
    E. 由黏膜下层和外膜向肠腔突出而成
20. 小肠腺的特征性细胞是
    A. 吸收细胞　　　　B. 杯状细胞　　　　C. 帕内特细胞
    D. 内分泌细胞　　　E. 干细胞
21. 中央乳糜管位于
    A. 吸收细胞游离面　　B. 小肠腺中央　　　C. 肠绒毛中轴
    D. 黏膜下层内　　　　E. 肌层之间
22. 肠腺帕内特细胞内的嗜酸性分泌颗粒中含有
    A. 蛋白酶　　　　　B. 脂酶　　　　　　C. 组胺酶
    D. 溶菌酶　　　　　E. 过氧化物酶
23. 有关小肠的结构，说法正确的是
    A. 单层柱状上皮中不含杯状细胞
    B. 吸收细胞游离面有微绒毛
    C. 黏膜突向肠腔内形成皱襞
    D. 固有层和黏膜肌层突向肠腔内形成肠绒毛
    E. 上皮向黏膜下层凹陷形成小肠腺
24. 有关结肠的描述错误的是
    A. 上皮为单层柱状上皮　　　　　　B. 固有层内有腺体
    C. 杯状细胞数量较少　　　　　　　D. 肌层可形成结肠袋或结肠带
    E. 主要吸收水和电解质
25. 有关阑尾的描述错误的是
    A. 管腔小而不规则　　　　　　　　B. 肠腺短而少
    C. 固有层含丰富的淋巴组织　　　　D. 肠绒毛短而细
    E. 肌层较薄
26. 有关肛管的描述错误的是
    A. 齿状线以上的结构与直肠相似
    B. 齿状线处单层柱状上皮变为复层扁平上皮
    C. 黏膜下层含丰富的静脉丛，淤血、扩张则形成痔疮
    D. 肌层为内环行、外纵行两层平滑肌
    E. 环行肌增厚可形成肛门内、外括约肌

【A2 型题】

27. 患者，男，35岁，上腹疼痛2月余，加重3天。近2年自觉口臭，2个月前开始出现间断性上腹部疼痛，餐后加重，时而反酸，3天前因饮酒后腹痛加重入院，伴有恶心，无呕吐。入院检查后诊断为胃溃疡。下列有关患者发病的推测不恰当的是
    A．可能有幽门螺杆菌感染　　　　　B．可能是盐酸或胃蛋白酶分泌过多
    C．可能是胃黏膜屏障的保护作用减弱　D．可能是胃表面黏液细胞分泌黏液过多
    E．长期吸烟、饮酒等不良生活习惯

28. 患者，男，26岁，因大量饮酒后出现急性腹痛入院。入院后经实验室相关检查诊断为非感染性急性胃炎，引起该病最可能的原因是
    A．大量饮酒后乙醇刺激壁细胞分泌胃蛋白酶原增多，破坏胃黏膜
    B．大量饮酒后乙醇抑制壁细胞分泌内因子，导致胃黏膜缺血
    C．大量饮酒后乙醇刺激壁细胞分泌盐酸增多，破坏黏液-碳酸氢盐屏障
    D．大量饮酒后乙醇抑制胃上皮细胞的更新
    E．大量饮酒后乙醇引起胃痉挛，导致胃黏膜缺血、缺氧

29. 患者，女，58岁，因胃部胀满不适4月余，伴乏力、嗜睡2月余入院。既往有慢性浅表性胃炎5年余。入院检查后诊断为慢性萎缩性胃炎并发恶性贫血，以下对该患者发生恶性贫血的分析合理的是
    A．主细胞分泌胃蛋白酶原减少　　　B．主细胞不能合成维生素 $B_{12}$
    C．壁细胞减少，分泌的盐酸减少　　D．壁细胞减少，内因子缺乏
    E．颈黏液细胞分泌的黏液减少

30. 患者，女，39岁，上腹部反复疼痛2年入院。腹部疼痛多于餐前出现，进食后可缓解，有反酸、嗳气。疼痛时自行服用奥美拉唑（质子泵抑制剂）可缓解。入院检查后诊断为十二指肠溃疡。推测患者所服药物可以缓解疼痛是因为
    A．激活了胃颈黏液细胞分泌酸性糖蛋白，保护黏膜免受胃酸刺激
    B．激活了胃壁细胞分泌盐酸，加强后者对十二指肠黏膜的杀菌作用
    C．抑制了胃壁细胞分泌盐酸，减轻胃酸对溃疡的刺激
    D．抑制了胃主细胞分泌胃蛋白酶原，减轻激活后胃蛋白酶对溃疡的刺激
    E．抑制了胃主细胞分泌内因子，减轻内因子对溃疡的刺激

31. 某村1周前突发多人高热、恶心、腹痛、腹泻，先后入院检查均诊断为肠伤寒。经流行病学调查，疑似村口的饮水井有伤寒沙门菌污染。伤寒沙门菌由口进入消化管，常常侵犯消化管淋巴组织丰富的部位。以下最可能是该村发病患者病变发生部位的是
    A．十二指肠的黏膜层　　B．十二指肠的固有层　　C．空肠的黏膜层
    D．回肠的固有层　　　　E．结肠的肌层

【B 型题】
(32～36题共用备选答案)
    A．表面黏液细胞　　　B．杯状细胞　　　C．壁细胞
    D．主细胞　　　　　　E．帕内特细胞

32. 能分泌溶菌酶和防御素的细胞是

33. 能分泌胃蛋白酶原的细胞是
34. 能分泌盐酸的细胞是
35. 能分泌内因子的细胞是
36. 能分泌不溶性黏液的细胞是

(37～40题共用备选答案)

  A．微绒毛    B．肠绒毛    C．皱襞
  D．小肠腺    E．胃小凹

37. 小肠上皮和固有层向肠腔面突出形成
38. 黏膜和部分黏膜下层向消化管腔面突出形成
39. 细胞膜和细胞质向腔面突出形成
40. 小肠上皮向固有层内凹陷分化形成

(41～45题共用备选答案)

  A．D细胞    B．I细胞    C．G细胞
  D．EC细胞    E．D1细胞

41. 能分泌5-羟色胺的细胞是
42. 能分泌生长抑素的细胞是
43. 能分泌血管活性肠多肽的细胞是
44. 能分泌促胃液素的细胞是
45. 能分泌胆囊收缩素-促胰液素的细胞是

【X型题】

46. 胃和小肠共同的特征是
  A．上皮均为单层柱状上皮    B．都含有杯状细胞
  C．固有层均有腺体分布    D．都有皱襞和绒毛形成
  E．肌层均由内环行和外纵行两层平滑肌组成
47. 分布于固有层的腺体有
  A．食管腺    B．贲门腺    C．胃底腺
  D．十二指肠腺    E．小肠腺
48. 黏膜上皮含有杯状细胞的器官是
  A．胃    B．十二指肠    C．空肠
  D．回肠    E．大肠
49. 细胞质内含有嗜酸性颗粒的细胞有
  A．帕内特细胞    B．胃底腺主细胞    C．胃底腺壁细胞
  D．浆液性腺细胞    E．杯状细胞
50. 细胞质顶部含有黏原颗粒的细胞有
  A．杯状细胞    B．浆液性腺细胞    C．黏液性腺细胞
  D．胃底腺主细胞    E．表面黏液细胞
51. 黏膜下层有腺体分布的器官是

  A．食管    B．胃    C．十二指肠

  D．空肠    E．回肠

52．组成小肠腺的细胞有

  A．吸收细胞    B．杯状细胞    C．帕内特细胞

  D．干细胞    E．颈黏液细胞

53．胃底腺的特点是

  A．分布于胃底和胃体

  B．腺腔与胃小凹通连

  C．壁细胞内含微管泡系统和细胞内分泌小管

  D．主细胞内含丰富的粗面内质网和高尔基复合体

  E．分泌物中含有盐酸和胃蛋白酶原等成分

54．胃黏膜的自我保护机制包括

  A．黏液 - 碳酸氢盐屏障    B．上皮细胞之间的紧密连接

  C．充足的胃黏膜血流    D．胃上皮细胞的快速更新

  E．含大量淋巴小结

55．肠绒毛固有层的特点是

  A．由结缔组织构成    B．有丰富的毛细血管网    C．有中央乳糜管

  D．有散在的平滑肌纤维    E．有神经丛

56．增大小肠吸收面积的结构是

  A．微管泡系统    B．肠绒毛    C．细胞内分泌小管

  D．微绒毛    E．皱襞

57．小肠与大肠均含有

  A．单层柱状上皮    B．杯状细胞    C．肠腺

  D．淋巴组织    E．肠绒毛

58．胃底腺壁细胞的功能是

  A．分泌盐酸    B．分泌黏液    C．分泌内因子

  D．分泌溶菌酶    E．分泌胃蛋白酶原

59．可见淋巴小结的器官是

  A．空肠    B．回肠    C．淋巴结

  D．脾    E．阑尾

60．自十二指肠到回肠，小肠的结构特征是

  A．均有肠绒毛，但形态不同    B．固有层和黏膜下层均含有腺体

  C．杯状细胞数量逐渐增多    D．淋巴组织逐渐增多

  E．肌层逐渐增厚，由 2 层变为 3 层

61．胃溃疡的发病机制包括

  A．胃黏膜屏障的保护作用减弱    B．幽门螺杆菌感染

  C．盐酸和胃蛋白酶分泌过多    D．阿司匹林等药物作用

  E．黏液分泌过多

## 二、名词解释

1. 味蕾（taste bud）
2. 胃底腺（fundic gland）
3. 壁细胞（parietal cell）
4. 主细胞（chief cell）
5. 黏液-碳酸氢盐屏障（mucous-$HCO_3^-$ barrier）
6. 环行皱襞（circular fold，plicae circulares）
7. 帕内特细胞（Paneth cell）
8. 肠绒毛（intestinal villus）
9. 中央乳糜管（central lacteal）
10. 胃肠内分泌细胞（gastrointestinal endocrine cell）

## 三、问答题

1. 叙述胃壁的组织结构及其功能。
2. 叙述小肠绒毛的结构及其与消化食物、吸收营养的关系。
3. 简述扩大小肠吸收面积的结构。
4. 比较胃（体部）与小肠的组织结构和功能。

## 参考答案与解析

### 一、选择题

【A1 型题】
1. E  2. A  3. E  4. D  5. E  6. B  7. B  8. E  9. E  10. C  11. B
12. B  13. D  14. D  15. C  16. D  17. B  18. C  19. B  20. C  21. C
22. D  23. B  24. C  25. D  26. E

【A2 型题】
27. D  28. C  29. D  30. C  31. D

【B 型题】
32. E  33. D  34. C  35. C  36. A  37. B  38. C  39. A  40. D  41. D
42. A  43. E  44. C  45. B

【X 型题】
46. AC  47. BCE  48. BCDE  49. ABD  50. ACE  51. AC  52. ABCD
53. ABCDE  54. ABCD  55. ABCD  56. BDE  57. ABCD  58. AC
59. ABCDE  60. ACD  61. ABCD

解析：
1. 消化管壁从内向外依次分为黏膜、黏膜下层、肌层和外膜4层。
2. 消化管的黏膜位于最内层，与腔内食物直接接触，结构变化最大，功能也最重要。

3. 消化管除了两端衬贴复层扁平上皮外，其余各段均为单层柱状上皮。

4. 皱襞是由黏膜和部分黏膜下层向腔面突出而形成的。

5. 舌肌由多个方向排列的骨骼肌纤维束构成。

6. 食管腔面被覆未角化的复层扁平上皮。

7. 胃黏膜上皮不含杯状细胞。

8. 食管腺和十二指肠腺存在于黏膜下层。

9. 帕内特细胞分布在小肠腺。

10. 电镜下，壁细胞的细胞质内含丰富的细胞内分泌小管，小管附近有许多滑面内质网样的小管和小泡，称为微管泡系统。粗面内质网是合成蛋白质的细胞器，光镜下呈嗜碱性。

11. 主细胞的细胞质含丰富的粗面内质网，光镜下呈嗜碱性。

12. 壁细胞不仅产生盐酸，还分泌内因子。

13. 壁细胞合成盐酸的部位是细胞内分泌小管。

14. 盐酸的主要作用是激活胃蛋白酶原，使之变成胃蛋白酶，消化蛋白质。另外，盐酸还具有杀菌等功能。

15. 内因子缺乏可使维生素 $B_{12}$ 吸收障碍，导致恶性贫血。

16. 黏液-碳酸氢盐屏障是胃黏膜自我保护的主要机制。

17. 胃、结肠和直肠表面无绒毛，从十二指肠到空肠再到回肠的肠绒毛逐渐变细、变短。

18. 小肠杯状细胞的细胞质含黏原颗粒，吸收细胞则没有。

19. 肠绒毛由小肠黏膜的上皮和固有层突出形成，表面为单层柱状上皮，中轴为结缔组织。

20. 帕内特细胞是小肠腺的特征性细胞。

21. 肠绒毛中轴为结缔组织，内含中央乳糜管、毛细血管和散在的平滑肌纤维。

22. 帕内特细胞内的嗜酸性分泌颗粒中含有溶菌酶，具有一定的灭菌作用。

23. 小肠的单层柱状上皮内含有杯状细胞，皱襞由黏膜和黏膜下层突向腔面形成，肠绒毛由上皮和固有层突向腔面形成，小肠腺是上皮向固有层内陷、分化形成。

24. 结肠的杯状细胞数量多。

25. 肠绒毛是小肠的特征性结构，阑尾为盲肠的蚯蚓状突起，不含肠绒毛。

26. 环行肌在肛管处增厚可形成肛门内括约肌，但肛门外括约肌是由骨盆底部周围的骨骼肌形成的。

27. 胃上皮的表面黏液细胞可分泌含中性糖蛋白的不溶性黏液，覆盖在上皮表面，形成黏液-碳酸氢盐屏障，防止胃酸对黏膜的自身消化，因而不是造成胃溃疡的原因。其他选项均可能是胃溃疡发病的直接或间接原因。

28. 非感染性急性胃炎常见于应激、药物、酗酒或食物过敏等引起胃酸分泌增多，破坏黏液-碳酸氢盐屏障而引起腹痛等症状。

29. 萎缩性胃炎患者可使胃壁中的壁细胞数量减少，分泌内因子缺乏，引起维生素 $B_{12}$ 吸收障碍，导致恶性贫血。

30. 壁细胞分泌小管中有大量质子泵（$H^+$,$K^+$-ATP 酶）和 $Cl^-$ 通道，能分别把壁细胞内形成的 $H^+$ 和从血液中摄取的 $Cl^-$ 输入小管，二者结合形成盐酸。奥美拉唑属于质子泵抑制剂，该药弥散进入壁细胞内，与 $H^+$,$K^+$-ATP 酶共价结合，不可逆地使质子泵失活，从而抑制盐酸的分泌，同时减少胃蛋白酶原的激活，减轻胃蛋白酶和胃酸对溃疡的刺激，缓解疼痛。

31．回肠的固有层中有集合淋巴小结，肠伤寒时病变最为突出。
32．小肠腺的帕内特细胞能分泌溶菌酶和防御素。
33．胃底腺主细胞能分泌胃蛋白酶原。
34．胃底腺壁细胞可分泌盐酸和内因子。
36．表面黏液细胞能分泌不溶性黏液。
37．小肠上皮和固有层向消化管腔面突出形成肠绒毛。
38．黏膜和部分黏膜下层向消化管腔面突出可形成皱襞。
39．细胞膜和细胞质向腔面突出可形成微绒毛。
40．小肠上皮向固有层内凹陷可分化形成小肠腺。
46．胃和小肠的上皮均为单层柱状上皮，但胃不含杯状细胞，小肠有杯状细胞。固有层均含有腺体，分别为胃腺和肠腺。胃和小肠均有皱襞，但胃不形成绒毛。胃的肌层厚，有3层平滑肌，小肠只有2层平滑肌。
47．食管腺和十二指肠腺位于黏膜下层，其他均位于固有层内。
48．十二指肠、空肠、回肠属于小肠，小肠和大肠的黏膜上皮均含有杯状细胞，胃上皮在正常情况下不含杯状细胞。
49．帕内特细胞、胃底腺主细胞和浆液性腺细胞的细胞质内均含有嗜酸性的酶原颗粒。壁细胞的细胞质嗜酸性强，但不含嗜酸性颗粒，杯状细胞含黏原颗粒。
50．杯状细胞、黏液性腺细胞和表面黏液细胞的顶部细胞质内均含有黏原颗粒。浆液性腺细胞和胃底腺主细胞的顶部细胞质内含有嗜酸性的酶原颗粒。
51．食管腺、十二指肠腺均位于黏膜下层，胃、空肠和回肠的腺体位于固有层内。
52．组成小肠腺的细胞有吸收细胞、杯状细胞、帕内特细胞、干细胞和内分泌细胞。颈黏液细胞是组成胃底腺的细胞之一。
53．胃底腺分布于胃底和胃体部，呈管状或分支管状，开口于胃小凹。细胞组成包括壁细胞、主细胞、颈黏液细胞、干细胞和内分泌细胞。壁细胞的细胞质含微管泡系统和细胞内分泌小管，分泌盐酸和内因子。主细胞的细胞质含丰富的粗面内质网、高尔基复合体和酶原颗粒，分泌胃蛋白酶原。
54．胃黏膜的自我保护机制主要是黏液 - 碳酸氢盐屏障，也包括上皮细胞之间的紧密连接、充足的胃黏膜血流和胃上皮细胞的快速更新。胃内一般不含大量淋巴小结。
55．肠绒毛的中轴为结缔组织组成的固有层，内含毛细血管网、中央乳糜管和散在的平滑肌纤维。神经丛位于黏膜下层或肌层之间，分别称为黏膜下神经丛和肌间神经丛。
56．扩大小肠吸收面积的结构有环行皱襞、肠绒毛和微绒毛。微管泡系统和细胞内分泌小管是胃底腺壁细胞所含有的结构。
57．小肠和大肠的上皮均为单层柱状上皮，都含有杯状细胞，固有层内均含有肠腺和淋巴组织。小肠有肠绒毛，但大肠没有。
58．壁细胞的功能是分泌盐酸和内因子。
59．空肠、回肠、淋巴结、脾和阑尾均含有丰富的淋巴组织，均可见淋巴小结。
60．三段小肠均含有肠绒毛，但肠绒毛形态不同；固有层中均含有小肠腺，但只有十二指肠的黏膜下层有十二指肠腺，杯状细胞和淋巴组织逐渐增多，但肌层均为两层平滑肌。
61．消化性溃疡的形成与胃酸、胃蛋白酶的自身消化作用有关。溃疡的发病机制复杂，通常认为溃疡的发生是由于损害因素与防御因素之间的失衡所致。胃黏膜屏障的保护作用减弱、幽门螺杆菌感染、胃酸和胃蛋白酶分泌过多，或者长期服用阿司匹林等药物均与溃疡的发病有关。黏液对胃黏膜起保护作用，故 E 项是错误的。

## 二、名词解释

1．味蕾（taste bud）：是味觉感受器，由味细胞、支持细胞和基细胞 3 种细胞组成。其中味细胞基部与味觉神经末梢形成突触，司味觉。

2．胃底腺（fundic gland）：是位于胃底和胃体部胃黏膜固有层内的腺体，多为分支管状腺，数量多，由主细胞、壁细胞、颈黏液细胞、干细胞、内分泌细胞构成。

3．壁细胞（parietal cell）：是组成胃底腺的细胞之一。光镜下，细胞体积大，呈圆锥形，细胞核染色深，位于中央，细胞质呈强嗜酸性；电镜下，可见细胞内分泌小管及微管泡系统，线粒体丰富。壁细胞主要合成分泌盐酸和内因子。

4．主细胞（chief cell）：是组成胃底腺的细胞之一。光镜下，细胞呈柱状，细胞核圆形，位于基部，基部细胞质嗜碱性，顶部细胞质着色浅；电镜下，细胞质内含大量的粗面内质网、核糖体和高尔基复合体，顶部细胞质充满酶原颗粒。主细胞主要合成和分泌胃蛋白酶原。

5．黏液-碳酸氢盐屏障（mucous-$HCO_3^-$ barrier）：胃黏膜上皮的表面黏液细胞能分泌不溶性黏液，内含丰富的 $HCO_3^-$，在上皮表面形成一层黏液层，称为黏液-碳酸氢盐屏障，可防止胃酸和胃蛋白酶对上皮细胞的侵蚀。

6．环行皱襞（circular fold，plicae circulares）：是小肠黏膜和部分黏膜下层共同突向肠腔而形成的环状结构，增大了小肠的表面积。

7．帕内特细胞（Paneth cell）：又称潘氏细胞，是小肠腺的特征性细胞，位于肠腺底部。光镜下，顶部细胞质含粗大的嗜酸性颗粒；电镜下，细胞质内可见粗面内质网和高尔基复合体。嗜酸性颗粒内含有防御素、溶菌酶等物质，具有灭菌、调节肠道菌群平衡等功能。

8．肠绒毛（intestinal villus）：是小肠的特征性结构，由小肠黏膜的上皮和固有层向肠腔内突出形成，可进一步增大小肠的表面积，有利于吸收。

9．中央乳糜管（central lacteal）：是小肠绒毛中轴内的一条或两条毛细淋巴管，其管腔大，内皮细胞间隙宽，无基膜，通透性大，称为中央乳糜管。吸收细胞释放出的乳糜微粒进入中央乳糜管输出。

10．胃肠内分泌细胞（gastrointestinal endocrine cell）：胃肠的上皮和腺体内散布着大量内分泌细胞，这些细胞可分泌激素，调节消化腺的分泌和消化管的活动等，如 D 细胞、EC 细胞、ECL 细胞等。

## 三、问答题

1．叙述胃壁的组织结构及其功能。

答：胃壁由内向外分为黏膜、黏膜下层、肌层、浆膜 4 层。

（1）黏膜：由上皮、固有层、黏膜肌层构成。①上皮：为单层柱状上皮，主要由表面黏液细胞构成。表面黏液细胞富含黏原颗粒，分泌黏液，形成富含 $HCO_3^-$ 的黏液-碳酸氢盐屏障，此屏障将胃液与胃黏膜分隔开，起到防酸、防腐蚀、防消化的作用，以保护胃黏膜。此外，表面黏液细胞间形成的紧密连接、上皮细胞的快速更新、黏膜充足的血供，都利于保护黏膜。②固有层：为结缔组织，含大量胃腺。根据位置的不同，胃腺可分为幽门腺、贲门腺、胃底腺。胃底腺分布于胃底和胃体部，数量多，由主细胞、壁细胞、颈黏液细胞、干细胞、内分泌细胞构成。壁细胞主要分泌盐酸和内因子，内因子可与食物中的维生素 $B_{12}$ 结合，防止维生素 $B_{12}$ 在小肠内被酶分解，有利于回肠吸收维生素 $B_{12}$。主细胞分泌胃蛋白酶原，胃蛋白酶原在盐酸的激活下可形成有活性的胃蛋白酶，可对蛋白质进行初步消化。颈黏液细胞主要分泌可溶性酸性黏液；干细胞具有活跃的增殖能力，内分泌细胞分泌多种胃肠道激素，协调自身消化吸收功能及参与调节其他器官的生理活动。③黏膜肌层：为内环行、外纵行的两薄层平滑肌。

(2) 黏膜下层：为结缔组织，内含较大的血管、神经、淋巴管及免疫细胞、神经丛。

(3) 肌层：厚，由内斜行、中环行和外纵行 3 层平滑肌构成，是胃贮存食物和进行机械性消化的结构基础，肌层的收缩可使食物与胃液充分混合，形成食糜。环行肌在贲门部、幽门部形成括约肌。

(4) 浆膜：由结缔组织外覆间皮构成，表面光滑，可减小摩擦力。

2．叙述小肠绒毛的结构及其与消化食物、吸收营养的关系。

答：小肠黏膜上皮和固有层共同向肠腔伸出细长的突起，称为肠绒毛。肠绒毛表面为上皮，中轴为固有层。黏膜上皮为单层柱状，由吸收细胞、杯状细胞和少量内分泌细胞组成。吸收细胞游离面有许多排列整齐的微绒毛，其周围有一层细胞衣，为糖蛋白，内含消化食物的酶。微绒毛可扩大吸收细胞的表面积，有利于食物的消化吸收。中轴固有层含细密结缔组织、有孔毛细血管、中央乳糜管和少量平滑肌纤维。吸收细胞吸收的葡萄糖、氨基酸进入毛细血管运输，甘油、脂肪酸在吸收细胞内再形成乳糜微粒，进入乳糜管运输。平滑肌收缩可使绒毛伸缩也有利于物质的消化吸收。

3．简述扩大小肠吸收面积的结构。

答：扩大小肠吸收面积的结构有环行皱襞、肠绒毛、微绒毛。

(1) 环行皱襞：为黏膜和部分黏膜下层突向肠腔形成的环状突起，可扩大肠腔面积约 3 倍。

(2) 肠绒毛：是小肠上皮和固有层突向肠腔形成的突起，为小肠特征性结构。①肠绒毛的表面为单层柱状上皮，由吸收细胞、杯状细胞、内分泌细胞构成。吸收细胞数量最多，游离面有密集而规则排列的微绒毛，其表面的细胞衣吸附有许多消化酶，是消化吸收的重要部位。杯状细胞分泌黏液，有润滑和保护作用。②肠绒毛的中轴为结缔组织，内含中央乳糜管、有孔毛细血管网、少量的平滑肌纤维等，这些结构有利于营养物质的吸收。肠绒毛进一步扩大肠腔面积约 10 倍。

(3) 微绒毛：为小肠吸收细胞游离面的细胞膜和细胞质形成的密集规则排列的微小突起。微绒毛使细胞游离面面积扩大约 20 倍。

4．比较胃（体部）与小肠的组织结构和功能。

答：胃壁与小肠壁由内向外均分为黏膜、黏膜下层、肌层、外膜 4 层。

| | 胃（体部） | 小肠 |
| --- | --- | --- |
| 上皮类型 | 单层柱状上皮 | 单层柱状上皮 |
| 上皮细胞 | 表面黏液细胞、内分泌细胞 | 吸收细胞、杯状细胞、内分泌细胞 |
| 固有层 | 有胃底腺，由主细胞、壁细胞、颈黏液细胞、内分泌细胞、干细胞组成 | 有小肠腺，由吸收细胞、杯状细胞、帕内特细胞、内分泌细胞、干细胞组成 |

续表

| | 胃（体部） | 小肠 |
|---|---|---|
| 黏膜肌层 | 内环行、外纵行两层平滑肌 | 内环行、外纵行两层平滑肌 |
| 黏膜下层 | 结缔组织 | 结缔组织，十二指肠含十二指肠腺 |
| 肌层 | 厚，内斜行、中环行、外纵行3层平滑肌 | 内环行、外纵行两层平滑肌 |
| 外膜 | 浆膜 | 除十二指肠后壁为纤维膜外，其余部分均为浆膜 |
| 特殊的结构 | 有皱襞，无肠绒毛 | 有皱襞，有肠绒毛 |
| 功能 | 贮存食物；对食物进行机械性消化和初步消化蛋白质；吸收部分水、无机盐、醇类和药物 | 食物消化、吸收的主要部位 |

（赵　敏　吴春云）

# 第十五章

# 消 化 腺

一、选择题

【A1 型题】

1. 肝的基本结构单位是
   A. 肝板
   B. 肝血窦
   C. 肝细胞
   D. 胆小管
   E. 肝小叶
2. 下列对肝细胞细胞器的描述错误的是
   A. 线粒体多
   B. 粗面内质网发达
   C. 高尔基复合体发达
   D. 滑面内质网发达
   E. 无包涵物
3. 窦周隙是指
   A. 肝细胞与肝细胞之间的间隙
   B. 肝细胞与血窦内皮细胞之间的间隙
   C. 肝细胞与贮脂细胞之间的间隙
   D. 肝细胞与肝巨噬细胞之间的间隙
   E. 肝细胞与胆小管之间的间隙
4. 构成闰管的上皮是
   A. 单层扁平上皮
   B. 单层柱状上皮
   C. 单层立方上皮
   D. 单层扁平或单层立方上皮
   E. 单层立方或单层柱状上皮
5. 闰管较长的器官是
   A. 腮腺和胰腺
   B. 腮腺和舌下腺
   C. 腮腺和下颌下腺
   D. 舌下腺和下颌下腺
   E. 舌下腺和胰腺
6. 下列对肝贮脂细胞的描述正确的是
   A. 有产生纤维和基质的功能
   B. 细胞质内储存维生素 D
   C. 位于胆小管附近
   D. HE 染色切片中容易辨认
   E. 异常增殖可导致脂肪肝
7. 下列对腮腺的描述错误的是
   A. 为纯浆液性腺
   B. 闰管长
   C. 纹状管短
   D. 有浆半月
   E. 分泌物中含淀粉酶
8. 下列对胰腺外分泌部的描述错误的是
   A. 由纯浆液性腺泡构成
   B. 腺细胞细胞质内有嗜酸性酶原颗粒
   C. 无分泌管
   D. 闰管短,分支少
   E. 腺泡中央有泡心细胞
9. 正常肝细胞的窦周隙内没有
   A. 血浆
   B. 红细胞
   C. 贮脂细胞

D．网状纤维  E．肝细胞的微绒毛
10．肝细胞内与解毒功能有关的细胞器是
    A．线粒体  B．高尔基复合体  C．溶酶体
    D．粗面内质网  E．滑面内质网
11．胰岛主要分布在
    A．胰头  B．胰尾  C．胰体
    D．胰头和胰体  E．胰头和胰尾
12．肝小叶内没有
    A．胆小管  B．网状纤维  C．贮脂细胞
    D．淋巴管  E．血窦
13．纹状管发达的器官包括
    A．下颌下腺  B．舌下腺  C．腮腺
    D．腮腺、下颌下腺和舌下腺  E．胰腺
14．肝细胞
    A．呈立方形，细胞质嗜酸性  B．呈椭圆形，细胞质嗜酸性
    C．呈多边形，细胞质嗜酸性  D．呈柱状，细胞质嗜碱性
    E．呈多边形，细胞质嗜碱性
15．胆小管是
    A．相邻肝细胞质膜凹陷而成的小管
    B．肝细胞与血窦内皮细胞质膜凹陷而成的小管
    C．肝细胞与贮脂细胞质膜凹陷而成的小管
    D．肝细胞与肝巨噬细胞质膜凹陷而成的小管
    E．相邻血窦内皮细胞质膜凹陷而成的小管
16．肝血窦
    A．内皮无孔，基膜较厚  B．内皮有孔，基膜较厚  C．内皮无孔，无基膜
    D．内皮有孔，无基膜  E．内皮之间无间隙，无基膜
17．肝贮脂细胞位于
    A．窦周隙内  B．肝血窦内  C．肝细胞之间
    D．小叶间结缔组织内  E．中央静脉周围
18．下列对肝板的描述错误的是
    A．由单层肝细胞排列而成  B．以中央静脉为中心，呈放射状排列
    C．在切片中称为肝细胞索  D．相邻肝板之间为肝血窦
    E．胆小管位于肝板与肝血窦之间
19．胰腺的泡心细胞是
    A．异位的肌上皮细胞  B．脱落的腺细胞  C．血管内皮细胞
    D．闰管上皮细胞  E．分泌管上皮细胞
20．胆小管位于
    A．肝板之间  B．肝细胞与血窦内皮之间
    C．肝板内相邻肝细胞之间  D．肝板与血窦之间
    E．肝细胞与窦周隙之间

21. 肝小叶内能储存维生素 A 的细胞是
    A. 胆管上皮细胞　　　　　B. 肝细胞　　　　　　　C. 肝窦内皮细胞
    D. 贮脂细胞　　　　　　　E. 巨噬细胞
22. 下列对肝细胞表面结构的描述错误的是
    A. 肝细胞连接面有紧密连接　　　　　B. 胆小管面有微绒毛
    C. 肝血窦面有缝隙连接　　　　　　　D. 肝细胞连接面有缝隙连接
    E. 肝血窦面有微绒毛
23. 下列对胰岛 A 细胞的描述错误的是
    A. 多位于胰岛的周边　　　　　　　　B. 数量最多，体积较小
    C. 分泌颗粒中含有致密核芯　　　　　D. 分泌胰高血糖素
    E. 胰高血糖素能促进糖原分解

【A2 型题】

24. 患者，男，53 岁，有糖尿病家族史，查空腹血糖大于 8 mmol/L（非同日两次），多次尿糖（+），诊断为 2 型糖尿病。该患者血糖异常与下列哪种细胞的功能障碍关系最大
    A. A 细胞　　　　　　　　B. B 细胞　　　　　　　C. D 细胞
    D. PP 细胞　　　　　　　 E. 泡心细胞
25. 患者，男，46 岁。长期酗酒，乏力、食欲减退 3 年余，查体发现肋下 3 cm 可触及肝，乳房增大，有轻度压痛，未触及包块。推测引起乳房增大最可能的原因是
    A. 乙型肝炎　　　　　　　B. 单纯性脂肪肝　　　　C. 肝硬化
    D. 乳腺小叶增生　　　　　E. 甲亢
26. 患者，男，62 岁，诉乏力、食欲差。体检：神志清，消瘦，轻度黄疸，腹部移动性浊音（+）。诊断为肝硬化。推测患者出现黄疸的原因是
    A. 肝细胞的线粒体增多　　　　　　　B. 胆小管的结构被破坏
    C. 中央静脉的结构被破坏　　　　　　D. 小叶间静脉的结构被破坏
    E. 小叶间动脉的结构被破坏
27. 患者，男，40 岁，8 小时前饮酒后出现上腹部绞痛，向肩背部放射，急诊入院，根据症状和主诉怀疑为急性胰腺炎，最具诊断意义的实验室检查是
    A. 血清脂肪酶测定　　　　B. 血清淀粉酶测定　　　C. 尿淀粉酶测定
    D. 血清钙测定　　　　　　E. 白细胞计数
28. 患者，女，48 岁。肝炎肝硬化 8 年，近 2 个月腹围明显增大，1 周来少尿，血肌酐升高，无腹痛及发热，CT 提示肝纤维化。推测患者出现肝纤维化的结构基础是
    A. 肝细胞增殖活跃，产生纤维增多
    B. 贮脂细胞增殖活跃，产生纤维增多
    C. 肝巨噬细胞增殖活跃，产生纤维增多
    D. 肝内大颗粒淋巴细胞增殖活跃，产生纤维增多
    E. 肝血窦内皮细胞增殖活跃，产生纤维增多

【B 型题】

（29～32 题共用备选答案）

A．A 细胞  B．B 细胞  C．C 细胞
D．D 细胞  E．PP 细胞

29．胰岛内产生胰岛素的细胞是
30．胰岛内产生胰高血糖素的细胞是
31．胰岛内产生胰多肽的细胞是
32．胰岛内产生生长抑素的细胞是

【X 型题】

33．肝内直接与血浆接触的结构是
　　A．肝细胞血窦面的微绒毛　　B．肝细胞间通道内表面的微绒毛
　　C．胆小管表面的微绒毛　　　D．肝血窦内皮细胞
　　E．贮脂细胞

34．下颌下腺的特点是
　　A．构成以黏液性腺泡为主　B．闰管长　　　C．纹状管短
　　D．腺泡周围有肌上皮细胞　E．分泌物含淀粉酶

35．肝细胞滑面内质网的功能包括
　　A．合成凝血酶原　　B．合成白蛋白　　C．合成胆汁
　　D．解毒　　　　　　E．灭活激素

36．生理状态下，肝窦周隙内有
　　A．血液　　　　　　B．成纤维细胞　　C．贮脂细胞
　　D．网状纤维　　　　E．肝巨噬细胞

37．胆汁正常情况下流经的结构包括
　　A．胆小管　　　　　B．小叶间胆管　　C．左、右肝管
　　D．肝血窦　　　　　E．窦周隙

38．肝小叶内有
　　A．网状纤维　　　　B．微皱褶细胞　　C．巨噬细胞
　　D．胆小管　　　　　E．脂肪细胞

39．胰岛分泌的激素包括
　　A．胰高血糖素　　　B．生长激素　　　C．促胰液素
　　D．血管加压素　　　E．胰多肽

40．贮脂细胞的功能包括
　　A．吞噬作用　　　　B．贮存维生素 A　　C．贮存糖原
　　D．合成网状纤维　　E．促进胆汁分泌

41．下列对肝小叶的描述正确的是
　　A．呈锥体状　　　　　　　　B．周边部的血窦称为窦周隙
　　C．人肝小叶间结缔组织较少　D．小叶下静脉与血窦相连
　　E．肝板由单层肝细胞构成

## 二、名词解释

1. 胰岛（pancreas islet）
2. 贮脂细胞（fat-storing cell）
3. 窦周隙（perisinusoidal space）
4. 门管区（portal area）
5. 泡心细胞（centroacinar cell）
6. 胆小管（bile canaliculus）

## 三、问答题

1. 比较3对大唾液腺的结构特点。
2. 描述肝小叶的光镜结构。
3. 试述肝细胞的超微结构。

## 参考答案与解析

### 一、选择题

**【A1型题】**

1．E 2．E 3．B 4．D 5．A 6．A 7．D 8．D 9．B 10．E 11．B 12．D 13．A 14．C 15．A 16．D 17．A 18．E 19．D 20．C 21．D 22．C 23．B

**【A2型题】**

24．B 25．C 26．B 27．B 28．B

**【B型题】**

29．B 30．A 31．E 32．D

**【X型题】**

33．ABDE 34．DE 35．CDE 36．CD 37．ABC 38．ACD 39．AE 40．BD 41．CE

解析：

1. 肝的基本结构单位是肝小叶，而其余几种结构是肝小叶内的结构。
2. 肝内这几种细胞器都多，肝的分解代谢功能很强，所以溶酶体也很多。
3. 窦周隙是指肝细胞与血窦内皮细胞之间的间隙，其他的都不是和血窦之间的间隙。
4. 闰管是接腺泡的排出导管，细小，管壁上皮为单层扁平或单层立方上皮。
5. 腮腺和胰腺的闰管较长，下颌下腺的闰管短，舌下腺的闰管不明显。
6. 肝贮脂细胞的位置在窦周隙内，HE染色切片中不容易辨认，其功能是产生纤维和基质，储存维生素A，异常增殖可导致肝纤维化。
7. 关于腮腺的描述，错误的是有浆半月，因为浆半月是混合性腺的结构，而腮腺为纯浆液性腺。

8．胰腺外分泌部的闰管长，而不是闰管短。

9．正常肝的窦周隙内没有红细胞，因为红细胞在正常情况下不能穿过血窦内皮。

10．肝细胞内的滑面内质网具有合成胆汁，进行脂类、糖类和激素代谢，以及对从肠道吸收的有毒物质进行解毒等的功能。

11．胰岛主要分布在胰腺的尾部。

12．肝小叶内有胆小管、网状纤维、贮脂细胞、血窦，唯独没有淋巴管，淋巴管分布在肝间质内。

13．腮腺和胰腺闰管发达；舌下腺闰管、纹状管都不明显，只有下颌下腺纹状管发达。

14．肝细胞呈多边形，细胞质嗜酸性；所以细胞的形状不是椭圆形、柱状和立方形，细胞质也不是嗜碱性。

15．胆小管是相邻肝细胞质膜凹陷而成的小管。

16．肝血窦内皮有孔，内皮之间间隙较大，无基膜。

17．肝贮脂细胞位于窦周隙内。

18．肝板由单层肝细胞排列而成，以中央静脉为中心，呈放射状排列，在切片中称为肝细胞索，相邻肝板之间为肝血窦，而胆小管位于肝细胞之间。

19．胰腺的泡心细胞是闰管上皮细胞。

20．胆小管位于肝板内相邻肝细胞之间。

21．肝小叶内能储存维生素 A 的细胞是贮脂细胞。肝细胞、肝窦内皮细胞、胆管上皮细胞、巨噬细胞都不储存维生素 A。

22．肝血窦面没有缝隙连接，故 C 项错误。肝细胞连接面有紧密连接，也有缝隙连接，肝血窦面和胆小管面均有微绒毛。

23．胰岛 A 细胞数量较少，体积较大，多位于胰岛的周边。

24．胰岛内 B 细胞分泌胰岛素，胰岛素使血糖下降。

25．肝硬化时肝对雌激素的灭活功能减退，使雌激素增加，通过负反馈抑制腺垂体的分泌功能，从而影响垂体 - 肾上腺轴或垂体 - 肾上腺皮质轴的功能，致使雄激素和糖皮质激素减少，由于雌、雄激素平衡失调，男性患者常表现为性欲减退、睾丸萎缩、毛发脱落及乳房发育。

26．肝细胞分泌胆汁进入胆小管内，胆小管周围的肝细胞膜形成紧密连接和桥粒，封闭胆小管，防止胆汁由胆小管进入肝血窦而出现黄疸。

27．血清淀粉酶在急性胰腺炎发生 6～12 小时后可以出现明显升高，至少升高 3 倍，但淀粉酶的升高与病情严重程度不成正比，无法通过淀粉酶升高程度判断患者是否发生重症胰腺炎。尿淀粉酶检查在 12～24 小时开始升高，脂肪酶检查升高时间比较晚，但持续时间比较长。

28．贮脂细胞能贮存维生素 A 和产生网状纤维的功能。在慢性肝病时，贮脂细胞增生活跃，肝内纤维增多，可致肝纤维化。

29．胰岛内产生胰岛素的细胞是 B 细胞。

30．胰岛内产生胰高血糖素的细胞是 A 细胞。

31．胰岛内产生胰多肽的细胞是 PP 细胞。

32．胰岛内产生生长抑素的细胞是 D 细胞。

33．除胆小管以外，题中各选项均是窦周隙内的结构或构成窦周隙的结构，而窦周隙内充满来自血窦的血浆。此外，电镜下有的相邻肝细胞间有细胞间通道与窦周隙相连，表面也有微绒毛，从而使肝细胞与血液间有更大的物质交换面积。

34．下颌下腺的构成以浆液性腺泡为主，闰管短，纹状管长。

35．合成凝血酶原、白蛋白是粗面内质网的功能，而滑面内质网的功能是进行分解、结合、转化等反应，其主要功能是合成胆汁、解毒及灭活激素等。

36．血液由血浆和血细胞组成，窦周隙内正常时只有血浆，而不能有血细胞；肝巨噬细胞在血窦内，而贮脂细胞异常增生，才向成纤维细胞转化。所以，窦周隙内正常时含有贮脂细胞和网状纤维。

37．胆汁的正常排出途径是胆小管，小叶间胆管，左、右肝管等，而只有在疾病的情况下，胆汁才会进入肝血窦和窦周隙。

38．网状纤维、巨噬细胞及胆小管是肝小叶内的结构，而微皱褶细胞是消化管内的细胞，脂肪细胞也不是肝小叶内结构。

39．胰高血糖素、胰岛素、生长抑素、胰多肽、血管活性肠肽是胰岛分泌的激素。

40．贮脂细胞的功能是贮存维生素 A、合成网状纤维，而贮存糖原、合成胆汁是肝细胞的功能，吞噬作用是肝巨噬细胞（库普弗细胞）的功能。

41．肝小叶呈多角棱柱状，窦周隙指血窦内皮细胞与肝细胞之间的狭窄间隙，小叶下静脉与中央静脉相连；而肝板由单层肝细胞构成，人肝小叶间结缔组织确实较少。

## 二、名词解释

1．胰岛（pancreas islet）：胰腺的外分泌部内散在的细胞团，称为胰岛。胰岛大小不一，人胰岛主要有 A、B、D、PP 和 D1 五型细胞，分别分泌胰高血糖素、胰岛素、生长抑素、胰多肽和血管活性肠肽，调节血糖水平和胃肠功能。

2．贮脂细胞（fat-storing cell）：位于窦周隙内，形态不规则，有突起，常附于血窦内皮细胞外表面和肝细胞表面。其功能是贮存维生素 A 和产生网状纤维。在慢性肝炎时，贮脂细胞增生活跃，肝内纤维增多，可致肝纤维化。

3．窦周隙（perisinusoidal space）：窦周隙是指血窦内皮细胞与肝细胞之间的狭窄间隙，又称为 Disse 间隙。窦周隙内充满来自血窦的血浆成分，肝细胞血窦面的微绒毛浸于其中，是肝细胞与血液进行物质交换的场所。窦周隙内有散在的贮脂细胞和网状纤维。

4．门管区（portal area）：在相邻肝小叶之间的三角形或不规则形的结缔组织中，汇集着从肝门进出的门静脉、肝动脉、肝管的分支，即小叶间动脉、小叶间静脉和小叶间胆管，故这个小区称为门管区。每个肝小叶周围有 3~4 个门管区，区内也有淋巴管和神经纤维。

5．泡心细胞（centroacinar cell）：泡心细胞是胰腺腺泡腔内的一种小的扁平或立方形细胞，细胞质着色浅，细胞核圆形或卵圆形。泡心细胞是延伸入腺泡腔内的闰管上皮细胞，是胰腺腺泡的特征性结构之一。

6．胆小管（bile canaliculus）：是相邻肝细胞的质膜局部凹陷形成的微细管道，在肝板内互相连接成网，直径为 0.5~1.0 μm。

## 三、问答题

1．比较 3 对大唾液腺的结构特点。

答：3 对大唾液腺的结构特点如下表所示。

|  | 腮腺 | 下颌下腺 | 舌下腺 |
|---|---|---|---|
| 腺泡 | 纯浆液性腺 | 混合性腺<br>浆液性腺泡为主 | 混合性腺<br>黏液性腺泡为主 |
| 导管 | 闰管长<br>纹状管较短 | 闰管短<br>纹状管发达 | 无闰管<br>纹状管短 |
| 分泌物 | 唾液淀粉酶丰富 | 除淀粉酶和黏液外，含多种生物活性物质 | 黏液为主 |

2．描述肝小叶的光镜结构。

答：肝小叶是肝的基本结构单位，呈多角棱柱体，长约 2 mm，宽约 1 mm。肝小叶的中央有一条沿其长轴走行的中央静脉。肝细胞以中央静脉为中心单行排列成板状，称为肝板。肝板不规则，大致呈放射状，相邻肝板吻合连接成网，称为肝板网。肝板之间是肝血窦，血窦经肝板上的孔洞互相通连，形成网状管道，称为肝血窦网。小叶周边的一层环形肝板称为界板。在切片中，肝板的断面呈索状，称为肝索。肝细胞相邻面的质膜局部凹陷，形成微细的小管，称为胆小管。胆小管在肝板内也互相连接成网，称为胆小管网。肝细胞体积较大，直径 20～30 μm，呈多面体形，切片呈多边形，核大而圆，位于细胞中央，部分肝细胞有双核，肝细胞的细胞质丰富，多呈嗜酸性。

3．试述肝细胞的超微结构。

答：电镜下，肝细胞有血窦面、肝细胞连接面和胆小管面 3 种不同的连接面。肝细胞血窦面有许多微绒毛，它们伸入血窦外面的窦周隙内。肝细胞连接面间有紧密连接、桥粒、缝隙连接等结构。前两种连接可防止胆汁溢入窦周隙，缝隙连接有离子交换、信息沟通、协调肝细胞生理功能的作用。胆小管面质膜凹陷形成胆小管并有微绒毛伸入管腔内。肝细胞各种细胞器均发达，包括线粒体、粗面内质网、滑面内质网、高尔基复合体、溶酶体、微体和包涵物。

（张海燕　孙丽慧）

# 第十六章 呼吸系统

一、选择题

【A1 型题】

1. 组成嗅上皮的细胞有
   A．支持细胞、杯状细胞、嗅细胞
   B．基细胞、杯状细胞、嗅细胞
   C．支持细胞、纤毛细胞、嗅细胞
   D．刷细胞、基细胞、嗅细胞
   E．支持细胞、基细胞、嗅细胞

2. 符合嗅细胞特点的是
   A．呈柱状
   B．游离面有一根细长的嗅毛
   C．基部与嗅神经末梢形成突触连接
   D．细胞质内有许多黄色色素颗粒
   E．嗅毛内有感受不同化学物质刺激的受体

3. 临床上小叶性肺炎的病变范围是
   A．小支气管连同其各级分支和肺泡
   B．细支气管连同其各级分支和肺泡
   C．终末细支气管连同其分支和肺泡
   D．呼吸性细支气管连同其分支和肺泡
   E．肺泡管至肺泡及其周围结缔组织

4. 关于气管壁结构的描述错误的是
   A．由黏膜、黏膜下层、外膜 3 层构成
   B．上皮为假复层纤毛柱状上皮
   C．基膜较厚
   D．固有层内具有弥散淋巴组织
   E．黏膜下层结缔组织中仅含黏液腺

5. 气管和支气管上皮内具有增殖分化能力的细胞是
   A．纤毛细胞
   B．杯状细胞
   C．基细胞
   D．刷细胞
   E．弥散神经内分泌细胞

6. 肺的间质是指
   A．肺内的结缔组织和血管
   B．肺内的结缔组织、血管、淋巴管和神经
   C．肺泡隔、支气管树和血管
   D．肺内血管、淋巴管和神经
   E．肺内结缔组织

7. 肺的导气部起自肺内叶支气管，止于
   A．细支气管
   B．小支气管
   C．终末细支气管

D．呼吸性细支气管　　　　E．肺泡管
8．关于肺内导气部结构变化规律的描述错误的是
   A．上皮内杯状细胞逐渐减少最后消失
   B．纤毛消失
   C．腺体逐渐减少最后消失
   D．软骨逐渐减少最后消失
   E．平滑肌渐明显，形成环行层
9．Clara 细胞能分泌
   A．组胺　　　　　　　B．缓激肽　　　　　　　C．表面活性物质
   D．蛋白水解酶　　　　E．黏蛋白
10．终末细支气管的结构特点不包括
    A．单层柱状上皮，有少量纤毛细胞　　B．有完整的环行平滑肌
    C．黏膜皱襞明显　　　　　　　　　　D．腺体和软骨均消失
    E．上皮内有少量杯状细胞
11．没有气体交换功能的是
    A．终末细支气管　　　B．呼吸性细支气管　　　C．肺泡管
    D．肺泡囊　　　　　　E．肺泡
12．支气管哮喘时，与何处平滑肌发生痉挛有关
    A．支气管和小支气管　　　　　　　B．小支气管和细支气管
    C．细支气管和终末细支气管　　　　D．呼吸性细支气管和肺泡管
    E．终末细支气管和呼吸性细支气管
13．肺的呼吸部包括
    A．细支气管、肺泡管、肺泡囊、肺泡
    B．呼吸性细支气管、肺泡管、肺泡囊、肺泡
    C．终末细支气管、肺泡管、肺泡囊、肺泡
    D．细支气管、呼吸性细支气管、肺泡囊、肺泡
    E．终末细支气管、呼吸性细支气管、肺泡囊、肺泡
14．呼吸性细支气管的特点不包括
    A．表面被覆单层立方上皮　　　　　B．上皮下有少量平滑肌
    C．管壁上有少量弹性纤维　　　　　D．连有大量肺泡
    E．分支形成肺泡管
15．切片中相邻肺泡开口之间有结节状膨大的结构是
    A．肺泡囊　　　　　　B．肺泡管　　　　　　　C．肺泡腔
    D．呼吸性细支气管　　E．终末细支气管
16．关于肺泡囊结构特点的描述错误的是
    A．肺泡囊与肺泡管相连　　　　　　B．由肺泡管分支形成
    C．肺泡囊由几个肺泡围成　　　　　D．无环行平滑肌束
    E．相邻肺泡开口之间有结节状膨大
17．不属于Ⅰ型肺泡细胞特点的是
    A．细胞扁平，仅含核部分略厚　　　B．覆盖肺泡小部分表面

C．细胞内吞饮小泡多　　　　　　　　D．可将肺泡内吸入的微尘运至肺间质

E．参与构成气-血屏障

18．构成气-血屏障的结构应除外

A．肺泡Ⅰ型上皮细胞　　　　B．肺泡上皮的基膜　　　　C．肺泡Ⅱ型上皮细胞

D．毛细血管的内皮细胞　　　E．肺泡上皮和毛细血管内皮之间的薄层结缔组织

19．关于Ⅱ型肺泡上皮细胞的描述错误的是

A．细胞圆形或立方形

B．细胞游离面有少量微绒毛

C．细胞质内粗面内质网、高尔基复合体发达

D．含有电子密度低的指状分泌颗粒

E．能分泌表面活性物质

20．肺表面活性物质的主要性质和作用是

A．磷脂，提高肺泡表面张力　　　　B．磷脂，降低肺泡表面张力

C．糖蛋白，提高肺泡表面张力　　　D．糖蛋白，降低肺泡表面张力

E．糖脂，保护肺泡上皮

21．关于肺泡的描述错误的是

A．肺进行气体交换的场所

B．上皮由Ⅰ型和Ⅱ型肺泡上皮细胞组成

C．相邻两个肺泡间的薄层结缔组织称为肺泡隔

D．肺泡隔内富含弹性纤维

E．Ⅱ型肺泡上皮细胞参与构成气-血屏障

22．关于肺巨噬细胞的描述错误的是

A．由血液中的单核细胞分化而来

B．仅分布于肺间质而不进入肺泡腔

C．吞噬功能活跃

D．吞噬了灰尘颗粒后称为尘细胞

E．属于单核吞噬细胞系统

23．关于肺泡隔的结构特点错误的是

A．是相邻两个肺泡间的薄层结缔组织

B．含丰富的有孔毛细血管

C．弹性纤维较多

D．含有成纤维细胞、巨噬细胞、浆细胞和肥大细胞

E．参与构成气-血屏障

24．肺部感染时，可能使感染蔓延的结构是

A．肺泡隔　　　　　　　　B．肺泡孔　　　　　　　　C．肺泡壁弹性纤维

D．肺巨噬细胞　　　　　　E．浆细胞

25．使肺组织具有弹性的主要结构是

A．肺泡隔内的胶原纤维

B．肺泡隔内的弹性纤维

C．肺泡隔内的网状纤维

D. Ⅱ型肺泡细胞及其分泌的表面活性物质
E. 肺泡管壁上，肺泡开口处的平滑肌纤维

**【A2 型题】**

26. 患儿，男，3 岁。在进餐中，突然出现严重呼吸困难，伴发绀。急诊初步判断为异物吸入，则最有可能吸入的部位是
    A. 气管　　　　　　　　B. 右主支气管　　　　　C. 左主支气管
    D. 细支气管　　　　　　E. 终末细支气管

27. 患者，女，25 岁。2 小时前打扫室内卫生时突然出现咳嗽、胸闷、呼吸困难，追问病史近 3 年来每年秋季常有类似发作。体检：两肺满布哮鸣音，心脏无异常。胸部 X 线片显示心肺无异常。该例诊断应为
    A. 慢性喘息型支气管炎　　　　　　B. 慢性阻塞性肺疾病（A 型）
    C. 慢性阻塞性肺疾病（B 型）　　　D. 支气管哮喘
    E. 心源性哮喘

28. 患儿，女，4 岁。幼时对花粉过敏，反复发作喘息 4 次以上，其母有哮喘史。此次因"突然发作喘息 4 小时"入院。查体：体温正常，喘息貌，两肺满布哮鸣音。皮下注射肾上腺素后，哮鸣音明显减少。以下分析正确的是
    A. 嗜碱性粒细胞增多　　B. 淋巴细胞增多　　　　C. 单核细胞增多
    D. 中性粒细胞增多　　　E. 嗜酸性粒细胞增多

**【B 型题】**

(29 ~ 32 题共用备选答案)
　　A. 气管和支气管　　　B. 终末细支气管　　　　C. 小支气管
　　D. 肺泡管　　　　　　E. 肺泡囊

29. 腔面被覆假复层纤毛柱状上皮，管壁有半环形软骨环的是
30. 许多肺泡共同的开口处为
31. 有结节性膨大结构的是
32. 管壁平滑肌为完整环行层的是

(33 ~ 37 题共用备选答案)
　　A. Ⅰ型肺泡细胞　　　B. Ⅱ型肺泡细胞　　　　C. 尘细胞
　　D. 心力衰竭细胞　　　E. 内分泌细胞

33. 参与气体交换的细胞是
34. 分泌表面活性物质的细胞是
35. 气-血屏障的组成细胞是
36. 吞噬尘粒后的肺巨噬细胞是
37. 含有大量含铁血黄素颗粒的细胞是

(38 ~ 42 题共用备选答案)
　　A. 相邻肺泡间的结缔组织

B．多个肺泡的共同开口处

C．肺内结缔组织、血管、淋巴管和神经等

D．管壁上开始出现肺泡，上皮为单层立方上皮

E．肺感染时，病菌可通过此处扩散

38．肺泡囊

39．呼吸性细支气管

40．肺间质

41．肺泡隔

42．肺泡孔

【X 型题】

43．符合嗅细胞特点的是
  A．呈细长梭形
  B．游离面有一根细长的嗅毛
  C．基部与嗅神经末梢形成突触连接
  D．细胞质内有许多脂褐素颗粒
  E．嗅毛内有感受不同化学物质刺激的受体

44．纤毛细胞存在于
  A．嗅上皮
  B．气管黏膜上皮
  C．支气管黏膜上皮
  D．细支气管黏膜上皮
  E．呼吸性细支气管黏膜上皮

45．符合气管壁结构特点的是
  A．由黏膜、肌层和外膜 3 层组成
  B．黏膜分上皮、固有层、黏膜肌层 3 层
  C．假复层纤毛柱状上皮内有较多杯状细胞
  D．肌层内有少量骨骼肌纤维
  E．外膜内有软骨环

46．肺内导气部结构变化的规律包括
  A．上皮内杯状细胞渐增多
  B．纤毛消失
  C．腺体逐渐减少最后消失
  D．软骨逐渐减少最后消失
  E．平滑肌渐明显，形成环层

47．支气管哮喘病发作时，环行平滑肌发生痉挛性收缩的管道主要是
  A．段支气管
  B．小支气管
  C．细支气管
  D．终末细支气管
  E．呼吸性细支气管

48．终末细支气管的结构特点包括
  A．单层柱状上皮，有少量纤毛细胞
  B．有完整的环行平滑肌
  C．黏膜皱襞明显
  D．有少量腺体和软骨
  E．上皮内有少量杯状细胞

49．符合 I 型肺泡上皮细胞特点的是
  A．宽大而扁平
  B．有孔
  C．相邻细胞间有紧密连接
  D．基底面有基膜
  E．参与组成气-血屏障

50．符合 II 型肺泡上皮细胞特点的是

A．立方形或圆形

B．细胞质内含有分泌颗粒，颗粒内含嗜锇性板层小体

C．参与组成气-血屏障

D．分泌表面活性物质

E．可分裂增殖并转化为Ⅰ型肺泡细胞

## 二、名词解释

1．肺小叶（pulmonary lobule）
2．气-血屏障（blood-air barrier）
3．终末细支气管（terminal bronchiole）
4．Ⅰ型肺泡细胞（type Ⅰ alveolar cell）
5．肺泡隔（alveolar septum）
6．Ⅱ型肺泡细胞（type Ⅱ alveolar cell）
7．肺泡（pulmonary alveolus）
8．肺巨噬细胞（pulmonary macrophage）
9．嗅细胞（olfactory cell）
10．嗅上皮（olfactory epithelium）
11．克拉拉细胞（Clara cell）

## 三、问答题

1．简述肺内导气部和呼吸部的组成。
2．简述肺内导气部管壁结构的变化规律。
3．简述Ⅰ、Ⅱ型肺泡细胞的位置、光电镜结构和功能。
4．试述肺的导气部各段管壁结构变化规律。
5．试述肺泡及气-血屏障的结构。
6．试述与呼吸系统净化吸入空气和防御功能有关的结构。

## 参考答案与解析

一、选择题

【A1型题】
1．E  2．E  3．B  4．E  5．C  6．B  7．C  8．B  9．D  10．E  11．A
12．C  13．B  14．D  15．B  16．E  17．B  18．C  19．D  20．B  21．E
22．B  23．B  24．B  25．B

【A2型题】
26．B  27．D  28．E

【B型题】
29．A  30．E  31．D  32．B  33．A  34．B  35．A  36．C  37．D  38．B
39．D  40．C  41．A  42．E

## 【X 型题】

43．AE　44．BCDE　45．CE　46．CDE　47．CD　48．ABC　49．ACDE
50．ABDE

### 解析：

1．嗅黏膜上皮为假复层柱状上皮，无杯状细胞、纤毛细胞、刷细胞，由支持细胞、基细胞和嗅细胞组成。

2．嗅细胞呈长梭形，游离面有数十根细长的嗅毛。嗅细胞基部发出一条细长的轴突，穿过基膜进入固有层形成嗅神经。嗅毛可接受不同有气味的化学物质的刺激，产生神经冲动，传入中枢，产生嗅觉。

4．在气管壁黏膜下层结缔组织中有较多的混合性腺，即不仅含有黏液腺，还有浆液腺。

5．气管上皮中有纤毛细胞、杯状细胞、基细胞、刷细胞和弥散神经内分泌细胞。基细胞是一种未分化的细胞，有增殖分化的能力。

6．肺组织可分为的实质和间质部分，间质包括肺内结缔组织及其中的血管、淋巴管和神经。

7．肺的导气部从肺内叶支气管起到终末细支气管为止，包括叶支气管、小支气管、细支气管和终末细支气管，而呼吸性细支气管、肺泡管和肺泡是肺的呼吸部。

8．肺的导气部的变化是：杯状细胞、腺体、软骨片均逐渐减少最后消失，平滑肌则增多，最终形成完整的环行层。但最后的被覆上皮为单层柱状纤毛上皮，纤毛仍存在。

9．Clara 细胞分布于终末细支气管或呼吸性细支气管上皮内，可分泌蛋白水解酶，分解管腔内的黏液，降低分泌物的黏稠度，利于排出。Clara 细胞内尚有较多的氧化酶系，可对吸入的毒物或某些药物进行生物转化和解毒。上皮损伤时 Clara 细胞增殖分裂，分化为纤毛细胞。

10．终末细支气管属于肺导气管部的最末段，管壁完整，表面为单层柱状纤毛上皮，杯状细胞、腺体、软骨片均消失，平滑肌增多，形成完整的环行层。

11．肺的呼吸部包括呼吸性细支气管、肺泡管、肺囊管、肺泡。终末细支气管属于肺导气管部的最末段，故不能进行气体交换。

12．在病理情况下，细支气血管和终末细支气管平滑肌发生痉挛性收缩，导致支气管哮喘。

14．呼吸性细支气管管壁上开始出现少量肺泡，而非大量肺泡。

15．肺泡管由许多肺泡围成，故没有完整的管壁，仅在肺泡开口之间存在小部分管壁，表面为单层立方或扁平上皮，下方为薄层结缔组织和少量平滑肌，切面上呈现结节状膨大。

16．结节状膨大是肺泡管的特点。

17．Ⅰ型肺泡上皮细胞呈扁平状，数量较少，但覆盖肺泡表面积的 95%。

18．肺泡与血液之间进行气体交换至少要经过肺泡表面液体层、Ⅰ型肺泡上皮细胞与基膜、薄层结缔组织、毛细血管基膜与内皮等，这些结构称为气-血屏障。Ⅱ型肺泡上皮细胞不参与气-血屏障的构成。

19．Ⅱ型肺泡上皮细胞细胞质内含有许多电子密度高的嗜锇性板层小体。

20．表面活性物质的成分为磷脂，具有降低肺泡表面张力的功能。

21．Ⅰ型肺泡上皮细胞参与构成气-血屏障，Ⅱ型肺泡上皮细胞的主要功能是分泌表面活性物质，不参与构成气 - 血屏障。

22．肺巨噬细胞广泛分布于肺泡隔或肺泡腔内。

23．毛细血管为连续型的，不是有孔型的。

24．相邻肺泡之间有肺泡孔相通，与平衡肺泡间的气压及肺小叶间的侧支通气有关。在病理情况下，其也可成为炎症扩散的通道。

25．即相邻两个肺泡之间的薄层结缔组织，内含丰富的弹性纤维，使肺具有弹性。

26．右主支气管相对于左主支气管更宽且更短，容易成为异物的吸入部位。

27．患者在接触变应原后突然发病，咳嗽、胸闷、呼吸困难，且有季节性发作病史，体检两肺满布哮鸣音，符合支气管哮喘的诊断。

28．此病为常见的过敏性疾病，患者嗜酸性粒细胞升高，多数情况下是指外周血血常规中的嗜酸性粒细胞升高，还会出现打喷嚏、流鼻涕、眼睛发痒等症状。

29．气管和支气管腔面被覆假复层纤毛柱状上皮，管壁有软骨环。

30．肺泡囊是许多肺泡共同的开口处。

36．肺巨噬细胞吞噬尘粒后被称为尘细胞。

37．心力衰竭导致肺淤血时，大量红细胞传出毛细血管进入肺间质，被肺巨噬细胞吞噬，使得肺巨噬细胞中含有大量含铁血黄素颗粒，故称为心力衰竭细胞。

43．嗅细胞呈细长梭形，游离面的嗅毛有数十根；嗅毛内有感受不同化学物质刺激的受体；基部发出细长的轴突，穿过基膜进入固有层，形成嗅神经；脂褐素颗粒存在于支持细胞而非嗅细胞。

44．嗅上皮由假复层柱状上皮构成，由嗅细胞、支持细胞和基细胞组成。支持细胞数量最多，游离面有微绒毛而非纤毛，气管、支气管、细支气管和呼吸性细支气管黏膜上皮均有纤毛细胞。

45．气管壁由黏膜、黏膜下层和外膜 3 层组成；黏膜分上皮和固有层，没有黏膜肌层；没有肌层，更没有骨骼肌纤维。

49．Ⅰ型肺泡上皮细胞虽然薄，但细胞质上没有孔。

## 二、名词解释

1．肺小叶（pulmonary lobule）：是肺的结构单位之一，肺小叶由一个细支气管连同它的分支及其终末的大量肺泡组成。肺小叶呈锥形，尖朝向肺门，底朝向肺表面，小叶间以结缔组织间隔，每叶肺有 50～80 个肺小叶。

2．气 - 血屏障（blood-air barrier）：是肺泡内气体与血液内的气体进行交换所通过的结构，由肺泡表面液体层、Ⅰ型肺泡细胞与基膜、薄层结缔组织、连续性毛细血管基膜与内皮构成。气 - 血屏障很薄，有利于气体交换。

3．终末细支气管（terminal bronchiole）：是肺内导气部管道的末段部分。其结构特点是：上皮为单层柱状，无杯状细胞，多为克拉拉细胞；管壁内无腺体和软骨片，有明显的环行平滑肌；黏皱襞明显。

4．Ⅰ型肺泡细胞（type Ⅰ alveolar cell）：是构成肺泡壁的上皮细胞细胞之一，呈扁平状，整个细胞含核部分略厚，其余部分扁而菲薄，覆盖了肺泡约 95% 的表面积，是进行气体交换的部位，并参与构成气 - 血屏障。

5．肺泡隔（alveolar septum）：是相邻肺泡之间的薄层结缔组织，属肺间质。其内的主要成分有连续毛细血管，参与气-血屏障的组成；弹性纤维的弹性起回缩肺泡的作用；还有肺巨噬细胞，吞噬清除肺泡和肺间质的尘粒、细菌等异物，发挥重要的免疫防御作用。

6. Ⅱ型肺泡细胞（type Ⅱ alveolar cell）：是构成肺泡壁的上皮细胞细胞之一，镶嵌在Ⅰ型肺泡细胞之间，细胞呈立方形或圆形，核圆形，胞质染色浅。电镜下，胞质内有较多的粗面内质网、高尔基复合体及分泌颗粒，颗粒内含同心圆或平行排列的板层状结构，故称板层小体。细胞将颗粒内容物释放后，在肺泡上皮表面形成一层薄膜，称为表面活性物质，具有降低肺泡表面张力、稳定肺泡大小的作用。

7. 肺泡（pulmonary alveolus）：是肺内支气管树的终末部分，肺泡为多面体囊泡，开口于呼吸性细支气管、肺泡管、肺泡囊。肺泡壁很薄，由单层肺泡上皮构成，其中包括扁平形的Ⅰ型肺泡细胞和立方形的Ⅱ型肺泡细胞。肺泡是肺进行气体交换的部位。

8. 肺巨噬细胞（pulmonary macrophage）：由单核细胞演化而来，广泛分布于肺间质，在肺泡隔中最多。能清除进入肺泡和肺间质的尘粒、细菌等异物，发挥主要的免疫防御作用。吞噬了较多尘粒的肺巨噬细胞，可沉积在肺间质内，也可从肺泡腔经呼吸道随黏液咳出，还可以进入肺淋巴管，再迁移至肺门淋巴结。

9. 嗅细胞（olfactory cell）：即嗅觉细胞，呈长梭形，是位于鼻腔上端的嗅黏膜上皮内的双极神经元。嗅细胞的树突细长，伸向上皮表面并膨大成球状的嗅泡，从其表面伸出 10～30 根纤毛，称嗅毛，嗅毛细而长，倾倒在上皮表面浸埋于嗅腺分泌的浆液内；轴突从胞体基部发出并穿过基膜入固有层内，被嗅鞘细胞包裹形成无髓神经纤维并组成嗅神经。嗅毛为嗅觉感受器，感受不同化学物质的刺激产生的冲动经嗅神经传入中枢产生不同的嗅觉。

10. 嗅上皮（olfactory epithelium）：是鼻腔中感受气味的部位，细胞组成包括可以感知气味的嗅细胞和支持细胞、基细胞。嗅腺分泌的黏液覆盖在嗅上皮的表面，嗅细胞中的嗅觉纤毛埋在黏液中央。空气中的气味物质溶于黏液中，然后与分布在嗅细胞纤毛的细胞膜上的嗅觉感受器相结合，而后感知气味。嗅细胞的寿命一般是 1 个月，嗅上皮中的基细胞会不断生长出新的嗅细胞。

11. 克拉拉细胞（Clara cell）：在细支气管和终末细支气管上皮内，高柱状，无纤毛，圆顶状凸向管腔，胞质内含分泌颗粒。Clara 细胞能够分泌蛋白酶和黏液溶解酶等，以保持气道通畅。

### 三、问答题

1. 简述肺内导气部和呼吸部的组成。

答：① 肺的导气部包括叶支气管、段支气管、小支气管、细支气管、终末细支气管，具有传导气体功能，但无气体交换功能。② 肺的呼吸部包括呼吸性细支气管、肺泡管、肺泡囊、肺泡，具有气体交换功能。

2. 简述肺内导气部管壁结构的变化规律。

答：管腔逐渐变小，管壁变薄，但黏膜、黏膜下层和外膜分界线逐渐不明显。上皮层从假复层纤毛柱状上皮渐变为单层纤毛柱状上皮、单层柱状上皮；杯状细胞和混合腺逐渐减少，到终末细支气管杯状细胞和混合腺完全消失；透明软骨也逐渐减少，呈大小不等的不规则的软骨片，到终末细支气管透明软骨片完全消失；固有层平滑肌细胞逐渐增多，从间断的环行平滑肌束，到终末细支气管平滑肌形成完整的环行平滑肌层。

3. 简述Ⅰ、Ⅱ型肺泡细胞的位置、光电镜结构和功能。

答：Ⅰ型肺泡细胞数量少，但覆盖肺泡表面积95%。在光镜下，细胞体扁平，含核部分厚突向肺泡腔，无核部分薄，参与构成气-血屏障。在电镜下，相邻的Ⅰ型肺泡细胞或与Ⅱ型肺泡细胞及刷细胞之间有紧密连接，细胞器少，胞质内有吞饮小泡，内含吞入的表面活性物质和微小尘粒。Ⅰ型肺泡细胞无分裂能力，损伤后由Ⅱ型肺泡细胞增殖分化补充。

Ⅱ型肺泡细胞位于Ⅰ型肺泡细胞之间，数量多，但仅覆盖肺泡表面的5%左右。在光镜下，细胞呈立方形或圆形，顶端突入肺泡腔。核圆形，胞质着色浅，呈泡沫状。在电镜下，细胞游离面有少量微绒毛。胞质内富含线粒体、溶酶体和粗面内质网、较发达的高尔基复合体。核上方有较多的分泌颗粒，颗粒内有平行排列的嗜锇性板层小体，主要成分为磷脂（表面活性物质）。Ⅱ型肺泡细胞有分裂、增殖和分化为Ⅰ型肺泡细胞的潜能。

4．试述肺的导气部各段管壁结构变化规律。

答：肺的导气部包括叶支气管、段支气管、小支气管、细支气管和终末细支气管。随着管道的分支管径渐细，管壁变薄。黏膜：导气部起始段为假复层纤毛柱状上皮，含有杯状细胞，至终末细支气管时变为单层柱状上皮，杯状细胞消失。固有层逐渐变薄，在其深面的平滑肌从分散的螺旋排列逐渐相对增多，至终末细支气管腺体完全消失。外膜：软骨片逐渐减少达中膜细支气管完全消失。

5．试述肺泡及气-血屏障的结构。

答：肺泡为多面形囊泡，是肺进行气体交换的场所。肺泡壁很薄，由肺泡上皮和基膜构成。肺泡上皮：由两型细胞组成，Ⅰ型肺泡细胞呈扁平状，并覆盖肺泡大部分内表面。Ⅱ型肺泡细胞呈圆形或立方形，镶嵌于Ⅰ型肺泡细胞之间，有许多嗜锇性板层小体。气-血屏障：即肺泡与血液之间进行气体交换所必须通过的结构，由肺泡表面液体层、Ⅰ型肺泡及基膜、薄层结缔组织、毛细血管内皮及基膜组成。

6．试述与呼吸系统净化吸入空气和防御功能有关的结构。

答：①鼻膜黏膜前庭部有鼻毛，能阻挡空气中的尘埃等异物。②气管与支气管黏膜的假复层纤毛柱状上皮中，纤毛细胞的纤毛摆动，将黏液及其黏附的尘埃、细菌等推向咽部咳出，净化吸入的空气；杯状细胞和混合腺的分泌物可黏附空气中的异物颗粒，溶解吸入的二氧化硫等有毒气体。③气管与主支气管固有层的淋巴组织、浆细胞和上皮细胞共同分泌的SIgA，具有免疫防御功能。④肺泡Ⅰ型肺泡细胞胞质内有较多小泡，能够吞入随空气进入肺泡的小尘粒，起到净化空气的作用。⑤肺间质中的肺巨噬细胞能清除进入肺泡和肺间质的异物，有免疫防御作用。

（马　伟）

# 第十七章 泌尿系统

一、选择题

【A1 型题】

1. 肾的基本结构功能单位是
   A．泌尿小管　　　　　　B．肾小体　　　　　　C．肾单位
   D．球旁复合体　　　　　E．肾小管
2. 构成肾单位的是
   A．肾小体和集合小管　　B．集合小管和肾小管　　C．肾小体和肾小管
   D．近端小管和肾小体　　E．远端小管和细段
3. 关于肾单位的描述错误的是
   A．为肾的结构和功能单位　　　　　B．由肾小体和肾小管组成
   C．可分为皮质肾单位和髓旁肾单位　D．每个肾所含肾单位多达 100 万个以上
   E．仅位于皮质迷路中
4. 髓袢位于
   A．皮质迷路、髓放线、肾锥体　　　B．髓放线、肾锥体
   C．肾锥体　　　　　　　　　　　　D．肾柱、肾锥体
   E．皮质迷路、肾柱
5. 肾小管包括
   A．近端小管曲部、髓袢、远端小管曲部
   B．近端小管直部、细段、远端小管直部
   C．近端小管曲部、细段、远端小管曲部
   D．近端小管、远端小管、髓袢
   E．近端小管、细段、远端小管曲部
6. 构成髓袢的是
   A．近曲小管、远曲小管和集合小管　B．远曲小管、细段和远直小管
   C．近直小管、细段和远直小管　　　D．近直小管、集合小管和远直小管
   E．近曲小管、近直小管和远曲小管
7. 关于肾小体的描述错误的是
   A．由血管球和肾小囊组成　　　　　B．有血管极和尿极
   C．有球内系膜　　　　　　　　　　D．分布于皮质迷路和肾锥体中

E．能以滤过方式形成原尿
8．关于血管球毛细血管的描述错误的是
    A．为入球微动脉进入肾小囊后分支形成
    B．为连续毛细血管
    C．其内压力较高
    D．除与血管系膜相接触的部位外，内皮外都有基膜
    E．毛细血管之间有血管系膜
9．关于球内系膜细胞的结构与功能错误的是
    A．位于血管球毛细血管之间
    B．参与构成滤过屏障
    C．是合成基膜的成分
    D．吞噬和降解沉积在基膜上的免疫复合物
    E．防止血管球毛细血管内压过高而扩张
10．下列关于肾小囊的描述错误的是
    A．为肾小管起始部膨大并凹陷而成的双层杯状囊
    B．壁层为单层扁平上皮　　　　　　C．脏层由足细胞构成
    D．肾小囊腔与远曲小管相通　　　　E．原尿形成后进入肾小囊腔
11．不属于足细胞的特征的是
    A．构成肾小囊的脏层　　　　　　　B．可发出初级突起和次级突起
    C．突起紧贴于血管球毛细血管基膜外　D．次级突起之间形成裂孔
    E．裂孔上有裂孔膜覆盖，起保护作用
12．滤过膜的组成结构为
    A．内皮、基膜　　　　　　　　　　B．有孔内皮、基膜、血管系膜
    C．足细胞裂孔膜、有孔内皮、血管系膜　D．有孔内皮、基膜、足细胞裂孔膜
    E．血管系膜、有孔内皮、基膜、足细胞裂孔膜
13．正常情况下不进入肾小囊腔的物质是
    A．水　　　　　　　　B．代谢废物　　　　　　C．血细胞
    D．氨基酸　　　　　　E．葡萄糖
14．不属于近端小管光镜下的结构特点的是
    A．管壁由单层立方形或锥体形细胞组成　B．管腔小，不规则
    C．细胞质嗜酸性较强　　　　　　　　　D．游离面有刷状缘
    E．细胞分界清楚
15．光镜下远曲小管与近曲小管相比，错误的是
    A．断面较多　　　　　　　　　　　B．腔大
    C．上皮细胞分界较清楚　　　　　　D．腔面一般无刷状缘
    E．上皮细胞细胞质嗜酸性较弱，着色较浅
16．电镜下，上皮细胞微绒毛最发达的管道是
    A．近曲小管　　　　　　B．远曲小管　　　　　　C．细段
    D．集合小管　　　　　　E．远直小管
17．不属于近端小管功能的是

A．重吸收滤液中的水  B．重吸收滤液中的营养物质
C．感受 Na⁺ 的浓度变化  D．排泄 $H^+$、氨、肌酐、马尿酸等
E．排出青霉素等药物

18．调节远曲小管的保钠排钾作用的激素是
A．抗利尿激素  B．糖皮质激素  C．雌激素
D．甲状腺激素  E．醛固酮

19．细段的管壁上皮是
A．单层立方上皮  B．单层扁平上皮  C．单层柱状上皮
D．复层扁平上皮  E．变移上皮

20．关于集合小管错误的是
A．管壁由单层立方或单层柱状上皮构成
B．细胞游离面有发达的微绒毛
C．细胞分界较清楚
D．能重吸收水和交换离子，使尿液浓缩
E．功能受醛固酮和抗利尿激素的调节

21．肾内可分泌肾素的是
A．肾小管上皮细胞  B．球外系膜细胞  C．致密斑
D．球旁细胞  E．肾间质细胞

22．能感受钠离子浓度变化的是
A．球旁细胞  B．致密斑  C．球外系膜细胞
D．球内系膜细胞  E．足细胞

23．肾间质细胞能合成
A．肾素  B．髓脂 I  C．红细胞生成素
D．血管紧张素  E．醛固酮

24．下列关于肾血液循环的特点错误的是
A．肾动脉直接来自腹主动脉，因此血流量大
B．肾小体血管球毛细血管两端均为微动脉
C．血管在肾内形成两次毛细血管，即血管球毛细血管和球后毛细血管网
D．髓质内直小血管袢与髓袢伴行
E．肾内不同区域血流量基本一致

25．胶体渗透压较高的血管是
A．入球微动脉  B．血管球毛细血管  C．小叶间动脉
D．球后毛细血管  E．直小动脉与直小静脉

26．与肾小管重吸收功能有直接关系的血管是
A．球后毛细血管  B．出球微动脉  C．小叶间动脉
D．入球微动脉  E．小叶间静脉

27．关于膀胱的结构正确的是
A．分为黏膜、黏膜下层和外膜 3 层  B．黏膜上皮为变移上皮
C．固有层含较多的腺体  D．外膜全部为浆膜
E．上皮细胞的层数和形态固定不变

28. 关于输尿管的描述错误的是
    A．管壁由黏膜、肌层、外膜组成
    B．上皮为变移上皮
    C．上 2/3 段肌层为内纵、外环
    D．下 1/3 段肌层为内纵、中环、外纵
    E．外膜为浆膜

【A2 型题】

29. 患者，男，7 岁。反复水肿 8 个月，血压 165/110 mmHg，尿常规蛋白（++），红细胞满视野，血浆蛋白 15 g/L，球蛋白 20 g/L，胆固醇 12.5 mmol/L，诊断为肾炎性肾病，该病以肾小球损害为主。关于肾小体的构成与分布正确的是
    A．肾小管末端膨大形成，位于皮质迷路内
    B．即肾小球，位于皮质迷路和髓放线内
    C．由肾小囊及其与近端小管的连接组成，位于皮质迷路内
    D．由肾小囊和血管球构成，位于皮质迷路和肾柱内
    E．由肾小囊和血管球构成，位于髓放线和肾柱内

30. 患者，男，9 岁。水肿 1 个月就诊，化验结果显示：尿蛋白（+++），24 小时尿蛋白定量 3.5 g，补体 C3 降低。在正常情况下，可通过肾小体滤过膜的物质是
    A．除大分子蛋白质外的血浆成分
    B．少量红细胞和血浆成分
    C．除葡萄糖外的血浆成分
    D．血浆成分
    E．除氨基酸外的血浆成分

31. 患者，男，58 岁。急性肾炎，近 2 日出现尿量明显减少，每日尿量 100 ml 以下，血尿素氮为 20 mmol/L，考虑合并急性肾功能不全。原尿重吸收的主要场所是
    A．近曲小管
    B．肾小体
    C．远曲小管
    D．细段
    E．集合小管

32. 患者，男，4 岁。单纯性肾病，泼尼松治疗不规律，反复水肿，低盐饮食，近日出现嗜睡、水肿加重、血压 70/40 mmHg，低钠血症。肾感受钠离子浓度变化的细胞是
    A．足细胞
    B．致密斑细胞
    C．肾间质细胞
    D．球旁细胞
    E．球内系膜细胞

33. 患者，男，5 岁。水肿 2 周入院，检查结果显示：尿蛋白（++++），24 小时尿蛋白定量 2.1 g，血浆白蛋白 20 g/L，BUN 3.5 mmol/L，病理显示肾小球脏层足细胞足突融合，诊断为微小病变性肾炎，口服泼尼松治疗 2 周，症状缓解，尿蛋白转阴。下列关于足细胞的正常结构描述错误的是
    A．突起内有微丝
    B．裂孔的大小固定不变
    C．次级突起紧贴毛细血管基膜外，突起间有裂孔膜
    D．胞体凸向肾小囊腔
    E．突起多，分初级突起和次级突起

【B 型题】

（34～38 题共用备选答案）
    A．泌尿小管
    B．肾单位
    C．肾小管

D．肾小体　　　　　　　　E．髓袢

34．由肾小体和肾小管组成的是
35．由近端小管直部、细段和远端小管直部组成的是
36．由肾小管和集合小管系组成的是
37．由近端小管、细段和远端小管组成的是
38．由血管球和肾小囊组成的是

（39～43题共用备选答案）

A．滤过屏障　　　　　　B．球旁复合体　　　　　　C．肾小囊脏层
D．肾小体　　　　　　　E．血管系膜

39．由有孔毛细血管内皮、基膜、足细胞裂孔膜构成的是
40．由致密斑、球旁细胞、球外系膜细胞构成的是
41．由足细胞构成的是
42．由血管球和肾小囊构成的是
43．由球内系膜细胞和基质构成的是

（44～49题共用备选答案）

A．重吸收水、各种营养物质　　　　B．重吸收水、$Na^+$，排出 $H^+$ 和 $K^+$
C．分泌肾素　　　　　　　　　　　D．感受 $Na^+$ 浓度变化
E．形成原尿

44．近端小管能
45．远曲小管能
46．集合小管能
47．致密斑能
48．球旁细胞能
49．肾小体能

（50～54题共用备选答案）

A．多孔、无隔膜覆盖的内皮细胞　　B．有初级和次级突起的细胞
C．单层扁平细胞　　　　　　　　　D．单层立方或锥体形细胞
E．单层高柱状细胞

50．近端小管管壁细胞为
51．乳头管管壁细胞为
52．足细胞为
53．细段管壁细胞为
54．肾小囊壁层细胞为

【X 型题】

55．关于肾小体的描述正确的是

A．由血管球和肾小囊构成　　　　　B．血管球是动脉性毛细血管

C. 肾小囊的脏层由足细胞构成　　D. 肾小囊的壁层由单层扁平上皮构成

E. 具有形成原尿和吸收原尿的功能

56. 构成肾小体滤过膜的结构有

A. 有孔毛细血管内皮　　B. 基膜　　C. 足细胞裂孔膜

D. 球内系膜　　E. 内皮基膜与裂孔膜之间的结缔组织

57. 关于肾小体基膜的叙述正确的是

A. 电镜下分3层，中层致密，内、外层稀疏

B. 位于血管球毛细血管内皮外

C. 参与构成滤过屏障

D. 化学成分为Ⅳ型胶原蛋白、层粘连蛋白和蛋白多糖

E. 基膜上有许多小孔，有利于物质的过滤

58. 与近端小管的重吸收功能有关的结构是

A. 细胞质内的线粒体　　B. 细胞游离面的微绒毛

C. 上皮细胞顶部的顶小管和顶小泡　　D. 细胞侧面的侧突

E. 细胞基底面的质膜内褶

59. 关于近曲小管的描述正确的是

A. 是肾小管中最长的部分　　B. 管壁厚，管腔小，游离面有刷状缘

C. 染色浅，细胞质嗜酸性弱　　D. 侧面有较多的侧突

E. 重吸收功能最强

60. 近曲小管与远曲小管的相似点包括

A. 都分布在皮质迷路和肾柱中　　B. 管壁上皮都是单层上皮

C. 细胞游离面都有发达的微绒毛　　D. 都有重吸收功能

E. 功能都受醛固酮和抗利尿激素的调节

61. 集合小管的特点包括

A. 皮质与髓质均有分布

B. 包括弓形集合小管、皮质集合小管和髓质集合小管3段

C. 上皮逐渐由单层立方过渡到单层柱状

D. 重吸收水、$Na^+$

E. 浓缩尿液，维持体液酸碱平衡

62. 功能受抗利尿激素调节的结构是

A. 近曲小管　　B. 近直小管　　C. 远曲小管

D. 远直小管　　E. 集合小管

63. 肾皮质迷路中含有的结构包括

A. 肾小体　　B. 近曲小管　　C. 远曲小管

D. 弓形集合小管　　E. 细段

64. 肾锥体中可见到的结构有

A. 髓袢　　B. 髓质集合小管　　C. 近曲小管

D. 肾小体　　E. 球旁复合体

65. 关于球旁复合体正确的有

A. 位于肾小体的尿极

B．由致密斑、球旁细胞、极垫细胞组成

C．致密斑是离子感受器

D．球旁细胞分泌肾素

E．极垫细胞分泌髓脂Ⅰ

66．有两次毛细血管网形成的器官是

　　A．小肠　　　　　　　B．肝　　　　　　　C．垂体

　　D．肾　　　　　　　　E．脾

67．属于肾内血液循环特点的是

　　A．血流量大，压力高　　　　　　B．肾髓质的血流量大于肾皮质

　　C．有两次毛细血管网形成　　　　D．入球微动脉细，出球微动脉粗

　　E．直小血管袢与髓袢伴行

## 二、名词解释

1．肾单位（nephron）
2．髓袢（medullary loop）
3．滤过屏障（filtration barrier）
4．球旁复合体（juxtaglomerular complex）
5．足细胞（podocyte）
6．血管球（glomerulus）
7．肾小囊（renal capsule）
8．致密斑（macula densa）
9．球旁细胞（juxtaglomerular cell）

## 三、问答题

1．试述肾小体的结构与原尿形成的关系。
2．肾小管中重吸收作用最强的是哪一段？试述与其功能相关的结构基础。
3．比较近端小管、远端小管和集合小管的形态结构特点及功能。

## 参考答案与解析

一、选择题

【A1 型题】

1．C　2．C　3．E　4．B　5．A　6．C　7．D　8．B　9．B　10．D　11．E
12．D　13．C　14．E　15．A
16．A　17．C　18．E　19．B　20．B　21．D　22．B　23．B　24．E　25．D
26．A　27．B　28．E

【A2 型题】

29．D　30．A　31．A　32．B　33．B

【B 型题】
34．B  35．E  36．A  37．C  38．D  39．A  40．B  41．C  42．D  43．E
44．A  45．B  46．B
47．D  48．C  49．E  50．D  51．E  52．B  53．C  54．C

【X 型题】
55．ABCD  56．ABC  57．ABCD  58．ABCDE  59．ABDE  60．ABD
61．ABCDE  62．CE  63．ABCD  64．AB  65．BCD  66．CD  67．ACE

解析：

3．根据肾小体分布的位置不同，肾单位可分为皮质肾单位和髓旁肾单位，前者分布在皮质浅部，后者分布在皮质深部。肾小体在皮质迷路和肾柱中均可分布。

5．肾小管由近端小管、细段与远端小管 3 段构成，其中近端小管又分为曲部（近曲小管）和直部（近直小管），远端小管又分为直部（远直小管）和曲部（远曲小管）。髓袢由近直小管、细段和远直小管构成。

7．肾小体由血管球和肾小囊组成，在皮质迷路和肾柱中分布。

8．血管球是一种独特的动脉性毛细血管网。毛细血管为有孔毛细血管，而不是连续毛细血管。内皮基底面除与血管系膜相接触的部位外，都覆有血管球基膜，毛细血管间有血管系膜支持。

9．系膜细胞不构成滤过屏障。

10．肾小囊是包绕在血管球外的杯状双层囊，外层为壁层，由单层扁平上皮构成，贴近血管球的为脏层，由足细胞构成，两层上皮之间的狭窄腔隙即肾小囊腔。肾小囊壁层在肾小体尿极与近曲小管上皮细胞间相移行，而不是与远曲小管相移行。

11．足细胞突起形成的裂孔有裂孔膜覆盖，裂孔膜的功能是参与构成滤过膜，对某些物质的滤过起限制作用，与保护功能无关。

12．滤过膜由有孔内皮、基膜和足细胞裂孔膜 3 层构成。

13．正常情况下由于肾小体内存在滤过膜，能对大分子和某些带负电荷的分子的滤过起限制作用，因而血细胞不能通过滤过膜。在某些疾病如肾小球肾炎时，滤过屏障受到破坏，大分子物质如红细胞可通过滤过屏障进入肾小囊腔，形成血尿。

14．近端小管管腔小，不规则，管壁上皮细胞为立方形或锥体形，细胞由于有侧突相互嵌合致使细胞分界不清，细胞质嗜酸性强，细胞游离面有刷状缘，细胞基部有发达的质膜内褶。

15．远曲小管和近曲小管都分布在肾小体周围，又都由单层立方上皮构成，因而容易混淆。远曲小管管腔较大而规则，管壁上皮细胞呈立方形，但比近端小管的细胞小，细胞质染色较近端小管浅，游离面无刷状缘，细胞侧突少，所以细胞分界较清楚。近曲小管是肾小管较长的一段，所以光镜下的断面较远曲小管的多。

16．在肾小管中，近曲小管是重吸收功能最强的一段，其上皮细胞的微绒毛也最发达。

17．近端小管是重吸收原尿成分的主要场所，原尿中几乎所有葡萄糖、氨基酸、蛋白质以及大部分水、离子和尿素等均在此重吸收。此外，近端小管还向腔内分泌或排泄体内一些代谢终产物或某些药物，如 $H^+$、肌酐、氨、马尿酸等。肾中感受 $Na^+$ 浓度变化的是致密斑。

18．肾上腺皮质分泌的醛固酮调节远曲小管的保钠排钾作用。

20．集合小管管壁上皮为单层立方，至乳头管处成为高柱状，上皮细胞分界清楚。电镜下细胞微绒毛、侧突均不发达。集合小管能继续重吸收水和交换离子，并受醛固酮和抗利尿激素的调节。

21．入球微动脉的平滑肌细胞在近肾小体血管极处转变形成上皮细胞，称为球旁细胞，能够分泌肾素，促使血管收缩、血压升高。

22．远端小管直部末端靠近肾小体侧的上皮增高、变窄，形成一个椭圆形斑，称为致密斑，能够感受远端小管内滤液的钠离子浓度变化。

23．肾间质细胞能合成髓脂Ⅰ，分泌后在肝中转化为髓脂Ⅱ，又称为血管舒张剂，可以降低血压。

24．肾的血液循环与肾功能密切相关，其特点是：①肾动脉直接发自腹主动脉，短而粗，所以血流量大，流速快，约占心排血量的1/4。②90%的血液供应皮质，进入肾小体后被滤过。③入球微动脉较出球微动脉粗，因而使血管球内的压力较高，有利于滤过。④两次形成毛细血管网，即入球微动脉分支形成血管球，出球微动脉分布在肾小管周围形成球后毛细血管网。由于血液流经血管球时大量水分被滤出，因此球后毛细血管内血液的胶体渗透压很高，有利于肾小管上皮细胞重吸收的物质进入血流。⑤髓质内的直小血管袢与髓袢相伴行，有利于肾小管和集合管的重吸收和尿液浓缩。

27．膀胱由黏膜、肌层和外膜构成。黏膜上皮为变移上皮，固有层含较多弹性纤维。肌层厚，由内纵行、中环行和外纵行3层平滑肌组成。中层环行肌在尿道内口处增厚为括约肌。外膜除膀胱顶部为浆膜外，多为疏松结缔组织。

28．输尿管由黏膜、肌层和外膜组成，而黏膜由变移上皮和固有层结缔组织构成。输尿管上2/3段的肌层为内纵行、外环行两层平滑肌；下1/3段肌层增厚，为内纵行、中环行和外纵行3层。外膜为疏松结缔组织。

44．近端小管是重吸收原尿成分的主要场所，原尿中几乎所有葡萄糖、氨基酸、蛋白质以及大部分水、离子和尿素等均在此重吸收。

45．远曲小管能重吸收水和$Na^+$，排出$H^+$和$K^+$。

46．集合小管能重吸收水和$Na^+$，排出$H^+$和$K^+$。

50．近端小管管壁细胞为单层立方或锥体形细胞。

51．乳头管管壁细胞为单层高柱状细胞。

52．足细胞是构成肾小囊脏层的细胞，胞体较大并发出初级突起，初级突起再发出次级突起。

53．细段管壁细胞为单层扁平细胞。

54．肾小囊壁层细胞为单层扁平细胞。

55．肾小体的功能是形成原尿，而吸收原尿中水和营养物质的场所是肾小管。

57．血管球的基膜较厚，电镜下基膜分3层，中层厚而致密，内、外层薄而稀疏。基膜主要成分为Ⅳ型胶原蛋白、层粘连蛋白和蛋白多糖（其糖胺多糖以带负电荷的硫酸肝素为主）等。基膜能阻止大分子通过。基膜是无孔的。

58．近端小管是水和营养物质重吸收的重要场所，其组织结构上的特点都与重吸收功能有关。微绒毛、侧突和质膜内褶扩大细胞的重吸收表面积，线粒体为其提供能量，上皮细胞顶部的顶小管和顶小泡是蛋白质重吸收的形式。

59．近曲小管是肾小管中最长，也是重吸收功能最强的部分，其上皮细胞为立方形或锥体形，细胞分界不清，细胞体较大，细胞质嗜酸性强，而不是弱。细胞游离面有刷状缘，电镜下刷状缘由大量微绒毛构成。细胞侧面有许多侧突，细胞基部有发达的质膜内褶，内褶之间有许多线粒体。

60．近曲小管与远曲小管由于都分布在肾的皮质迷路和肾柱内，均有重吸收功能，所以容易混淆。近曲小管的上皮细胞为单层立方形或锥体形，细胞游离面有微绒毛，细胞侧面有许多侧突，基部有发达的质膜内褶。远曲小管上皮细胞为单层立方形，细胞表面微绒毛少而短，基底部质膜内褶比近曲小管的发达。远曲小管是离子交换的重要部位，有吸收水、$Na^+$和排出$K^+$、$H^+$、$NH_3$等功能，醛固酮能促进此段重吸收$Na^+$和排出$K^+$；抗利尿激素能促进此段对水的重吸收。

61．集合小管分为弓形集合小管、皮质集合小管和髓质集合小管3段，弓形集合小管位于皮质迷路内，皮质集合小管在髓放线和肾锥体内下行延伸为髓质集合小管，髓质集合小管至肾乳头处改称为乳头管。集合小管管壁上皮为单层立方形，至乳头管处成为高柱状；集合小管能继续重吸收水和交换离子，对浓缩尿液及维持体液酸碱平衡起重要作用。

62．抗利尿激素由下丘脑的视上核和室旁核合成，可促进远曲小管和集合小管重吸收水，使尿量减少。而肾小管的其他部分不受其的调节。

63．肾单位和集合小管的分布是有规律的，肾小体和肾小管的弯曲部分位于皮质迷路和肾柱内，肾小管的直行部分与皮质集合小管位于髓放线和肾锥体内。所以，肾皮质迷路中含肾小体、近曲小管、远曲小管和弓形集合小管，而细段分布于髓放线和肾锥体内。

64．肾锥体中可见到的结构有髓袢和皮质集合小管。近曲小管、肾小体和球旁复合体均位于皮质迷路和肾柱内。

65．球旁复合体由球旁细胞、致密斑和球外系膜细胞组成。球旁细胞产生肾素，致密斑是离子感受器，球外系膜细胞也称为极垫细胞，在球旁复合体功能活动中可能起信息传递作用。髓脂Ⅰ是由肾间质细胞分泌的。

66．在机体中除肾外，垂体中也有两次毛细血管网形成。

## 二、名词解释

1．肾单位（nephron）：是肾的结构与功能单位，由肾小体和肾小管构成。根据肾小体在皮质中的位置不同，肾单位可分为浅表肾单位和髓旁肾单位，前者数量较多，髓袢和细段较短，在尿液的形成中起重要作用。后者数量较少，髓袢和细段较长，对尿液的浓缩具有重要的作用。

2．髓袢（medullary loop）：是指位于肾的髓放线和肾锥体内由近端小管直部、细段和远端小管直部组成的"U"形袢。髓袢与血管袢伴行，有利于肾小管和集合小管的重吸收和尿液浓缩。

3．滤过屏障（filtration barrier）：指血液流经肾小体时，血液从血管球毛细血管到达肾小囊腔所需通过的结构，由有孔毛细血管内皮、基膜、足细胞裂孔膜构成，能限制血细胞和大分子物质的滤过。

4．球旁复合体（juxtaglomerular complex）：是位于肾小体血管极的一组结构，由球旁细胞、致密斑和球外系膜细胞构成。球旁细胞分泌肾素；致密斑是离子感受器，可感受远端小管内$Na^+$的变化；球外系膜细胞可能起信息传递作用。

5．足细胞（podocyte）：是构成肾小囊脏层的细胞，体积大，细胞可伸出较大的初级突起，再从初级突起上发出次级突起，相邻次级突起相互嵌合形成栅栏状结构，紧贴在毛细血管基膜外面。突起之间的裂隙称为裂孔，上有裂孔膜覆盖。裂孔膜参与构成滤过膜。

6．血管球（glomerulus）：是入球微动脉进入肾小囊后分支形成的一团毛细血管，毛细血管之间有系膜支持。该型毛细血管为有孔型，多无隔膜，有利于血液中小分子物质的滤出。毛细血管内皮基底面除与血管系膜相接触的部位外，都有基膜。近血管极处毛细血管汇合，形成一条出球微动脉离开肾小体。

7．肾小囊（renal capsule）：是肾小管盲端膨大并凹陷而成，凹陷内有血管球，凹陷的双层壁为肾小囊脏层和壁层，两层之间的狭窄腔隙为肾小囊腔。

8．致密斑（macula densa）：为远端小管在靠近肾小体血管极侧的上皮细胞变成低柱状，密集排列而形成的椭圆形斑状结构。

9．球旁细胞（juxtaglomerular cell）：入球微动脉靠近血管极处，管壁平滑肌细胞演变成肌上皮样细胞，为球旁细胞。该细胞体积较大，核圆形，细胞质呈弱嗜碱性，着色浅，细胞质内有丰富的分泌颗粒，颗粒内含有肾素。

三、问答题

1．试述肾小体的结构与原尿形成的关系。

答：肾小体是原尿形成的部位，由肾小囊和血管球构成。①血管球：为入球微动脉进入肾小囊后分支形成的一团盘曲的毛细血管。此型毛细血管为有孔型，小孔上无隔膜，故有利于流经血管球毛细血管血液的滤过。血管极处的毛细血管汇合形成出球微动脉离开肾小体。由于出球微动脉较入球微动脉细，因而使血管球毛细血管内压力较高，也有利于物质的滤过。血管球毛细血管内皮基底面除与血管系膜相接触的部位外，都有基膜。②肾小囊：由壁层和脏层构成，脏壁两层之间的腔称为肾小囊腔。壁层细胞为单层扁平上皮，在肾小体尿极处与近曲小管上皮相移行。脏层细胞形态特殊，称为足细胞。该细胞体积大，胞体伸出初级突起，初级突起再发出次级突起，次级突起相互嵌合成栅栏状，其间有裂孔，上有裂孔膜覆盖。当进入肾的血液通过入球微动脉到达血管球后，由于血管球内压力较高，血液中的水和大量的小分子物质可滤过进入肾小囊腔，形成原尿。原尿形成时需通过滤过屏障，该屏障由血管球毛细血管有孔内皮、基膜和足细胞裂孔膜共同构成，可限制血细胞和大分子物质的滤过。

2．肾小管中重吸收作用最强的是哪一段？试述与其功能相关的结构基础。

答：肾小管中重吸收作用最强的是近曲小管，其长度最长，重吸收的面积最大。该段管壁上皮细胞较高，管腔较小。光镜下，细胞质嗜酸性较强，细胞分界不清，细胞游离面有刷状缘。电镜下，细胞游离面有大量长而排列整齐的微绒毛。细胞基部有发达的质膜内褶，细胞侧面有发达的侧突，这些结构与近端小管的重吸收功能有关，扩大了细胞游离面、基底面和侧面的表面积，有利于物质的重吸收。微绒毛基部之间的细胞膜内陷形成顶小管和顶小泡，是细胞吞饮蛋白质的方式。基部的质膜内含有丰富的 $Na^+,K^+$-ATP 酶，可将细胞内钠离子泵出，丰富的线粒体为其提供能量。

3．比较近端小管、远端小管和集合小管的形态结构特点及功能。

答：

| | 近端小管 | 远端小管 | 集合小管 |
|---|---|---|---|
| 管径 | 较粗 | 较细 | 由细到粗 |
| 管腔 | 较小，不规则 | 较大，规则 | 由小到大，最规则 |
| 上皮类型 | 单层锥体形或单层立方上皮 | 单层立方上皮 | 单层立方→单层高柱状上皮 |
| 细胞分界 | 不清楚 | 较清楚 | 清楚 |
| 细胞质 | 强嗜酸性，着色较深 | 弱嗜酸性，着色较浅 | 着色浅，明亮 |
| 细胞核 | 圆形，位于细胞近基底部 | 圆形，位于细胞中央或近顶端 | 圆形，位于细胞中央 |
| 刷状缘 | 有 | 无 | 无 |
| 基底纵纹 | 有 | 较明显 | 无 |
| 功能 | 对滤液重吸收，排泌某些代谢产物和药物 | 重吸收水分，进行离子交换 | 重吸收水分，进行离子交换 |

（田　娟）

# 第十八章 内分泌系统

一、选择题

【A1 型题】

1. 下列器官中，不属于内分泌腺的是
   A．甲状腺　　　　　　　　B．垂体　　　　　　　　C．甲状旁腺
   D．前列腺　　　　　　　　E．肾上腺

2. 下列关于内分泌腺的特点的描述错误的是
   A．腺细胞排列成索状、网状、团状或围成滤泡
   B．腺细胞间有丰富的毛细血管网
   C．毛细血管多为连续毛细血管
   D．无导管
   E．分泌的激素多直接释放入血

3. 下列关于类固醇激素分泌细胞的超微结构特征的描述错误的是
   A．有较多的脂滴　　　　　　　　　　B．有丰富的滑面内质网
   C．有发达的高尔基复合体　　　　　　D．有管状嵴的线粒体
   E．无膜被颗粒

4. 下列关于含氮激素分泌细胞的超微结构特征的描述错误的是
   A．有丰富的粗面内质网　　　　　　　B．有丰富的脂滴
   C．有发达的高尔基复合体　　　　　　D．有较多膜被颗粒
   E．与蛋白质分泌细胞的结构相似

5. 不分泌含氮类激素的细胞是
   A．肾上腺髓质细胞　　　　　　　　　B．肾上腺皮质细胞
   C．甲状腺滤泡上皮细胞　　　　　　　D．垂体嗜酸性细胞
   E．甲状旁腺主细胞

6. 下列关于甲状腺的结构的描述错误的是
   A．腺细胞围成滤泡状结构
   B．滤泡腔内充满胶状物
   C．腺细胞胞质内有丰富的滑面内质网和脂滴
   D．滤泡上皮的高低与功能状态相关
   E．滤泡上皮基底有完整的基膜

7. 下列关于甲状腺激素形成的描述错误的是
   A. 滤泡上皮细胞自血液中摄取酪氨酸
   B. 在粗面内质网和高尔基复合体内合成和加工
   C. 分泌颗粒以胞吐方式排入滤泡腔
   D. 活化的碘在滤泡腔与甲状腺球蛋白前体结合
   E. 碘化的甲状腺球蛋白即甲状腺激素直接释放入血行使功能
8. 下列关于甲状腺滤泡旁细胞的描述错误的是
   A. 位于滤泡之间或滤泡上皮细胞之间
   B. 单个或成群存在
   C. HE 染色标本上，它比滤泡上皮细胞小，胞质染色深
   D. 镀银染色可见细胞质内有嗜银颗粒
   E. 细胞内有许多膜被颗粒
9. 下列关于甲状旁腺的描述错误的是
   A. 腺细胞排列成团索状
   B. 主细胞占大多数
   C. 主细胞内含有大量的膜被颗粒
   D. 嗜酸性细胞内含的大量嗜酸性颗粒即甲状旁腺激素
   E. 幼儿的甲状旁腺内没有嗜酸性细胞
10. 下列关于甲状旁腺激素作用的描述错误的是
    A. 调节血钙的动态恒定　　　　　B. 增强破骨细胞的作用
    C. 促进小肠吸收钙离子　　　　　D. 促进肾小管吸收钙离子
    E. 促进新生骨的形成
11. 下列关于肾上腺皮质的描述错误的是
    A. 网状带是皮质中最厚的带，HE 染色下呈泡沫状
    B. 球状带位于皮质最表层
    C. 束状带细胞分泌糖皮质激素，促进糖异生，抑制免疫反应
    D. 网状带细胞分泌雄激素和少量雌激素
    E. 来源于中胚层
12. 下列对肾上腺髓质的描述错误的是
    A. 与皮质网状带交界处参差不齐　　B. 细胞排列成索状或团状
    C. 细胞嗜铬反应阳性　　　　　　　D. 中央有中央动脉
    E. 嗜铬细胞分泌肾上腺素和去甲肾上腺素
13. 不存在于肾上腺髓质的细胞是
    A. 嗜酸性细胞　　　　B. 嗜铬细胞　　　　C. 肾上腺素分泌细胞
    D. 交感神经节细胞　　E. 去甲肾上腺素分泌细胞
14. 腺垂体可分为
    A. 远侧部、结节部和漏斗　　B. 前叶和后叶　　C. 前叶和垂体柄
    D. 远侧部、中间部和结节部　　E. 前叶、漏斗和中间部
15. 下列关于腺垂体的描述错误的是
    A. 是垂体的主要部分，占垂体体积的 75%

B. 由远侧部、中间部和结节部 3 个部分组成

C. 腺细胞排列成索状、团状或围成滤泡

D. 腺细胞可分为嗜酸性、嗜碱性和中性 3 种

E. 具有含氮激素分泌细胞的超微结构特点

16. 腺垂体嗜碱性细胞可分泌
    A. 促甲状腺激素、生长激素和催乳激素
    B. 促甲状腺激素、促肾上腺皮质激素和促性腺激素
    C. 促甲状腺激素、生长激素
    D. 催产素、催乳激素和促肾上腺皮质激素
    E. 促甲状腺激素、促性腺激素和抗利尿激素

17. 巨人症是由于垂体的哪种细胞分泌过度所致
    A. 生长激素细胞　　　　B. 促甲状腺激素细胞　　　C. 垂体细胞
    D. 嫌色细胞　　　　　　E. 促肾上腺激素细胞

18. 腺垂体远侧部数量最多的细胞是
    A. 嗜碱性细胞　　　　　B. 嗜酸性细胞　　　　　　C. 嫌色细胞
    D. 垂体细胞　　　　　　E. 成纤维细胞

19. 下列关于促甲状腺激素的描述错误的是
    A. 由垂体远侧部的促甲状腺激素细胞分泌
    B. 促甲状腺激素细胞属于嗜酸性细胞
    C. 靶器官是甲状腺
    D. 是一种糖蛋白，PAS 反应阳性
    E. 能促进甲状腺激素的合成和分泌

20. 下列关于垂体中间部的描述错误的是
    A. 位于远侧部和神经部之间　　　　B. 有大小不等的滤泡
    C. 腔内有胶质　　　　　　　　　　D. 是构成垂体前叶的一部分
    E. 滤泡周围有嫌色细胞和嗜碱性细胞

21. 垂体中分泌黑素细胞刺激素的细胞位于
    A. 远侧部　　　　　　　B. 中间部　　　　　　　　C. 结节部
    D. 神经部　　　　　　　E. 漏斗

22. 不属于垂体内腺细胞所分泌的激素的是
    A. GH　　　　　　　　　B. TSH　　　　　　　　　 C. ACTH
    D. FSH　　　　　　　　 E. ADH

23. 下列关于结节部的描述错误的是
    A. 是环绕神经垂体漏斗的一圈腺垂体组织
    B. 腺细胞排列成索状
    C. 富含毛细血管
    D. 是下丘脑与远侧部之间通过门脉系统传递物质的通道
    E. 主要由嗜酸性细胞构成

24. 垂体细胞是
    A. 神经内分泌细胞　　　B. 神经元　　　　　　　　C. 神经胶质细胞

D．内分泌细胞　　　　　　　　E．结缔组织细胞

25．下列关于垂体神经部的描述错误的是
    A．有丰富的无髓神经纤维　　　　B．赫林体嗜酸性，分散，大小不一
    C．有大量的垂体细胞　　　　　　D．含丰富的连续毛细血管
    E．与下丘脑相连，在结构和功能上为一个整体

26．下列关于垂体细胞的描述正确的是
    A．合成 ADH 和催产素
    B．是垂体嗜酸性细胞和嗜碱性细胞的前体
    C．发出神经垂体内的神经纤维
    D．是分泌赫林体的细胞
    E．是对神经纤维起营养和支持作用的神经胶质细胞

27．神经垂体的功能是
    A．神经内分泌功能　　　　　　　B．调节腺垂体的功能
    C．储存和释放下丘脑激素　　　　D．分泌抗利尿激素
    E．支持和营养腺垂体

28．下列关于垂体门脉系统的描述错误的是
    A．由垂体上动脉发出
    B．是连接下丘脑与神经垂体的一条通道
    C．初级毛细血管网位于漏斗柄
    D．次级毛细血管网位于远侧部
    E．是下丘脑调节腺垂体分泌活动的通路

29．垂体门脉系统的组成是
    A．初级毛细血管—垂体门微动脉—次级毛细血管
    B．垂体上动脉—结节部毛细血管—垂体门微静脉
    C．垂体下动脉—神经部毛细血管—垂体门微静脉
    D．初级毛细血管—垂体门微静脉—次级毛细血管
    E．垂体上动脉—远侧部毛细血管—垂体门微静脉

30．下丘脑 - 垂体功能单位是内分泌系统的高级调控中枢。下丘脑和腺垂体之间虽没有直接的神经联系，但在下丘脑的基底部存在促垂体区。促垂体区分泌的激素通过以下哪个结构调节腺垂体功能
    A．垂体门脉系统　　　　B．垂体上动脉　　　　C．垂体下动脉
    D．垂体门微动脉　　　　E．下丘脑 - 神经垂体束

【A2 型题】

31．患者，女，52 岁，2 年前无意间摸到右侧颈部有一颗黄豆粒大小的肿物，并未引起重视。近半年来发现肿物变大，偶感呼吸不畅，手足频繁抽搐而就医。检查显示，血钙水平显著降低，最终被诊断为甲状腺髓样癌。甲状腺髓样癌是一种起源于滤泡旁细胞的恶性肿瘤，下列关于患者出现血钙水平低下的原因解释错误的是
    A．分泌大量可促进破骨细胞作用的激素
    B．分泌大量可促进成骨细胞活动的激素

C. 分泌大量可抑制小肠吸收钙离子的激素

D. 分泌大量可抑制肾小管重吸收钙离子的激素

E. 分泌大量与甲状旁腺激素作用相反的激素

32. 患者，男，35 岁，近 1 年来逐渐显现面部饱满圆润、腹部和臀部脂肪肥厚、后背宽厚等体型变化，且发现血压升高和皮肤紫斑，就医后被诊断为库欣综合征。库欣综合征多因垂体分泌过多的促肾上腺皮质激素（ACTH）而引起。该病变常累及的肾上腺结构是

    A. 皮质      B. 球状带      C. 束状带

    D. 网状带      E. 髓质

33. 实验表明，切除双侧肾上腺的动物很快死亡，但若仅切除肾上腺髓质，则动物可存活较长时间，提示肾上腺皮质分泌的激素对维持生命活动具有重要作用。肾上腺皮质分泌的激素有

    A. 肾上腺素、去甲肾上腺素和醛固酮

    B. 醛固酮、糖皮质激素和性激素

    C. 性激素、糖皮质激素和醛固酮

    D. 糖皮质激素、去甲肾上腺素和性激素

    E. 肾上腺素、性激素和糖皮质激素

34. 患者，男，30 岁，半年前无明显诱因出现头痛，伴恶心、呕吐；半个月前头痛加重，视物开始模糊。CT 检查显示脑部占位性病变，被诊断为垂体瘤。多数垂体瘤是起源于腺垂体的良性肿瘤，不同腺垂体细胞类型来源的功能性垂体瘤因所分泌的激素不同，而临床表现各异。腺垂体嗜酸性细胞瘤可导致分泌过多的激素有

    A. 催乳素、促肾上腺皮质激素和促甲状腺激素

    B. 生长激素、催乳素和抗利尿激素

    C. 促肾上腺皮质激素、促甲状腺激素和促性腺激素

    D. 生长激素、催乳素

    E. 催乳素、促甲状腺激素和促性腺激素

35. 患者，女，62 岁，因感冒后出现烦渴、多饮、多尿伴多食 6 月余而就诊。患者有乏力、双下肢麻木、体重进行性增加等症状。检查显示尿潜血、低比重尿和低渗尿，血糖正常，被确诊为中枢性尿崩症。该病变会累及的器官有

    A. 下丘脑、腺垂体      B. 下丘脑、神经垂体      C. 下丘脑、肾

    D. 腺垂体、肾      E. 神经垂体、肾

【B 型题】

(36～40 题共用备选答案)

    A. 升高血糖      B. 升高血钙      C. 降低血钙

    D. 降低血糖      E. 促卵泡发育

36. 甲状腺滤泡旁细胞分泌的激素的功能是

37. 胰岛 A 细胞分泌的激素的功能是

38. 垂体嗜碱性细胞分泌的激素的功能是

39. 甲状旁腺主细胞分泌的激素的功能是

40．胰岛 B 细胞分泌的激素的功能是

(41～45题共用备选答案)
  A．肢端肥大症　　　　　　B．侏儒症　　　　　　C．呆小病
  D．突眼性甲状腺肿　　　　E．巨人症
41．幼年生长激素分泌过少会导致
42．甲状腺激素分泌过多会导致
43．幼年甲状腺激素分泌过低会导致
44．幼年生长激素分泌过多会导致
45．成年生长激素分泌过多会导致

(46～50题共用备选答案)
  A．嫌色细胞　　　　　　　B．嗜铬细胞　　　　　　C．垂体细胞
  D．滤泡旁细胞　　　　　　E．垂体嗜碱性细胞
46．垂体远侧部体积最大、数量最少的细胞是
47．细胞质内分泌颗粒含肾上腺素或去甲肾上腺素的细胞是
48．神经垂体的胶质细胞是
49．细胞质内无颗粒或颗粒很少，可转变成垂体嗜碱性细胞或嗜酸性细胞的是
50．所分泌的激素可促进成骨细胞活动的是

(51～55题共用备选答案)
  A．生长激素　　　　　　　B．降钙素　　　　　　　C．甲状腺激素
  D．促甲状腺激素　　　　　E．抗利尿激素和催产素
51．神经垂体贮存和释放的激素是
52．垂体嗜酸性细胞分泌的激素是
53．垂体嗜碱性细胞分泌的激素是
54．滤泡旁细胞分泌的激素是
55．甲状腺滤泡上皮细胞分泌的激素是

(56～60题共用备选答案)
  A．赫林体　　　　　　　　B．垂体门脉系统　　　　C．垂体门微静脉
  D．结节部　　　　　　　　E．垂体前叶
56．由初级毛细血管汇集形成的是
57．远侧部又称为
58．环绕神经垂体漏斗的一圈腺垂体组织为
59．下丘脑分泌释放激素和释放抑制激素通过什么结构调节腺垂体的分泌活动
60．下丘脑的神经内分泌颗粒在神经垂体内形成的嗜酸性团块是

(61～65题共用备选答案)
  A．肾上腺素和去甲肾上腺素　　B．醛固酮　　　　　　　C．性激素

D．糖皮质激素　　　　　　E．促肾上腺分泌激素

61．肾上腺皮质网状带主要分泌
62．肾上腺皮质球状带分泌
63．肾上腺髓质分泌
64．肾上腺皮质束状带分泌
65．腺垂体分泌

（66～70题共用备选答案）
A．调节腺垂体各种细胞的分泌活动
B．提高机体代谢率
C．促进破骨细胞活动，升高血钙
D．增强肾集合管及远曲小管对水分的重吸收
E．促进糖异生，抑制免疫反应

66．抗利尿激素的作用是
67．甲状腺激素的作用是
68．释放激素和释放抑制激素的作用是
69．糖皮质激素的作用是
70．甲状旁腺激素的作用是

【X型题】

71．含氮激素分泌细胞的结构特点是
A．有较多脂滴　　　　　　　　B．有质膜包被的分泌颗粒
C．有丰富的滑面内质网　　　　D．有管状嵴线粒体
E．有丰富的粗面内质网和发达的高尔基复合体

72．类固醇激素分泌细胞的结构特点是
A．无膜被分泌颗粒　　B．含丰富的滑面内质网　　C．含脂滴较多
D．含较多的管状嵴线粒体　　E．含丰富的粗面内质网

73．甲状腺滤泡的组织学特征是
A．滤泡腔内含有胶质
B．滤泡上皮细胞游离面有少量微绒毛
C．滤泡上皮细胞内脂滴丰富
D．滤泡由单层立方的滤泡上皮细胞围成
E．滤泡上皮细胞合成的物质贮存于滤泡腔内

74．滤泡上皮细胞与甲状腺激素合成、释放直接相关的细胞器有
A．线粒体　　　　　　B．粗面内质网　　　　C．滑面内质网
D．溶酶体　　　　　　E．高尔基复合体

75．关于降钙素的描述正确的有
A．是一种多肽　　　　　　　　B．可促进成骨细胞活动
C．抑制胃肠道和肾小管对$Ca^{2+}$的吸收　　D．由滤泡上皮细胞分泌
E．降钙素分泌不足可导致呆小症

76. 甲状旁腺的组织学特征是
    A. 腺细胞分主细胞和嗜酸性细胞两种
    B. 腺细胞排列成索团状
    C. 主细胞分泌甲状旁腺激素
    D. 从青春期起，嗜酸性粒细胞随年龄增长而减少
    E. 分泌的激素参与血钙调节
77. 参与血钙浓度调节的细胞有
    A. 甲状腺滤泡上皮细胞　　B. 垂体嗜酸性细胞　　C. 甲状腺滤泡旁细胞
    D. 甲状旁腺主细胞　　　　E. 甲状旁腺嗜酸性细胞
78. 肾上腺皮质的组织结构特点是
    A. 皮质占肾上腺体积的 80%～90%
    B. 腺细胞具有分泌类固醇激素细胞的结构特点
    C. 腺细胞具有分泌含氮激素细胞的结构特点
    D. 分为球状带、束状带和网状带
    E. 束状带最厚
79. 肾上腺皮质球状带的特点是
    A. 位于肾上腺皮质浅层　　　　　B. 细胞聚集成团球状
    C. 有嗜铬细胞　　　　　　　　　D. 球状带细胞分泌盐皮质激素
    E. 球状带细胞分泌少量雄激素
80. 肾上腺皮质束状带的特点是
    A. 约占皮质总体积的 78%　　　　B. 细胞排列成单行或双行细胞索
    C. 束状带细胞质内含大量脂滴　　D. 束状带细胞分泌糖皮质激素
    E. 束状带内有少量交感神经节细胞
81. 肾上腺皮质网状带的特点是
    A. 位于皮质最内层　　　　　　　B. 网状带细胞主要分泌雄激素
    C. 细胞排列成条索状并相互吻合成网　　D. 网状带细胞分泌少量雌激素
    E. 网状带细胞分泌少量糖皮质激素
82. 肾上腺髓质组成成分包括
    A. 嗜铬细胞　　　　　　B. 中央静脉　　　　　　C. 血窦
    D. 中央动脉　　　　　　E. 交感神经节细胞
83. 腺垂体远侧部的腺细胞分泌的激素包括
    A. 生长激素　　　　　　B. 促性腺激素　　　　　C. 催乳素
    D. 黑色素细胞刺激素　　E. 促肾上腺皮质激素
84. 腺垂体结节部腺细胞包括
    A. 嫌色细胞　　　　　　B. 嗜酸性细胞　　　　　C. 嗜碱性细胞
    D. 嗜铬细胞　　　　　　E. 交感神经节细胞
85. 神经垂体组织成分包括
    A. 丰富的窦状毛细血管　　B. 大量的神经内分泌细胞　C. 无髓神经纤维
    D. 赫林体　　　　　　　　E. 神经胶质细胞
86. 神经垂体的赫林体结构是

    A．光镜下为大小不等的嗜酸性团块　　　B．使轴突呈串珠状膨大
    C．内含大量线粒体　　　　　　　　　　D．内含高尔基复合体
    E．内含视上核和室旁核神经元的分泌物
87．下丘脑分泌
    A．促甲状腺激素　　　B．释放激素　　　C．促性腺激素
    D．释放抑制激素　　　E．抗利尿激素
88．松果体实质组织成分包括
    A．松果体细胞　　　　B．神经胶质细胞　　C．无髓神经纤维
    D．嗜铬细胞　　　　　E．嫌色细胞
89．内分泌腺的结构和功能特点是
    A．无导管　　　　　　　B．腺细胞排列呈索状、团状或围成滤泡
    C．含丰富毛细血管　　　D．合成和分泌激素
    E．通过分泌的激素作用于靶器官和靶细胞

## 二、名词解释

1．靶细胞（target cell）和靶器官（target organ）
2．旁分泌（paracrine）
3．嗜铬细胞（chromaffin cell）
4．垂体门脉系统（hypophyseal portal system）
5．赫林体（Herring body）
6．垂体细胞（pituicyte）
7．甲状腺滤泡（thyroid follicle）
8．滤泡旁细胞（parafollicular cell）

## 三、问答题

1．试述内分泌腺细胞的分类及其结构上的异同。
2．从甲状腺滤泡上皮细胞的功能分析其光镜和电镜结构。
3．试述肾上腺皮质束状带的光镜、电镜结构及功能。
4．为什么下丘脑与腺垂体是一个功能整体？
5．为什么下丘脑与神经垂体是一个结构和功能整体？

## 参考答案与解析

一、选择题

【A1 型题】

1．D　2．C　3．C　4．B　5．B　6．C　7．E　8．C　9．D　10．E　11．A
12．D　13．A　14．D　15．D　16．B　17．A　18．C　19．B　20．D　21．B
22．E　23．E　24．C　25．D　26．E　27．C　28．B　29．D　30．A

## 内分泌系统 第十八章

【A2 型题】
31．A  32．C  33．B  34．D  35．B
【B 型题】
36．C  37．A  38．E  39．B  40．D  41．B  42．D  43．C  44．E  45．A
46．E  47．B  48．C  49．A  50．D  51．E  52．A  53．D  54．B  55．C
56．C  57．E  58．D  59．B  60．A  61．C  62．B  63．A  64．D  65．E
66．D  67．B  68．A  69．E  70．C
【X 型题】
71．BE  72．ABCD  73．ABDE  74．BDE  75．ABC  76．ABCE  77．CD
78．ABDE  79．ABD  80．ABCD  81．ABCDE  82．ABCE  83．ABCE
84．ABC  85．ACDE  86．ABE  87．BDE  88．ABC  89．ABCDE

解析：
1．内分泌腺为无导管腺，而前列腺有导管，属于外分泌腺。
2．内分泌腺的毛细血管多为有孔或窦状毛细血管。
3．发达的高尔基复合体是含氮激素分泌细胞的特点。
4．含丰富的脂滴是类固醇激素分泌细胞的特点。
5．肾上腺皮质细胞是分泌类固醇激素的细胞。
6．甲状腺主要由滤泡上皮细胞和滤泡旁细胞两类细胞组成，它们为含氮激素分泌细胞，而细胞质内有丰富的滑面内质网和脂滴是类固醇激素分泌细胞的特点。
7．碘化的甲状腺球蛋白在细胞质内与溶酶体结合，经蛋白水解酶水解，才形成甲状腺激素。
8．HE 染色标本上，甲状腺滤泡旁细胞比滤泡上皮细胞稍大，胞质着色略淡。
9．电镜下可见嗜酸性细胞内大量的嗜酸性颗粒是线粒体，而甲状旁腺激素是由主细胞分泌的。
10．甲状旁腺激素的作用是溶解骨质，升高血钙。
11．束状带是肾上腺皮质中最厚的带，HE 染色下呈泡沫状。
12．髓质中央有中央静脉。
13．肾上腺髓质主要由排列成团状或索状的髓质细胞构成，髓质细胞又称为嗜铬细胞，嗜铬细胞分为肾上腺素分泌细胞和去甲肾上腺素分泌细胞两种；此外，髓质内还有少量交感神经节细胞。
14．腺垂体分为远侧部、中间部和结节部 3 个部分。
15．腺细胞可分为嗜酸性细胞、嗜碱性细胞和嫌色细胞 3 种。
16．腺垂体嗜碱性细胞分为促甲状腺激素细胞、促肾上腺皮质激素细胞和促性腺激素细胞。
17．巨人症是由于幼年时腺垂体嗜酸性细胞分泌生长激素过度所致。
18．腺垂体远侧部的嫌色细胞数量最多，约占 50%。
19．促甲状腺激素细胞属于嗜碱性细胞。
20．腺垂体远侧部称为前叶，不包括中间部。
21．鱼类和两栖类动物的中间部嗜碱性细胞分泌黑色素细胞刺激素。

22．ADH 是抗利尿激素的简称，由下丘脑视上核的神经内分泌细胞合成。

23．垂体结节部主要由嫌色细胞组成，也有少量嗜酸性细胞和嗜碱性细胞。

24．神经垂体神经部的神经胶质细胞又称为垂体细胞。

25．神经部的毛细血管为窦状毛细血管。

26．神经部的胶质细胞又称为垂体细胞，具有支持和营养神经纤维的作用。

27．神经垂体是下丘脑激素的贮存和释放部位。

28．垂体门微静脉及其两端的毛细血管网共同构成垂体门脉系统，腺垂体远侧部的毛细血管汇集成小静脉，注入垂体周围的静脉窦。

29．垂体门微静脉及其两端的毛细血管网共同构成垂体门脉系统。

30．下丘脑神经内分泌细胞分泌的激素，经垂体门脉系统调节腺垂体内各种细胞的分泌活动，使下丘脑和腺垂体形成一个功能整体。

31．滤泡旁细胞分泌降钙素，抑制破骨细胞的活动。

32．库欣综合征又称皮质醇增多症，ACTH 主要促进肾上腺皮质束状带细胞分泌糖皮质激素。

33．球状带细胞分泌盐皮质激素，主要是醛固酮；束状带细胞分泌糖皮质激素，主要是皮质醇；网状带细胞主要分泌雄激素、少量雌激素和糖皮质激素。

34．腺垂体嗜酸性细胞可分泌生长激素和催乳素。

35．中枢性尿崩症与 ADH 分泌减少有关。下丘脑视上核和室旁核的神经内分泌细胞合成 ADH，神经垂体贮存和释放 ADH。

36．滤泡旁细胞分泌降钙素，可促进成骨细胞的活动，并抑制胃肠道和肾小管对 $Ca^{2+}$ 的吸收，从而使血钙降低。

37．胰岛 A 细胞分泌胰高血糖素，促进糖原分解为葡萄糖，阻止糖原合成，使血糖升高。

38．垂体嗜碱性细胞分泌促卵泡素，促进卵泡发育。

39．甲状旁腺主细胞分泌甲状旁腺激素，作用于骨细胞和破骨细胞，使骨盐溶解，并能促进肠和肾小管吸收 $Ca^{2+}$，从而使血钙升高。

40．胰岛 B 细胞分泌胰岛素，促进细胞吸收血液中的葡萄糖合成糖原或转化为脂肪，使血糖降低。

41．垂体嗜酸性细胞分泌的生长激素能促进体内多种代谢过程，尤其是刺激骺软骨生长，使骨增长，幼年生长激素分泌过低可致侏儒症。

42．甲状腺激素能促进机体的新陈代谢，提高神经兴奋性，促进生长发育。甲状腺功能过高时，甲状腺激素分泌过多，可导致甲状腺功能亢进症，出现明显的中枢神经系统兴奋性增高的表现，同时引起心血管、消化等系统功能的紊乱。

43．甲状腺激素能促进机体的新陈代谢，提高神经兴奋性，促进生长发育。尤其对婴幼儿的骨骼发育和中枢神经系统发育影响显著，幼年甲状腺激素分泌过低，不仅身材矮小，而且脑发育障碍，导致呆小症。

44．垂体嗜酸性细胞分泌的生长激素，能促进体内多种代谢过程，尤其是刺激骺软骨生长，使骨增长，幼年生长激素分泌过多可引起巨人症。

45．垂体嗜酸性细胞分泌的生长激素，能促进体内多种代谢过程，尤其是刺激骺软骨生长，使骨增长，成人生长激素分泌过多会引起肢端肥大症。

46．垂体远侧部腺细胞由嗜酸性细胞、嗜碱性细胞和嫌色细胞组成，其中嗜酸性细胞直径 14～19 μm，约占远侧部腺细胞总数的 40%；嗜碱性细胞直径 15～25 μm，约占远侧部腺细胞总数的 10%；嫌色细胞体积小，约占远侧部腺细胞总数的 50%。

47．嗜铬细胞最显著的特征是细胞质内含大量电子密度高的膜被分泌颗粒，根据颗粒内含物的不同，可分为肾上腺素分泌细胞和去甲肾上腺素分泌细胞。

48．神经垂体的胶质细胞又称为垂体细胞。

49．垂体远侧部嫌色细胞，电镜下，细胞质内无颗粒或颗粒很少，因此认为其可能是脱颗粒的嗜色细胞，或是处于形成嗜色细胞的初期阶段，可转化为垂体嗜碱性细胞或嗜酸性细胞。

50．滤泡旁细胞分泌降钙素，可促进成骨细胞的活动，并抑制胃肠道和肾小管对 $Ca^{2+}$ 的吸收，从而使血钙降低。

51．神经垂体是下丘脑视上核和室旁核的神经内分泌细胞合成的抗利尿激素和催产素的贮存和释放部位。

52．垂体嗜酸性细胞分泌生长激素和催乳素。

53．垂体嗜碱性细胞分泌促甲状腺激素、促肾上腺皮质激素、促卵泡激素和黄体生成素。

54．滤泡旁细胞分泌降钙素。此外还合成和分泌降钙素基因相关肽，参与调节机体的多种活动。

55．甲状腺滤泡上皮细胞合成和分泌甲状腺激素。

56．垂体上动脉从结节部上端进入神经垂体漏斗，并形成袢形窦状毛细血管网，称为初级毛细血管网。这些毛细血管网再返回结节部汇集成数条垂体门微静脉，下行入远侧部，再形成窦状毛细血管网，称为次级毛细血管网，由此构成垂体门脉系统。

57．远侧部又称为前叶。

58．腺垂体结节部围绕在神经垂体漏斗周围。

59．下丘脑通过所产生的释放激素和释放抑制激素，经垂体门脉系统调节腺垂体内各种细胞的分泌活动，使下丘脑和腺垂体形成一个功能整体。

60．下丘脑视上核和室旁核的神经内分泌细胞的分泌颗粒，沿其轴突下行运输到神经部，在轴突沿途和终末，聚集成团，使轴突呈串珠状膨大，在 HE 染色标本上呈现为大小不等的嗜酸性团块，称为赫林体。

61．肾上腺皮质网状带细胞主要分泌雄激素、少量雌激素和糖皮质激素。

62．肾上腺皮质球状带细胞分泌盐皮质激素，主要是醛固酮。

63．肾上腺髓质细胞分泌肾上腺素和去甲肾上腺素。

64．肾上腺皮质束状带细胞分泌糖皮质激素，主要为皮质醇。

65．腺垂体嗜碱性细胞分泌促甲状腺激素、促肾上腺皮质激素、促卵泡激素和黄体生成素。

66．抗利尿激素主要促进肾远曲小管和集合管重吸收水，使尿液浓缩。

67．甲状腺激素能促进机体的新陈代谢，提高神经兴奋性，促进生长发育。

68．下丘脑弓状核等处的神经内分泌细胞分泌的释放激素和释放抑制激素，通过垂体门脉系统调节腺垂体各种腺细胞的分泌活动。

69．糖皮质激素可促使蛋白质和脂肪分解并转变为糖类（糖异生），还有抑制免疫应答及炎症反应等作用。

70．甲状旁腺激素主要作用于骨细胞和破骨细胞，使骨盐溶解，并能促进肠和肾小管

吸收 $Ca^{2+}$，从而使血钙升高。

71．含氮激素分泌细胞的电镜结构特点与蛋白质分泌细胞相似，即细胞质内含丰富的粗面内质网和发达的高尔基复合体，以及有质膜包被的分泌颗粒等。

72．类固醇激素分泌细胞的电镜结构特点是：细胞质内含丰富的滑面内质网、较多的管状嵴线粒体和大量的脂滴，无膜被分泌颗粒。

73．甲状腺滤泡由单层立方的滤泡上皮细胞围成，滤泡上皮细胞游离面有少量微绒毛，滤泡腔内充满胶质，滤泡上皮细胞合成的甲状腺球蛋白贮存于滤泡腔内。

74．滤泡上皮细胞从血液中摄取氨基酸，在粗面内质网合成甲状腺球蛋白前体，继而在高尔基复合体加糖并浓缩形成分泌颗粒，再以胞吐方式排放到滤泡腔内贮存。滤泡上皮细胞从血液中摄取 $I^-$，在过氧化物酶的作用下活化，再进入滤泡腔内与甲状腺球蛋白结合成碘化的甲状腺球蛋白。滤泡上皮细胞在腺垂体分泌的促甲状腺激素的作用下，胞吞滤泡腔内的碘化甲状腺球蛋白，成为胶质小泡。胶质小泡与溶酶体融合，甲状腺球蛋白被水解酶分解，形成甲状腺素和少量三碘甲状腺原氨酸于细胞基底部，释放入毛细血管。

75．降钙素是一种多肽，可促进成骨细胞的活动，使骨盐沉积于类骨质，并抑制胃肠道和肾小管对 $Ca^{2+}$ 的吸收，从而使血钙降低。

76．甲状旁腺表面有结缔组织被膜，实质内腺细胞排列成索团状。腺细胞分主细胞和嗜酸性细胞两种。主细胞分泌甲状旁腺激素，主要作用于骨细胞和破骨细胞，使骨盐溶解，并能促进肠和肾小管吸收钙，从而使血钙升高；嗜酸性细胞从青春期开始出现，并随年龄增长而增多。

77．甲状腺滤泡旁细胞分泌降钙素，可促进成骨细胞的活动，使骨盐沉积于类骨质，并抑制胃肠道和肾小管对 $Ca^{2+}$ 的吸收，从而使血钙降低。甲状旁腺主细胞分泌甲状旁腺激素，主要作用于骨细胞和破骨细胞，使骨盐溶解，并能促进肠和肾小管吸收 $Ca^{2+}$，从而使血钙升高。

78．肾上腺皮质占肾上腺体积的80%～90%，根据皮质细胞的形态结构和排列特征，可将皮质分为3个带，即球状带、束状带和网状带，其中，束状带最厚。肾上腺皮质细胞均具有类固醇激素分泌细胞的超微结构特点。

79．肾上腺皮质球状带位于被膜下方，较薄，约占皮质总体积的15%，细胞聚集成团球状，球状带细胞分泌盐皮质激素。

80．肾上腺皮质束状带是皮质中最厚的部分，约占皮质总体积的78%，细胞排列成单行或双行细胞索，细胞质内含大量脂滴，束状带细胞分泌糖皮质激素。

81．肾上腺皮质网状带位于皮质最内层，约占皮质总体积的7%，细胞排列成条索状并相互吻合成网。网状带细胞主要分泌雄激素、少量雌激素和糖皮质激素。

82．肾上腺髓质主要由排列成团状或索状的髓质细胞组成，若用含铬盐的固定液固定标本，其细胞质内可见黄褐色的嗜铬颗粒，因而髓质细胞又称为嗜铬细胞。髓质中央有中央静脉，髓质内还有少量交感神经节细胞。

83．腺垂体远侧部嗜酸性细胞分泌生长激素和催乳素。嗜碱性细胞分泌促甲状腺激素、促肾上腺皮质激素、促脂解素、促卵泡激素和黄体生成素等。

84．腺垂体结节部腺细胞主要是嫌色细胞，其间有少量嗜酸性和嗜碱性细胞。

85．神经垂体主要由无髓神经纤维和神经胶质细胞组成，含有较为丰富的窦状毛细血管。下丘脑视上核和室旁核的神经内分泌细胞的分泌颗粒，沿其轴突下行运输到神经部，在轴突沿途和终末聚集成团，使轴突呈串珠状膨大，在 HE 染色标本上呈现为大小不等的嗜酸性团块，称为赫林体。

87．下丘脑视上核和室旁核的神经内分泌细胞合成和分泌抗利尿激素和催产素；下丘脑弓状核等处的神经内分泌细胞分泌的释放激素和释放抑制激素，通过垂体门脉系统调节腺垂体各种腺细胞的分泌活动。

88．松果体实质主要由松果体细胞、神经胶质细胞和无髓神经纤维等组成。

89．内分泌腺的结构特点是：腺细胞排列成索状、团状或围成滤泡状，腺细胞间有丰富的毛细血管，无导管。大多数内分泌细胞分泌的激素通过血液循环作用于远处的靶器官和靶细胞。

二、名词解释

1．靶细胞（target cell）和靶器官（target organ）：激素作用的细胞或器官分别称为靶细胞或靶器官。

2．旁分泌（paracrine）：一些内分泌腺细胞分泌的激素通过弥散而作用于邻近细胞。

3．嗜铬细胞（chromaffin cell）：是肾上腺髓质细胞，细胞胞体大，核圆，着色较浅，用铬盐固定液固定时，其细胞质内可见棕黄色嗜铬颗粒，因此称为嗜铬细胞，能合成和分泌肾上腺素和去甲肾上腺素。

4．垂体门脉系统（hypophyseal portal system）：垂体上动脉从结节部上端进入神经垂体漏斗，并形成袢形窦状毛细血管网，称为初级毛细血管网。这些毛细血管网再返回结节部汇集成数条垂体门微静脉，下行入远侧部，再形成窦状毛细血管网，称为次级毛细血管网，由此构成垂体门脉系统。

5．赫林体（Herring body）：下丘脑神经内分泌细胞的分泌颗粒经轴突运送到神经垂体，一些分泌颗粒在轴突内或其末端可聚集成嗜酸性均质团块。

6．垂体细胞（pituicyte）：神经垂体内的胶质细胞称为垂体细胞，形状不规则，细胞体小，有一个或多个短突起，有些垂体细胞内富含脂滴和棕黄色颗粒。

7．甲状腺滤泡（thyroid follicle）：由单层的滤泡上皮细胞围成，腔内充满胶质；呈圆形、椭圆形或不规则形，大小不等，是甲状腺的基本结构和功能单位。

8．滤泡旁细胞（parafollicular cell）：又称亮细胞，位于甲状腺滤泡之间或滤泡上皮细胞之间，体积较大，HE 染色胞质着色略淡，含分泌颗粒，能分泌降钙素，使血钙浓度降低。

三、问答题

1．试述内分泌腺细胞的分类及其结构上的异同。

答：内分泌腺细胞按其分泌激素的化学性质可分为两大类，即含氮类激素分泌细胞和类固醇激素分泌细胞。

共同点：腺细胞排列成索状、网状、团状或围成滤泡；细胞间有丰富的毛细血管（多为有孔窦状毛细血管）；无导管；腺细胞分泌的激素多数直接入血，作用于远处的靶细胞和靶器官，少部分通过弥散作用于邻近的细胞，称为旁分泌。

不同点：

| 含氮类激素分泌细胞 | 类固醇激素分泌细胞 |
|---|---|
| 丰富的粗面内质网 | 丰富的滑面内质网 |
| 发达的高尔基复合体 | 管状嵴线粒体 |
| 有膜包被的分泌颗粒 | 大量脂滴，不形成分泌颗粒 |

2．从甲状腺滤泡上皮细胞的功能分析其光镜和电镜结构。

答：甲状腺滤泡上皮细胞分泌的甲状腺激素为含氮类激素，所以它具有含氮类激素细胞的超微结构特点。该细胞为立方体，细胞质嗜碱性，细胞核圆，位于中央。细胞呈单层围成滤泡。滤泡腔内粉红色胶质是碘化的甲状腺球蛋白。滤泡上皮细胞的高度和胶质的数量随腺体的功能状态而变化。当功能活跃时，滤泡上皮细胞增高呈立方状，滤泡腔内胶质减少；反之，细胞呈扁平状，胶质增多。电镜下，滤泡细胞游离面有少量微绒毛，细胞质内有发达的粗面内质网、高尔基复合体、溶酶体，细胞顶部有中等密度的分泌颗粒和低电子密度的胶质小泡。基膜完整，滤泡间有丰富的有孔毛细血管。功能是合成、储存并释放 $T_3$、$T_4$，促进细胞氧化和能量代谢，促进机体的生长发育。

3．试述肾上腺皮质束状带的光镜、电镜结构及功能。

答：肾上腺皮质束状带细胞较大，排列成单行或多行的细胞索，索间有窦状毛细血管。细胞核圆、色浅，细胞质富含脂滴，在 HE 标本上，因脂滴被溶解，故细胞质呈泡沫状。电镜下可见丰富的滑面内质网和管状嵴线粒体。束状带细胞分泌糖皮质激素，可促进蛋白质和脂肪分解转变为糖，抑制免疫反应，并有抗炎作用，临床上常用来治疗过敏反应性疾病和移植排斥反应。

4．为什么下丘脑与腺垂体是一个功能整体？

答：在下丘脑促垂体区（如弓状核）的神经内分泌细胞所产生的激素可通过这些细胞的轴突，以分泌颗粒的形式进入漏斗正中隆起的第一级（初级）毛细血管网，随血流经垂体门微静脉到远侧部的第二级（次级）毛细血管网，释放于远侧部。这些激素中有促进腺垂体细胞分泌的释放激素，有抑制腺垂体细胞分泌的抑制激素，这些释放和抑制激素调节远侧部各种腺细胞的分泌活动。所以下丘脑与腺垂体是一个功能整体。

5．为什么下丘脑与神经垂体是一个结构和功能整体？

答：神经垂体主要由无髓神经纤维、窦状毛细血管和神经胶质细胞组成。无髓神经纤维实际上是由下丘脑视上核和室旁核的神经内分泌细胞的轴突延伸构成的。神经内分泌细胞的分泌颗粒沿轴突运送到神经部，贮存于末梢，当机体需要时，通过神经部丰富的窦状毛细血管进入血液。神经垂体只是下丘脑储存和释放激素的部位。因此，两者是结构和功能的统一体。

（张庆梅　岳晓阳）

# 第十九章 男性生殖系统

一、选择题

【A1 型题】

1. 下列关于成人生精小管的描述正确的是
   A. 生精小管长 30 ~ 70 μm
   B. 管壁由特殊的单层生精上皮构成
   C. 生精上皮有明显的基膜
   D. 上皮由精原细胞和支持细胞构成
   E. 上皮外有弹性纤维和肌样细胞

2. 下列关于生精细胞的描述错误的是
   A. 代表男性生殖细胞的不同发育阶段
   B. 镶嵌在支持细胞之间
   C. 在促性腺激素作用下增殖分化
   D. 只能进行成熟分裂
   E. 最幼稚的生精细胞为精原细胞

3. 下列关于精母细胞的描述正确的是
   A. 初级精母细胞的染色体核型为 23,X 或 23,Y
   B. 初级精母细胞体积较大，细胞核大，呈丝球状
   C. 初级精母细胞进行第一次成熟分裂历时较短
   D. 次级精母细胞进行 DNA 复制后进入第二次成熟分裂
   E. 初级精母细胞由 A 型精原细胞分化而成

4. 下列关于精子细胞的描述错误的是
   A. 不同阶段的细胞形态存在较大差异
   B. 早期的圆形细胞，细胞核中染色质致密
   C. 染色体核型为 23,X 或 23,Y
   D. 经分裂和复杂的变化形成精子
   E. 形成精子的过程中核蛋白的类型发生改变

5. 下列关于精子的描述正确的是
   A. 形似蝌蚪，头部正侧面观为梨形
   B. 顶体由高尔基复合体演变而成
   C. 尾部分三段，是精子的运动装置
   D. 运动所需能量由颈段和中段的线粒体提供
   E. 一旦形成，便具有了运动能力

6. 下列关于精子形成的描述错误的是

A. 是精子细胞变态形成精子的过程
B. 细胞核中的染色质高度浓缩
C. 中心粒移位并发出轴丝，形成尾部
D. 线粒体汇聚于轴丝远端周围，形成线粒体鞘
E. 多余的细胞质脱落，形成残余体

7. 下列关于成人支持细胞的描述错误的是
   A. 光镜下，细胞轮廓不清
   B. 细胞核多为不规则形，核仁明显
   C. 电镜下呈不规则高锥体形
   D. 细胞侧面可见许多不规则凹陷
   E. 细胞基底面宽大，顶部不到达腔面

8. 下列关于支持细胞功能的描述错误的是
   A. 对生精细胞起支持、保护和营养作用
   B. 合成和分泌雄激素，促进精子发生
   C. 合成和分泌激动素和抑制素
   D. 参与构成血-生精小管屏障
   E. 吞噬精子形成过程中的残余体

9. 下列关于附睾的描述错误的是
   A. 分头、体和尾3个部分
   B. 由输出小管和附睾管构成
   C. 头部主要由附睾管组成
   D. 具有重吸收、分泌、合成和免疫功能
   E. 精子在附睾中获得运动能力

10. 下列关于睾丸间质细胞的描述正确的是
    A. 分布在睾丸间质中，常单个存在
    B. 体积较大，细胞质弱嗜碱性
    C. 胞质中常见大量管泡状嵴的线粒体
    D. 有丰富滑面内质网和发达的高尔基复合体
    E. 可分泌睾酮和雄激素结合蛋白

11. 下列关于前列腺的描述错误的是
    A. 腺泡上皮为复层扁平上皮
    B. 腺实质为复管泡状腺
    C. 腺泡形态不规则，有较多皱襞
    D. 腺腔内可见分泌物形成的嗜酸性板层小体
    E. 环绕于尿道起始段

12. 下列关于精囊的描述正确的是
    A. 是一个盘曲的囊状器官
    B. 囊腔内有许多高大的单独伸出的皱襞
    C. 黏膜表面为复层柱状上皮
    D. 在雄激素的刺激下，分泌酸性液体
    E. 分泌物中含果糖、前列腺素等

13. 关于精子尾部的描述错误的是
    A. 是精子的运动装置
    B. 颈段很短，主要为中心粒

C. 中段短，主要由轴丝和线粒体鞘构成

D. 主段长，主要由轴丝、线粒体鞘和纤维鞘构成

E. 末段短，没有纤维鞘

14．青春期前生精上皮的细胞构成是
   A．支持细胞和间质细胞
   B．支持细胞和生精细胞
   C．间质细胞和生精细胞
   D．支持细胞和精原细胞
   E．支持细胞和精母细胞

15．下列关于输出小管的描述正确的是
   A．是与睾丸直精小管相连的弯曲小管
   B．管壁是假复层纤毛柱状上皮
   C．纤毛的摆动有助于推动精子向前移动
   D．构成附睾头和体的开始部分
   E．源自胚胎时期的中肾管

16．关于精液的组成正确的是
   A．前列腺分泌物和精子
   B．精子和附睾分泌物
   C．前列腺和精囊分泌物和精子
   D．附属腺和生殖管道的分泌物及精子
   E．附属腺和生殖管道的分泌物

17．可刺激睾丸间质细胞分泌雄激素的激素是
   A．ACTH
   B．FSH
   C．LH
   D．TSH
   E．GH

18．可刺激睾丸支持细胞分泌雄激素结合蛋白的激素是
   A．ACTH
   B．FSH
   C．LH
   D．TSH
   E．GH

19．血-生精小管屏障的主要作用是
   A．维持生精小管局部高雄激素水平
   B．保持适合精子发育的温度
   C．形成并维持有利于精子发生的微环境
   D．防止射线对精子的损伤
   E．防止精子抗原物质进入生精小管

20．下列关于阴茎的描述错误的是
   A．由两个阴茎海绵体和两个尿道海绵体构成
   B．阴茎海绵体即勃起组织，含有大量不规则的血窦
   C．海绵体外包以致密结缔组织构成的坚韧白膜
   D．阴茎深动脉的分支螺旋动脉与血窦相通
   E．外表被覆以活动度较大的皮肤

【A2型题】

21．一对结婚多年未生育的夫妻到医院就医，常规检查发现丈夫精液中无精子存在。进一步的检查发现其存在基因突变，而该基因突变会阻碍成熟分裂期间同源染色体配对等进程。会直接受到这种突变影响的细胞是
   A．初级精母细胞
   B．精原细胞
   C．次级精母细胞
   D．精子细胞
   E．精子发生中的所有细胞

22．因不孕就医的夫妻，在询问过往病史时发现丈夫曾感染过霍乱，经及时治疗后康复。精液分析显示，精子数量很少且畸形；血液测试显示，精子抗原的抗体滴度很

高。霍乱的病原体霍乱弧菌可分泌一种毒素，破坏紧密连接。在男性生殖系统中，这种毒素的目标是性腺中的

    A．精原细胞     B．支持细胞     C．肌样细胞
    D．睾丸间质细胞     E．形成中的精子

23．患者，男，26岁，在排尿时出现睾丸疼痛和灼热感。就医检查显示存在淋病奈瑟菌感染。淋病通常会引起睾丸的急性或慢性炎症，并经常累及附睾。下列哪种结构出现炎症提示病变累及附睾

    A．睾丸纵隔     B．睾丸网     C．输出小管
    D．直精小管     E．生精小管

24．患者，男，73岁，近1年夜间排尿次数增多但每次尿量不多，近日来表现为排尿等待、尿线分叉、排尿困难等。就医后临床诊断为良性前列腺增生症。这种情况最常见是由前列腺的什么结构增生所致

    A．黏膜腺和黏膜下腺     B．黏膜下腺和主腺     C．黏膜腺和主腺
    D．黏膜腺     E．黏膜下腺

25．一对年轻夫妻在备孕前到医院进行相关检查，发现丈夫的精子活动度欠佳。进一步检测发现精液中多项成分有异常，尤其是果糖含量明显低于正常水平。最可能有问题的结构是

    A．睾丸间质细胞     B．尿道球腺     C．前列腺
    D．附睾     E．精囊

【B型题】

（26～30题共用备选答案）

    A．精原细胞     B．初级精母细胞     C．次级精母细胞
    D．精子细胞     E．支持细胞

26．体积较大，细胞核圆形，染色质常呈丝球状的生精细胞是

27．很快进入第二次成熟分裂，存在时间短，不易在切片中观察到的生精细胞是

28．最幼稚的生精细胞是

29．靠近管腔，不再分裂，染色体核型为23,X或23,Y的圆形细胞是

30．形状不规则，基底附于基膜，顶部直达管腔的细胞是

（31～35题共用备选答案）

    A．生精小管     B．直精小管     C．附睾管
    D．输出小管     E．输精管

31．高度弯曲的复层上皮性管道，可产生精子

32．位于睾丸纵隔处，短而直的管道

33．一端连于睾丸网，另一端进入附睾管，管腔起伏不平

34．一条长4～6 m的极度盘曲的管道，上皮为假复层柱状上皮

35．壁厚、腔小的肌性管道

(36～40题共用备选答案)
    A．高尔基复合体    B．中心粒    C．线粒体鞘
    D．精子质膜    E．致密纤维
36．精子表面的细胞膜即
37．形成顶体，内含多种水解酶的是
38．发出轴丝，形成精子尾部的是
39．供给精子尾部活动所需能量的是
40．在精子中段和主段，轴丝外侧有

(41～45题共用备选答案)
    A．前列腺    B．精囊    C．尿道球腺
    D．附睾    E．睾丸
41．使精子进一步成熟，并获得主动运动的能力
42．环绕于尿道起始段，呈栗形。按腺的分布位置，可分为黏膜腺、黏膜下腺和主腺
43．一对豌豆状的复管泡状腺，分泌的黏液有润滑尿道的作用
44．一对盘曲的囊状器官，其分泌物为弱碱性液体，对精子的活动和营养有重要作用
45．男性生殖腺，可产生精子，分泌雄激素

【X型题】
46．支持细胞的功能包括
    A．支持、保护和营养各级生精细胞
    B．合成和分泌雄激素
    C．吞噬精子形成过程中脱落下来的残余细胞质
    D．合成和分泌雄激素结合蛋白
    E．分泌抑制素，抑制FSH的分泌
47．血-生精小管屏障的组成包括
    A．有孔毛细血管的内皮及基膜    B．生精上皮基膜及结缔组织
    C．类肌细胞    D．支持细胞间紧密连接
    E．睾丸间质细胞
48．下列关于前列腺的描述正确的是
    A．环绕尿道起始部的复管泡状腺    B．一对盘曲的囊状器官
    C．腺腔内可见嗜酸性板层小体    D．腺泡形态不规则，有较多皱襞
    E．腺泡上皮形态多样
49．下列关于睾丸间质细胞的描述正确的是
    A．支持、保护和营养各级生精细胞
    B．合成和分泌雄激素
    C．细胞体积较大，常成群分布
    D．细胞质嗜酸性，有分泌类固醇激素细胞的特点
    E．有明显的年龄变化
50．下列关于精子结构的描述正确的是

A．形似蝌蚪，分头、尾两部分  B．细胞核的头端覆盖顶体
C．尾部主段最长，含线粒体鞘  D．尾部末段的轴丝外包有纤维鞘
E．尾部为精子的运动装置

51．下列关于初级精母细胞的描述正确的是
A．位于精原细胞近腔侧
B．存在时间短，在生精小管切片中不易见到
C．体积大，细胞核大而圆，染色质常呈丝球状
D．染色体核型为 46,XY
E．经过第一次成熟分裂，形成两个次级精母细胞

52．下列关于次级精母细胞的描述正确的是
A．位置靠近基膜
B．在生精小管切片中不易见到
C．体积大，细胞核大而圆，染色质常呈丝球状
D．染色体核型为 23,X 或 23,Y
E．经过第二次成熟分裂，形成两个精子细胞

53．描述精子形成过程中发生变化的是
A．细胞核高度浓缩，移向细胞一侧
B．不进行 DNA 复制，快速进入第二次成熟分裂
C．高尔基复合体形成顶体，覆盖在细胞核的头端
D．中心粒发出轴丝，形成尾部
E．线粒体聚集形成线粒体鞘

54．下列关于支持细胞形态结构的描述正确的是
A．光镜下，细胞呈不规则高锥体形，轮廓不清
B．电镜下，细胞质内有丰富的滑面内质网、发达的高尔基复合体和粗面内质网
C．相邻的支持细胞侧面形成紧密连接，参与构成血 - 生精小管屏障
D．细胞核圆形，染色质深染，核仁明显
E．基底面宽大，附于基膜，顶部直达管腔

55．下列关于附睾的描述正确的是
A．分头、体和尾 3 个部分
B．头部和体部可见输出小管和附睾管
C．输出小管腔面呈起伏不平的波浪状
D．附睾管的上皮细胞游离面有粗而长、可摆动的纤毛
E．具有重吸收、分泌、合成和免疫屏障等功能

## 二、名词解释

1．精子发生（spermatogenesis）
2．血 - 生精小管屏障（blood-seminiferous tubule barrier）
3．精子形成（spermiogenesis）
4．顶体（acrosome）
5．附睾管（epididymal duct）

6. 睾丸间质细胞（interstitial cell of testis）
7. 白膜（tunica albuginea）
8. 输出小管（efferent duct）
9. 生精小管（seminiferous tubule）
10. 生精细胞（spermatogenic cell）

三、问答题

1. 试述睾丸支持细胞的结构特点及其功能。
2. 试述精子形成中的主要变化。
3. 试述精子的结构特点。

## 参考答案与解析

一、选择题

【A1 型题】
1．C　2．D　3．B　4．D　5．B　6．D　7．E　8．B　9．C　10．C　11．A　12．E　13．D　14．D　15．C　16．D　17．C　18．B　19．C　20．A

【A2 型题】
21．A　22．B　23．C　24．A　25．E

【B 型题】
26．B　27．C　28．A　29．D　30．E　31．A　32．B　33．D　34．C　35．E　36．D　37．A　38．B　39．C　40．E　41．D　42．A　43．C　44．B　45．E

【X 型题】
46．ACDE　47．ABD　48．ACDE　49．BCDE　50．ABE　51．ACDE　52．BDE　53．ACDE　54．ABCE　55．ACE

解析：

1．成人生精小管的长度为 30～70 cm，生精上皮是特殊的复层上皮，由不同发育阶段的生精细胞和支持细胞构成，上皮外有胶原纤维和肌样细胞，生精上皮下基膜明显。

2．生精细胞中的精原细胞可以进行有丝分裂。

3．初级精母细胞的核型是 46,XY，因进行 DNA 的复制，故停留在第一次成熟分裂的时间较长；次级精母细胞不进行 DNA 复制；初级精母细胞由 B 型精原细胞分化而成。

4．精子细胞不再分裂，而是经过复杂的变化形成精子。

5．精子头部正侧面观不同，正面观为椭圆形，侧面观为梨形；尾部分 4 个部分，线粒体存在于中段，刚形成的精子没有主动运动的能力。顶体由高尔基复合体演变形成。

6．线粒体汇聚于轴丝近端周围，形成线粒体鞘。

7．支持细胞顶部到达生精小管腔面。

8．支持细胞可以分泌多种物质，如雄激素结合蛋白，但不合成雄激素。

9．附睾头部主要由输出小管组成，体部和尾部主要由附睾管组成。

10．睾丸间质细胞常成群分布，胞质嗜酸性，具有分泌类固醇激素细胞的超微结构特点，即有大量管泡状嵴的线粒体，可分泌睾酮，但不分泌雄激素结合蛋白。

11．前列腺腺泡上皮形态多样，可有假复层柱状上皮、单层立方或单层柱状上皮，但不是复层扁平上皮。

12．精囊是一对，皱襞彼此融合，上皮为假复层柱状，分泌弱碱性液体，而不是酸性液体，分泌物中含果糖、前列腺素等。

13．精子主段没有线粒体鞘，线粒体鞘位于中段。

14．青春期之前，生精小管的生精上皮只有支持细胞和精原细胞。

15．输出小管与睾丸网相连，构成附睾头的大部分，起源于中肾小管。管壁上皮由高柱状纤毛细胞和低柱状无纤毛细胞相间排列而成，而非假复层。纤毛的摆动有助于推动精子向前移动。

16．附属腺和生殖管道的分泌物及精子共同组成精液。

17．垂体分泌的 LH 刺激睾丸间质细胞分泌雄激素。

18．睾丸支持细胞主要由垂体分泌的 FSH 刺激其分泌雄激素结合蛋白。

19．血-生精小管屏障的主要作用是形成并维持有利于精子发生的微环境，还能防止精子抗原物质逸出到生精小管外而发生自体免疫反应。

20．阴茎由两个阴茎海绵体和一个尿道海绵体构成。

21．同源染色体的配对发生在第一次成熟分裂时，是在初级精母细胞中进行，因此直接受影响的是初级精母细胞。

22．支持细胞之间存在紧密连接，是构成血-生精小管屏障的主要结构。

23．输出小管是构成附睾头部大部分的结构，与睾丸网相连。

24．老年男性良性前列腺增生症常常累及黏膜腺和黏膜下腺，因尿道受到压迫而出现排尿异常情况。

25．精液中的果糖由精囊产生。

26．初级精母细胞是生精上皮中最大的生精细胞，染色质疏松，常呈丝球状。

27．次级精母细胞很快进入第二次成熟分裂，变为单倍体的精子细胞，存在时间短，在生精小管中不易观察到。

28．精原细胞为生精细胞中的干细胞。

29．精子细胞为单倍体细胞，不再进行细胞分裂，而是通过变形成为精子。

30．支持细胞形状不规则，基底面附于生精小管的基膜，顶部直达管腔。

31．生精小管为高度弯曲的上皮性管道，由特殊的复层生精上皮组成，可产生精子。

32．生精小管在睾丸纵隔处变为短而直的管道，管径较细，称为直精小管。

33．输出小管一端连于睾丸网，另一端进入附睾管，管腔起伏不平。

34．附睾管是一条长 4～6 m 的极度盘曲的管道，管腔规则，上皮为假复层柱状上皮。

35．输精管是壁厚、腔小的肌性管道，通过肌层的强力收缩，将精子快速射出。

36．精子表面的细胞膜即精子质膜。

37．高尔基复合体形成顶体，内含多种水解酶。

38．中心粒发出外周 9 组双微管，中央 2 条微管行向尾端，构成轴丝。

39．精子尾部活动所需能量由中段线粒体鞘提供。

40．在精子中段和主段，轴丝外侧有纵行的致密纤维。

41．精子在附睾中进一步成熟，并获得主动运动的能力。

42．前列腺环绕于尿道起始段，呈栗形。按腺的分布位置，可分为黏膜腺、黏膜下腺和主腺。

43．尿道球腺是一对豌豆状的复管泡状腺，可以分泌黏液润滑尿道。

44．精囊是一对盘曲的囊状器官，其分泌物为弱碱性液体，内含果糖、前列腺素等，对精子的活动和营养有重要作用

45．睾丸是男性的生殖腺，具有产生精子和分泌雄激素的功能。

46．支持细胞不分泌雄激素。

47．类肌细胞和睾丸间质细胞都不参加血-生精小管屏障的构成。

48．前列腺环绕于尿道起始段，呈栗形。精囊才是一对盘曲的囊状器官。

49．是支持细胞而不是睾丸间质细胞有支持、保护和营养各级生精细胞的作用。

50．精子尾部主段最长，但没有线粒体鞘；其末段的轴丝外没有纤维鞘。

51．存在时间短、在生精小管切片中不易见到的是次级精母细胞，而初级精母细胞在生精小管切片中容易观察到。

52．次级精母细胞位置靠近管腔，细胞圆形，直径约 12 μm，细胞核圆形，染色较深。

53．精子形成过程中没有细胞分裂。

54．支持细胞核呈卵圆形或三角形。

55．附睾体部和尾部由附睾管构成，附睾管的上皮细胞游离面有粗而长的微绒毛，虽然也称为静纤毛，但不是纤毛，不能摆动。

## 二、名词解释

1．精子发生（spermatogenesis）：从精原细胞发育成为精子的过程称为精子发生，包括 3 个阶段：①精原细胞分裂增殖，形成精母细胞的阶段；②精母细胞成熟分裂，从二倍体细胞形成单倍体精子细胞的阶段；③圆形精子细胞经过复杂的变态过程，形成蝌蚪形精子的阶段。

2．血-生精小管屏障（blood-seminiferous tubule barrier）：又称为血-睾屏障，由睾丸间质内的有孔毛细血管内皮及基膜、结缔组织、生精上皮基膜和支持细胞紧密连接组成，其中，支持细胞的紧密连接是构成血-生精小管屏障的主要结构。血-生精小管屏障可阻止某些物质进出生精上皮，形成并维持有利于精子发生的微环境，还能防止精子抗原物质逸出到生精小管外而发生自体免疫反应。

3．精子形成（spermiogenesis）：是精子细胞经过一系列复杂的形态变化，由圆形逐渐分化转变为蝌蚪形精子的过程。

4．顶体（acrosome）：高尔基复合体形成的双层帽状结构覆盖在细胞核的头端，称为顶体。顶体内含多种水解酶，如顶体蛋白酶、透明质酸酶、酸性磷酸酶等。水解酶释放，可溶解放射冠、透明带和卵细胞膜等，使精子与卵子结合，形成受精卵。

5．附睾管（epididymal duct）：附睾管是一条长 4~6 m 的极度盘曲的管道，管腔规则，腔内充满精子和分泌物。附睾管上皮为假复层柱状上皮，由高柱状细胞和基细胞组成。高柱状细胞可分泌促进精子成熟的物质，其细胞表面有成簇排列的粗而长的微绒毛，又称为静纤毛，能帮助分泌物排入腔内。附睾管的上皮基膜外有薄层平滑肌围绕，肌层的收缩有助于管腔内的精子向输精管方向缓慢移动。

6. 睾丸间质细胞（interstitial cell of testis）：又称 Leydig 细胞，位于生精小管之间的睾丸间质内，成群分布，体积较大，呈圆形或多边形。细胞核呈圆形，常偏位，染色浅，核仁明显。细胞质嗜酸性较强，具有分泌类固醇激素细胞的超微结构特点。间质细胞的主要功能是合成和分泌雄激素，主要是睾酮。

7. 白膜（tunica albuginea）：睾丸被膜的中间层，位于鞘膜脏层的深面，由厚的致密结缔组织构成，在睾丸后缘增厚形成睾丸纵隔。

8. 输出小管（efferent duct）：是与睾丸网连接的 8～12 根弯曲小管，构成附睾头的大部，其远端与附睾管相连。输出小管上皮由高柱状纤毛细胞和低柱状无纤毛细胞相间排列而成，故腔面呈起伏不平的波浪状。无纤毛细胞可吸收生精小管分泌的液体；纤毛细胞的纤毛摆动有助于推动精子向前移动。

9. 生精小管（seminiferous tubule）：位于睾丸小叶内，为高度弯曲的上皮性管道，是精子发生的场所。青春期后，构成管壁的生精上皮由支持细胞和不同发育阶段的生精细胞构成。

10. 生精细胞（spermatogenic cell）：生精上皮中将形成精子的细胞，青春期前只有精原细胞；青春期开始后，在促性腺激素的作用下，精原细胞不断增殖分化为处于不同发育阶段的生精细胞，分别为精原细胞、初级精母细胞、次级精母细胞、精子细胞和精子。

### 三、问答题

1. 试述睾丸支持细胞的结构特点及其功能。

答：支持细胞在光镜下轮廓不清，细胞核呈椭圆形或不规则形，核仁明显，细胞质染色浅。电镜下，支持细胞呈不规则高锥体形，基底面宽大，附于基膜。顶部直达管腔，侧面和腔面有许多不规则凹陷，其内镶嵌着各级生精细胞。支持细胞的细胞核中异染色质少，着色浅，核膜常有许多凹陷。细胞质中含有丰富的粗面内质网和滑面内质网、发达的高尔基复合体，有许多线粒体和溶酶体，细胞顶端还有微管和微丝。相邻支持细胞侧面的细胞膜形成紧密连接，将生精上皮分成基底室和近腔室两部分。基底室位于生精上皮基膜和支持细胞的紧密连接之间，内有精原细胞；近腔室位于紧密连接上方，内有精母细胞、精子细胞和精子。基底室和近腔室内的微环境是不同的，以利于不同阶段生精细胞的发育。支持细胞是唯一与生精细胞相接触的细胞，有多方面的功能，对精子发生起着非常重要的调节作用：①对生精细胞起支持、营养和保护作用。②微丝和微管的收缩可使生精细胞向腔面移动，分泌的液体有助于精子的运送，促使精子释放入管腔。③参与形成血-生精小管屏障。④参与吞噬和消化精子形成过程中脱落下来的残余细胞质。⑤有旺盛的分泌功能，能合成和分泌多种蛋白质、生长因子、激素等活性物质等。如：雄激素结合蛋白（ABP），与雄激素结合，以保持生精小管内雄激素的水平，促进精子发生；转铁蛋白、视黄醇结合蛋白、硫酸糖蛋白以及 TGF-β、TGF-α、IGF-1、IL-1 等生长因子，调节精子发生及睾丸的其他功能；激动素和抑制素，刺激或抑制 FSH 的合成和分泌。胚胎时期支持细胞分泌中肾旁管抑制素，使中肾旁管退化。

2. 试述精子形成中的主要变化。

答：精子细胞经过一系列复杂的形态变化，由圆形逐渐分化转变为蝌蚪形的精子，这个过程称为精子形成。精子形成的主要变化是：①细胞核中的染色质高度浓缩，细胞核变长并移向细胞的一侧，构成精子的头部。在精子核浓缩过程中，核蛋白的类型发生明显改变：由之前富含赖氨酸的组蛋白，改变为富含精氨酸和胱氨酸的鱼精蛋白，便于染色质的高度浓缩。②高尔基复合体形成一些圆形小囊泡，称为前顶体囊泡，相互融合并逐渐增大，成为一个大的顶体囊泡，凹陷为双层帽状结构，形成顶体，覆盖在细胞核的头端。③中心粒迁移到顶体的对侧，发出轴丝，形成尾部；随着轴丝逐渐增长，精子细胞变长。④线粒体从细胞周边汇聚于轴丝近端周围，形成螺旋形的线粒体鞘。⑤多余的细胞质脱落，形成残余体。⑥细胞膜包在精子表面，称为精子质膜，在精子运动、获能和受精等过程中发挥着重要作用。

3．试述精子的结构特点。

答：精子形似蝌蚪，长约 60 μm，分头、尾 2 部分。头部正面观呈卵圆形，侧面观呈梨形。头部内主要有一个染色质高度浓缩的细胞核。细胞核的前 2/3 有顶体覆盖。顶体内含多种水解酶，如顶体蛋白酶、透明质酸酶、酸性磷酸酶等。尾部又称为鞭毛，是精子的运动装置，分为颈段、中段、主段和末段 4 部分。颈段短，其内主要是中心粒，由中心粒发出 9 对周围微管和中央的 2 根微管行向尾端，构成尾部中心的轴丝；在中段，轴丝外侧有纵行的外周致密纤维，其外侧包裹 1 层线粒体鞘，为精子尾部的摆动提供能量；主段最长，轴丝外无线粒体鞘，代之以致密纤维形成的纤维鞘；末段短，仅有轴丝。细胞膜包在精子表面，称为精子质膜，它在精子运动、获能和受精等过程中发挥着重要作用。

（翁　静）

# 第二十章 女性生殖系统

一、选择题

【A1 型题】

1. 下列关于卵巢的描述错误的是
   A. 表面覆盖着单层柱状上皮
   B. 皮质宽，髓质窄
   C. 青春期开始时两侧卵巢内约有 4 万个原始卵泡
   D. 具有内分泌功能
   E. 绝经期后卵巢不再排卵

2. 下列关于原始卵泡的描述正确的是
   A. 含一个次级卵母细胞
   B. 含一个卵原细胞
   C. 含一层扁平的卵泡细胞
   D. 含一层立方形的卵泡细胞
   E. 含多层卵泡细胞

3. 卵泡膜细胞位于
   A. 卵泡的卵泡细胞与基膜之间
   B. 卵泡细胞外侧的基膜与周围结缔组织之间
   C. 原始卵泡周围的结缔组织内
   D. 初级卵泡的卵泡膜内膜层
   E. 次级卵泡和成熟卵泡的卵泡膜内膜层

4. 以下关于初级卵母细胞的描述错误的是
   A. 体积较大，圆形
   B. 核大而圆，呈空泡状
   C. 染色质细疏，着色浅，核仁明显
   D. 由青春期卵原细胞分裂分化而来
   E. 排卵前才完成第一次成熟分裂

5. 组成初级卵泡的是初级卵母细胞及其周围的
   A. 单层卵泡细胞
   B. 多层卵泡细胞
   C. 多层立方形卵泡细胞
   D. 单层或多层扁平或立方形卵泡细胞
   E. 单层或多层立方或柱状卵泡细胞

6. 以下关于卵泡膜的描述错误的是
   A. 由卵泡周围的梭形细胞形成
   B. 与卵泡细胞相贴

C. 内层细胞多，纤维少；外层纤维多，细胞少

D. 膜细胞位于卵泡膜内层

E. 于次级卵泡时期开始分层

7. 下列关于次级卵泡的描述错误的是

   A. 卵母细胞为次级卵母细胞  B. 卵母细胞为初级卵母细胞

   C. 在卵泡细胞之间出现腔隙  D. 出现卵丘  E. 出现放射冠

8. 在卵泡中，颗粒层细胞是指

   A. 紧靠透明带的卵泡细胞

   B. 与卵母细胞共同构成卵丘的卵泡细胞

   C. 构成卵泡壁的卵泡细胞

   D. 紧靠卵泡腔的一层卵泡细胞

   E. 卵泡周围的结缔组织细胞

9. 次级卵泡中的卵泡液由

   A. 卵泡细胞分泌而来  B. 卵母细胞分泌而来

   C. 放射冠分泌而来  D. 卵母细胞和卵泡细胞分泌而来

   E. 卵泡细胞分泌和卵泡膜血管内液体渗透而来

10. 放射冠是指

    A. 紧靠透明带的一层高柱状卵泡细胞

    B. 紧靠卵泡腔的一层卵泡细胞

    C. 紧靠透明带的一层立方形卵泡细胞

    D. 卵泡膜内层的结缔组织细胞

    E. 卵泡壁最外层的卵泡细胞

11. 在卵泡发育过程中，分化形成颗粒黄体细胞和膜黄体细胞的细胞是

    A. 卵泡膜的梭形细胞和透明带

    B. 卵泡壁的颗粒细胞和卵泡膜梭形细胞

    C. 卵丘的卵泡细胞和卵泡膜梭形细胞

    D. 卵泡膜的膜细胞和透明带

    E. 卵泡壁的颗粒细胞和卵泡膜的膜细胞

12. 下列关于月经周期的描述错误的是

    A. 自青春期起，在卵巢产生的雌、孕激素的作用下，子宫体和底的子宫内膜发生周期性变化

    B. 子宫内膜的这种变化持续终生

    C. 每28天左右发生一次

    D. 其变化一般分为3期，分别为增生期、分泌期和月经期

    E. 月经期一般为周期的第1～4天

13. 卵泡中颗粒黄体细胞主要分泌

    A. 松弛素  B. 孕激素  C. 雌激素

    D. 促黄体素  E. 松弛素和雌激素

14. 膜黄体细胞与粒黄体细胞协同分泌

    A. 孕激素  B. 雌激素  C. 雌激素和孕激素

D．促卵泡素 E．松弛素
15．一般情况下，月经黄体的维持时间为
A．20天 B．21天 C．2个月
D．2周 E．6个月
16．妊娠黄体的维持时间为
A．6周 B．60天 C．6个月
D．3个月 E．28天
17．卵巢中间质腺是由
A．退化的初级卵泡的颗粒层细胞分化而成
B．退化的次级卵泡的颗粒层细胞分化而成
C．退化的早期次级卵泡的颗粒层细胞和膜细胞分化而成
D．退化的晚期次级卵泡的颗粒层细胞和膜细胞分化而成
E．退化的晚期次级卵泡的膜细胞分化而成
18．组成输卵管管壁的是
A．上皮、固有层、黏膜肌层 B．黏膜、肌层、外膜
C．黏膜、肌层、纤维膜 D．黏膜、黏膜下层、肌层和浆膜
E．黏膜、黏膜下层、肌层和纤维膜
19．正常情况下，精卵结合发生在输卵管黏膜皱襞最发达的部位，这个部位是
A．峡部与壶腹部 B．漏斗部 C．壶腹部
D．峡部 E．子宫部
20．输卵管黏膜上皮为
A．单层柱状上皮 B．单层立方上皮
C．单层扁平或立方上皮 D．假复层纤毛柱状上皮
E．单层立方或柱状上皮
21．子宫表面具有浆膜覆盖的部位是
A．体部 B．颈部 C．颈部与体部
D．体部与底部 E．底部
22．子宫内膜的上皮是
A．单层立方上皮，含分泌细胞
B．单层立方上皮或单层扁平上皮，以分泌细胞为主
C．单层柱状上皮，以分泌细胞为主
D．单层柱状上皮或假复层纤毛柱状上皮，以纤毛细胞为主
E．单层柱状上皮，以纤毛细胞为主
23．以下关于子宫腺的描述正确的是
A．是单管状腺 B．是泡状腺 C．是管泡状腺
D．位于子宫壁肌层 E．位于子宫壁黏膜层和肌层
24．以下关于子宫内膜基质细胞的描述错误的是
A．可合成和分泌胶原蛋白 B．位于子宫内膜固有层 C．是扁平形上皮细胞
D．具有周期性的变化 E．分化程度较低
25．以下关于子宫内膜增生期的描述错误的是

A. 为月经周期的第 5~14 天
B. 子宫腺上皮迅速增生
C. 子宫腺腔较窄，弯曲度较大
D. 内膜增厚至 2~4 mm
E. 又称为卵泡期

26. 关于子宫螺旋动脉的描述错误的是
    A. 来自子宫动脉分支
    B. 在子宫内膜浅层形成毛细血管网
    C. 在月经期发生痉挛性收缩
    D. 在增生期长度、曲度最大
    E. 随着卵巢激素变化而发生周期性变化

27. 以下关于子宫内膜分泌期的描述错误的是
    A. 为月经周期的第 5~14 天
    B. 又称为黄体期
    C. 固有层呈生理性水肿
    D. 子宫腺腔增大，腔内可见分泌物
    E. 螺旋动脉伸至子宫内膜浅层

28. 阴道内表面被覆的上皮是
    A. 单层扁平上皮
    B. 单层或复层柱状上皮
    C. 假复层纤毛柱状上皮
    D. 单层立方上皮
    E. 复层扁平上皮

【A2 型题】

29. 受精卵透明带过厚往往会造成受精卵不能按时孵出，从而造成卵泡不能植入子宫内膜，下列关于透明带的描述错误的是
    A. 由卵母细胞和卵泡细胞共同分泌形成
    B. 为一层嗜酸性的膜
    C. 位于卵母细胞与卵泡细胞之间
    D. 卵母细胞与卵泡细胞之间形成缝隙连接
    E. 从次级卵泡开始出现

30. 女性进入青春期后，在促性腺激素的作用下，每个月发育一批（3~11 个）卵泡，经过募集、选择，其中一般只有一个优势卵泡可以完全成熟并排卵。初级卵母细胞完成第一次成熟分裂的时间是
    A. 胚胎期
    B. 出生时
    C. 排卵前 24~36 小时
    D. 排卵前 36~48 小时
    E. 排卵后

31. 临床 B 超检测排卵一般从月经周期第 10 天开始，每天连续或隔天检测，直到卵泡发育成熟而排卵。下列关于成熟卵泡的描述错误的是
    A. 与次级卵泡合称为生长卵泡
    B. 向卵巢表面突出
    C. 为卵泡发育的最后阶段
    D. 直径可达 2 cm
    E. 所含卵母细胞有可能是次级卵母细胞

32. 女性月经周期的调节是一个复杂的过程，主要涉及下丘脑、垂体和卵巢分泌的激素。对子宫内膜周期性变化无调节作用的激素是
    A. 卵泡刺激素
    B. 黄体生成素
    C. 促性腺激素释放激素
    D. 雌激素和孕激素
    E. 雄激素和松弛素

## 【B 型题】

(33～38 题共用备选答案)
  A．卵原细胞    B．初级卵母细胞    C．次级卵母细胞
  D．成熟的卵细胞  E．初级卵母细胞或次级卵母细胞

33．原始卵泡含有
34．初级卵泡含有
35．次级卵泡含有
36．成熟卵泡含有
37．排卵时排出的是
38．受精后完成第二次成熟分裂的是

(39～44 题共用备选答案)
  A．原始卵泡    B．初级卵泡    C．次级卵泡
  D．成熟卵泡    E．间质腺

39．开始出现卵泡腔的是
40．开始出现卵泡膜的是
41．卵泡膜开始分为内、外两层的是
42．数量最多、体积最小的是
43．由晚期次级卵泡闭锁形成的是
44．卵泡发育的最后阶段为

(45～52 题共用备选答案)
  A．透明带    B．卵泡液    C．放射冠
  D．颗粒层    E．黄体

45．紧靠透明带的一层呈放射状排列的卵泡细胞是
46．构成卵泡壁的数层卵泡细胞是
47．由卵母细胞和卵泡细胞分泌而成的是
48．由卵泡细胞分泌物和卵泡膜血管渗出物组成的是
49．由颗粒黄体细胞和膜黄体细胞组成，富含血管的是
50．富含糖蛋白、嗜酸性的是
51．含透明质酸和雌激素的是
52．可分泌孕激素和雌激素的是

(53～57 题共用备选答案)
  A．具有分泌类固醇激素细胞的特征  B．为单倍体细胞
  C．可合成和分泌胶原蛋白    D．30～50 μm 长
  E．于排卵前 36～48 小时形成

53．子宫内膜基质细胞
54．膜细胞
55．卵子

56．次级卵母细胞

57．子宫肌纤维

【X 型题】

58．卵巢的结构特点是
　　A．表面被覆单层扁平或单层立方上皮　　B．上皮下为白膜
　　C．髓质内含有不同发育阶段的卵泡　　　D．卵泡间富含基质细胞
　　E．卵巢皮、髓质交界处有门细胞

59．原始卵泡中初级卵母细胞的特点为
　　A．圆形，体积较大
　　B．细胞核大而圆，着色浅，核仁大而明显
　　C．细胞质内细胞器较少
　　D．在青春期由卵原细胞分裂分化而成
　　E．进入第一次成熟分裂后，长期停留在分裂前期

60．关于初级卵泡正确的是
　　A．指卵泡细胞间未出现液腔的生长卵泡
　　B．中央为一个初级卵母细胞
　　C．周围为多层柱状的卵泡细胞
　　D．考尔-爱克斯诺小体的数量随卵泡的生长而增多
　　E．卵母细胞和卵泡细胞之间未出现透明带

61．关于透明带正确的是
　　A．仅由卵泡细胞分泌形成
　　B．卵母细胞表面的突起伸入透明带内
　　C．卵泡细胞之间有许多紧密连接
　　D．为一层较厚的富含糖蛋白的嗜酸性膜
　　E．对精子和卵子之间的相互识别和结合很重要

62．关于次级卵泡的说法正确的是
　　A．指在卵泡细胞之间出现液腔的生长卵泡
　　B．其卵泡腔内充满由卵泡细胞分泌物组成的卵泡液
　　C．出现卵丘
　　D．出现放射冠
　　E．卵泡膜尚未分层

63．成熟卵泡的结构特点包括
　　A．体积很大，并且向卵巢表面突出
　　B．颗粒细胞不再增殖，颗粒层变薄
　　C．初级卵母细胞在排卵前24～36小时完成第一次成熟分裂
　　D．次级卵母细胞形成后随即进入第二次成熟分裂，停止于分裂前期
　　E．放射冠与周围的卵泡细胞之间出现腔隙

64．关于黄体描述正确的是
　　A．为一个体积很大并富含连续毛细血管的内分泌细胞团

B．含颗粒黄体细胞和膜黄体细胞

C．颗粒黄体细胞分布于黄体的周边部，膜黄体细胞分布于黄体的中央部

D．颗粒黄体细胞体积较大，多角形，染色较浅

E．膜黄体细胞体积较小，圆形或多角形，染色较深

65．以下关于卵泡闭锁的描述正确的是

A．成熟卵泡闭锁形成间质腺

B．卵泡闭锁形成的间质腺有分泌雌激素的作用

C．次级卵泡和成熟卵泡闭锁时光镜下可见卵泡内常残留有透明带

D．晚期次级卵泡闭锁时卵泡腔内常见中性粒细胞

E．卵泡的闭锁大多数发生在初级卵泡阶段

66．输卵管壁的结构特点包括

A．由黏膜、肌层和浆膜 3 层组成

B．黏膜上皮为单层柱状上皮

C．黏膜上皮由分泌细胞和基细胞组成

D．分泌细胞染色深，细胞核呈长椭圆形，染色较深

E．肌层以峡部最厚，分内环行、外纵行两层

67．关于子宫壁肌层正确的是

A．中间层较厚，为内纵行和外环行平滑肌束

B．由大量平滑肌束和结缔组织组成

C．自内向外可分为黏膜下层、中间层和浆膜下层

D．黏膜下层和浆膜下层主要为环行平滑肌束

E．成年妇女子宫平滑肌纤维长 30～50 μm

68．关于子宫内膜正确的是

A．由单层立方上皮和固有层组成

B．上皮由纤毛细胞和分泌细胞组成

C．固有层血管丰富，含有大量梭形或星形的基质细胞

D．含子宫腺，为复管泡状腺

E．基质细胞可合成和分泌松弛素

69．以下关于子宫内膜周期性变化的正确描述是

A．月经期为周期的第 1～4 天

B．增生期为月经周期的第 5～14 天

C．分泌期为月经周期的第 15～28 天

D．每个月经周期从月经第 1 天起至下次月经来潮前一天止

E．内膜的周期性变化是在卵巢产生的孕激素的作用下形成的

70．子宫内膜增生期的特点包括

A．剥脱的子宫内膜由基底层增生修补

B．基质细胞分泌激素的功能旺盛

C．至增生晚期，增厚达 2～4 mm

D．子宫腺数量增多，并不断增长和弯曲

E．腺细胞核和核上区可见明显的糖原聚集

71. 子宫内膜月经期的特点包括
   A. 子宫内膜功能层的螺旋动脉持续性收缩，然后又突然短暂性扩张
   B. 毛细血管骤然充血、破裂，血液外流，并积聚于内膜浅层，最后突破上皮流入子宫腔
   C. 脱落的子宫内膜和血液共同构成经血
   D. 月经一般持续 1～7 天
   E. 在月经期中止之后，基底层残留的腺体底部细胞开始迅速分裂增生

## 二、名词解释

1. 排卵（ovulation）
2. 间质腺（interstitial gland）
3. 月经周期（menstrual cycle）
4. 透明带（zona pellucida）
5. 黄体（corpus luteum）
6. 白体（corpus albicans）
7. 卵丘（cumulus oophorus）
8. 放射冠（corona radiata）

## 三、问答题

1. 试述典型的次级卵泡的形态结构及其所分泌的激素。
2. 试述黄体的形成、结构和功能。

## 参考答案与解析

一、选择题

【A 型题】

1. A　2. C　3. E　4. D　5. E　6. B　7. A　8. C　9. E　10. A　11. E
12. B　13. B　14. B　15. D　16. C　17. E　18. B　19. C　20. A　21. D
22. C　23. A　24. C　25. C　26. D　27. A　28. E

【A2 型题】

29. E　30. D　31. A　32. E

【B 型题】

33. B　34. B　35. B　36. E　37. C　38. D　39. C　40. B　41. C　42. A
43. E　44. D　45. C　46. D　47. A　48. B　49. E　50. A　51. B　52. E
53. C　54. A　55. B　56. E　57. D

【X 型题】

58. ABD　59. ABE　60. ABCD　61. DE　62. ACD　63. ABE　64. BDE
65. BCD　66. ABD　67. BCE　68. BCD　69. ABCD　70. ACD　71. ABC

**解析：**

1. 卵巢表面上皮为单层扁平或立方上皮。
2. 原始卵泡由一个初级卵母细胞和一层扁平的卵泡细胞组成。
3. 次级卵泡和成熟卵泡的卵泡膜分内、外两层，内层含膜细胞。
4. 次级卵泡和成熟卵泡的卵泡膜分为内、外两层，分别称为内膜层和外膜层。内膜层细胞较多，体积较大，细胞呈多边形或梭形，称为膜细胞。
5. 初级卵母细胞在胚胎期由卵原细胞分裂分化而来。
6. 卵泡膜与卵泡细胞之间隔有基膜。
7. 次级卵泡的卵母细胞为初级卵母细胞。
8. 分布在卵泡腔周边的卵泡细胞，光镜下呈颗粒状。
9. 卵泡液由卵泡细胞分泌的糖胺多糖和卵泡膜血管内液体渗透而来。
10. 放射冠是靠透明带的一层高柱状卵泡细胞，呈放射状排列。
11. 颗粒黄体细胞由卵泡颗粒层的颗粒细胞分化形成，膜黄体细胞由卵泡膜内膜层的膜细胞分化形成。
12. 子宫内膜的周期性变化一直持续到绝经期。此后子宫内膜由于失去卵巢激素的作用，呈萎缩状态，上皮细胞矮小，腺体小而少，分泌物很少或无。
13. 卵泡中的颗粒黄体细胞主要分泌孕激素，颗粒黄体细胞与膜黄体细胞共同分泌雌激素。
17. 晚期的次级卵泡闭锁时，卵泡塌陷，卵泡膜的血管和结缔组织伸入颗粒层及卵丘，膜细胞一度增大，形成多边形的上皮样细胞，细胞质中充满脂滴，形似黄体细胞并被结缔组织和血管分隔成分散的细胞团索，称为间质腺。
18. 输卵管的管壁由黏膜、肌层、外膜三层组成。
19. 精卵结合是发生在输卵管壶腹部，此处皱襞最发达。
20. 输卵管黏膜上皮为单层柱状上皮，由纤毛细胞和分泌细胞组成。
21. 子宫底和体部为浆膜，其余为纤维膜。
22. 子宫内膜的上皮由单层柱状上皮和固有层组成，上皮向固有层凹陷形成子宫腺。
23. 子宫腺是单管状腺，开口于子宫腔。
24. 子宫内膜的基质细胞为大量分化程度低的梭形或星形细胞，细胞核大而圆，细胞质较少，可合成和分泌胶原蛋白，并随子宫内膜的周期性变化而增生与分化。
25. 增生期的子宫腺腺腔较窄，腺体出现弯曲，但弯曲度不大。
26. 子宫螺旋动脉在增生期增长、弯曲，但长度和弯曲度均不如分泌期。
29. 透明带的出现是从初级卵泡开始的。
30. 初级卵母细胞在胚胎期便已由卵原细胞分裂分化而成，随即进入第一次成熟分裂，但长期停留在分裂前期，直到排卵前36~48小时才完成第一次成熟分裂。
31. 初级卵泡和次级卵泡合称为生长卵泡。
33~40. 原始卵泡、初级卵泡、次级卵泡内都是初级卵母细胞，这个初级卵母细胞是由卵原细胞在胚胎时期分裂分化而成的，随后开始第一次成熟分裂，并长期停留于分裂前期，当卵泡发育到成熟卵泡时，初级卵母细胞又恢复成熟分裂，并在排卵前36~48小时完成第一次成熟分裂，产生一个次级卵母细胞和极体。次级卵母细胞随即进入第二次成熟分裂，并停止于分裂中期。如果排卵后受精，则次级卵母细胞完成第二次成熟分裂形成成熟的卵母细胞和一个小的极体。

41～44．原始卵泡数量最多；次级卵泡的卵泡膜逐渐分化成为内外两层，内膜层含有较多的多边形或梭形的膜细胞，具有分泌类固醇激素细胞的结构特点。外膜层细胞较少，血管也较少，胶原纤维较多，含有平滑肌纤维；次级闭锁后形成间质腺。

50．透明带是卵母细胞和卵泡细胞之间的一层较厚的嗜酸性的富含糖蛋白的膜，由卵母细胞和卵泡细胞共同分泌形成。

53～57．次级卵泡的卵泡膜逐渐分化成为内外两层，内膜层含有较多的多边形或梭形的膜细胞，具有分泌类固醇激素细胞的结构特点。外膜层细胞较少，血管也较少，胶原纤维较多，含有平滑肌纤维。

58．卵巢表面覆盖单层扁平或单层立方上皮，上皮下有由结缔组织构成的白膜，实质分为外周的皮质和中央的髓质，皮质内含有发育不同阶段的卵泡，卵泡间富含网状纤维和基质细胞。

59．原始卵泡由初级卵母细胞和单层扁平的卵泡细胞组成。初级卵母细胞圆形，体积较大，细胞核大而圆，着色浅，核仁大而明显，细胞质内细胞器丰富，除含有一般的细胞器外，核周有层状的滑面内质网，称为环层板。原始卵泡在胚胎期由卵原细胞分裂分化而成，进入第一次成熟分裂后长期停留在分裂前期。

60．初级卵泡指卵泡细胞间未出现液腔的生长卵泡，由原始卵泡发育而成，由体积变大的初级卵母细胞和由扁平变成立方形或柱状的多层卵泡细胞组成，并且在卵母细胞与卵泡细胞间形成一层嗜酸性膜，称为透明带。卵泡细胞间出现考尔-爱克斯诺小体，数量随着卵泡的发育而增多。

61．当卵泡发育到初级卵泡时，在卵母细胞和卵泡细胞之间出现一层较厚的富含糖蛋白的嗜酸性膜，称为透明带。透明带由卵母细胞和卵泡细胞共同分泌形成。电镜下卵母细胞表面的微绒毛和卵泡细胞的突起伸入透明带内，卵泡细胞之间及卵母细胞和卵泡细胞之间有许多缝隙连接。透明带对精子和卵子之间的相互识别和结合很重要。

62．次级卵泡是指在卵泡细胞之间出现液腔的生长卵泡，其卵泡腔内充满颗粒细胞的分泌物和卵泡膜血管渗出物组成的卵泡液，出现卵丘和放射冠（紧靠透明带的一层柱状、放射状排列的卵泡细胞）。卵泡膜分为内外两层。

63．成熟卵泡是卵泡发育的最后阶段，体积很大，并且向卵巢表面突出，颗粒细胞不再增殖。颗粒层变薄，初级卵母细胞在排卵前36～48小时完成第一次成熟分裂，产生一个次级卵母细胞和一个很小的第一极体。次级卵母细胞形成后随即进入第二次成熟分裂，停止于分裂中期。

64．黄体指成熟卵泡排卵后，残留在卵巢内的卵泡壁塌陷形成皱襞，卵泡膜的结缔组织和血管伸入颗粒层，在LH的作用下发育分化为一个体积较大并富含血管的内分泌细胞团，新鲜时呈黄色，称为黄体。颗粒细胞和膜细胞分别分化为颗粒膜细胞和膜黄体细胞。颗粒黄体细胞分布于黄体的中央，膜黄体细胞分布于黄体的周边部。颗粒黄体细胞体积较大，多角形，染色较浅；膜黄体细胞体积较小，圆形或多角形，染色较深。

65．退化的卵泡称为闭锁卵泡。卵泡的闭锁发生在卵泡发育的各个阶段。次级卵泡和成熟卵泡闭锁时光镜下可见卵泡内常残留有透明带，卵泡腔内常有中性粒细胞和巨噬细胞浸润。晚期次级卵泡闭锁形成间质腺并有分泌雌激素的作用。

66．输卵管壁由黏膜、肌层和浆膜3层组成，黏膜上皮为单层柱状上皮，由分泌细胞和纤毛细胞组成，分泌细胞染色深，细胞核呈长椭圆形，染色较深。纤毛细胞游离面有纤毛，圆或卵圆形，染色浅。

67．子宫的肌层分界不明显，自内向外大致分为黏膜下层、中间层和浆膜下层。黏膜下层为纵行平滑肌，中间层较厚，为内环行和外纵行平滑肌束，浆膜下层主要为纵行平滑肌束。成年妇女子宫平滑肌纤维长 30～50 μm，妊娠时可达到 500～600 μm。

68．子宫内膜由单层柱状上皮和固有层组成。上皮由纤毛细胞和分泌细胞组成，固有层血管丰富，含有大量梭形或星形的基质细胞，含子宫腺，为单管状腺，基质细胞可合成和分泌胶原蛋白，并随子宫内膜的周期性变化而进行周期性增生、分化。

69．自青春期起，在卵巢分泌的雌激素和孕激素的作用下，子宫内膜功能层出现周期性变化，即每 28 天左右发生一次内膜功能层的剥脱、出血、修复和增生，称为月经周期。分为月经期（第 1～4 天）、增生期（第 5～14 天）、分泌期（第 15～28 天）。每个月经周期从月经第 1 天起至下次月经来潮前一天止。

70．增生期剥脱的子宫内膜由基底层增生修补，上皮细胞和基质细胞不断分裂增殖合成胶原的功能旺盛。至增生晚期，增厚达 2～4 mm，子宫腺数量增多，并不断增长和弯曲，腺细胞核和核下区可见明显的糖原聚集。螺旋动脉增长、弯曲。

71．子宫内膜在月经期，子宫内膜功能层的螺旋动脉持续性收缩，然后又突然短暂性扩张，毛细血管骤然充血、破裂，血液外流，并积聚于内膜浅层，最后突破上皮流入子宫腔，萎缩坏死的子宫内膜脱落，与血液共同构成经血，月经一般持续 1～5 天。在月经期中止之前，基底层残留的腺体底部细胞开始迅速分裂增生。

## 二、名词解释

1．排卵（ovulation）：在黄体生成素的作用下，成熟卵泡的卵泡液迅速增加，卵泡向卵巢表面突出，卵泡壁、白膜和表面上皮变薄并局部缺血，形成透明的卵泡小斑。在酶的作用下，卵泡小斑处的胶原解聚，导致卵泡破裂，次级卵母细胞及其透明带、放射冠随卵泡液从卵巢排出，经腹膜腔进入输卵管，此过程称为排卵。

2．间质腺（interstitial gland）：晚期次级卵泡退化时，卵泡壁塌陷，卵泡膜的结缔组织和血管随之陷入；膜细胞一度变得肥大，形似黄体细胞，并被结缔组织和血管分隔成分散的细胞团或索，称为间质腺。

3．月经周期（menstrual cycle）：自青春期起，在卵巢分泌的雌激素和孕激素的作用下，子宫内膜（子宫底和体）功能层出现周期性变化，即每 28 天左右发生一次内膜功能层的剥脱、出血、修复和增生，称为月经周期。

4．透明带（zona pellucida）：当卵泡发育到初级卵泡时，在卵母细胞和卵泡细胞之间出现一层较厚的富含糖蛋白的嗜酸性膜，称为透明带。透明带由卵母细胞和卵泡细胞共同分泌形成。透明带是原始卵泡发育为初级卵泡的一个明显的标志。

5．黄体（corpus luteum）：成熟卵泡排卵后，残留在卵巢内的卵泡壁塌陷，卵泡膜的结缔组织和血管伸入颗粒层，在 LH 的作用下，逐渐发育分化为一个体积很大并富含血管的内分泌细胞团，新鲜时呈黄色，称为黄体。

6．白体（corpus albicans）：黄体退化后细胞逐渐变小、退化，黄体渐被结缔组织替代，变为白色瘢痕，称为白体。

7．卵丘（cumulus oophorus）：随着卵泡液的增多和卵泡腔的扩大，初级卵母细胞及其周围的卵泡细胞被挤到卵泡的一侧，形成一个凸向卵泡腔的丘状隆起，称为卵丘。

8. 放射冠（corona radiata）：次级卵泡中，紧靠透明带的一层高柱状卵泡细胞呈放射状排列，称为放射冠。放射冠细胞伸出微绒毛穿过透明带，与卵母细胞的微绒毛之间靠缝隙连接形成交流。

### 三、问答题

1. 试述典型的次级卵泡的形态结构及其所分泌的激素。

答：次级卵泡的结构为：①卵泡体积增大，后期直径可达 8～10 mm 或更大。②初级卵母细胞体积达到最大，细胞核大，呈圆形，位置稍偏，呈空泡状，染色质细小，核仁明显，处于第一次成熟分裂前期。③卵泡细胞层数增多，达 6～12 层或更多。可分为两部分：一部分与卵母细胞一起，组成卵丘；另一部分位于卵泡周围，形成卵泡壁，称为颗粒层。④透明带进一步增厚。⑤开始出现放射冠，为紧靠透明带的一层呈放射状排列的卵泡细胞。⑥出现卵泡腔，并随着卵泡液的增多而迅速增大。⑦随着卵泡腔的出现和增大而出现卵丘。⑧卵泡膜分为内、外两层，分别称为内膜层和外膜层。内膜层细胞多，血管多，纤维少；外膜层纤维多，细胞少，血管少。内膜层含有梭形或多边形的膜细胞，具有分泌类固醇激素细胞的特点，主要分泌雌激素。

2. 试述黄体的形成、结构和功能。

答：成熟卵泡排卵后，残留的卵泡壁向内塌陷形成皱襞，卵泡膜的结缔组织和血管也随之陷入，在促黄体素的作用下，发育成一个体积较大并富含血管的内分泌细胞团，新鲜时呈黄色，称为黄体。颗粒层细胞分化为颗粒黄体细胞，体积较大，呈多角形，染色浅，数量多，位于黄体中央；膜细胞分化为膜黄体细胞，体积较小，呈圆形或多角形，染色深，数量少，位于黄体周边。两种细胞均具有分泌类固醇激素细胞的结构特点，颗粒黄体细胞主要分泌孕激素，并与膜黄体细胞协同分泌雌激素。

（战　军　于　宇）

# 第二十一章 胚胎学绪论

一、选择题

【A 型题】

1．胚期为
   A．从第 2 周到第 8 周末
   B．从受精卵形成至第 8 周末
   C．从第 4 周至第 8 周末
   D．从受精至第 4 周末
   E．从受精至第 9 周末

2．胎期为
   A．从受精至出生
   B．从第 2 周至第 8 周末
   C．从第 8 周至出生
   D．从第 9 周至出生
   E．从第 2 周至出生

3．最早对胚胎发育进行观察的学者是
   A．Aristotle
   B．Harvey
   C．Leeuwenhoek
   D．Remark
   E．Spemann

【B 型题】

(4～7 题共用备选答案)
   A．分子胚胎学
   B．描述胚胎学
   C．化学胚胎学
   D．比较胚胎学
   E．实验胚胎学

4．揭示诸多化学物质的质与量的变化的是
5．研究基因表达产物的作用的是
6．应用形态学的方法观察胚胎发育的是
7．比较不同种系动物的胚胎发育的是

(8～11 题共用备选答案)
   A．Wolff
   B．Baer
   C．Remark
   D．Spemann
   E．Haeckel

8．创立了比较胚胎学的是
9．奠立了实验胚胎学的是
10．提出胚胎发育的三胚层学说的是
11．提出"渐成论"的是

【X 型题】

12．胚胎发育包括
　　A．胚期和围生期　　　　B．胚期　　　　　　　C．围生期
　　D．胎期　　　　　　　　E．婴儿期
13．关于生殖工程学的描述正确的是
　　A．是胚胎学研究的前沿领域　　　　B．通过人工介入获得新生个体
　　C．主要技术有体外受精、胚胎移植等　　D．试管婴儿是该领域中著名的成就
　　E．不包括胚胎冻存

## 二、名词解释

1．胚期（embryonic period）
2．胎期（fetal period）

## 三、问答题

1．何谓胚胎学？胚胎学研究的几个分支学科是什么？
2．试述人胚胎发育的分期及其时间。

## 参考答案与解析

一、选择题
【A 型题】
1．B　2．D　3．A
【B 型题】
4．C　5．A　6．B　7．D　8．B　9．D　10．C　11．A
【X 型题】
12．BD　13．ABCD

解析：
1．从受精卵形成至第 8 周末称为胚期，受精卵发育为初具雏形的胎儿。
2．从第 9 周到出生称为胎期，胎儿生长，各器官、系统继续发育并出现功能活动。
4．化学胚胎学应用化学与生物化学技术揭示胚胎发育过程中诸多化学物质的质与量的变化及代谢过程。
5．分子胚胎学应用分子生物学的理论和方法探索胚胎发生过程中基因表达的时间顺序、空间分布与调控因素，研究基因表达产物在胚胎发育过程中的作用。
6．描述胚胎学应用形态学的方法观察胚胎发育的形态演变过程，包括外形的演变、器官和系统的形成、细胞的增殖、迁移和凋亡等。
7．比较胚胎学比较不同种系动物的胚胎发育，探讨生物进化过程及其内在联系。
13．生殖工程学通过人工介入早期生殖过程，以获得人们预期的新生个体，主要技术有体外受精、早期胚胎培养、胚胎移植、卵质内单精子或细胞核注射、配子和胚胎冻存等。

试管婴儿是该领域中著名的成就。

**二、名词解释**

1．胚期（embryonic period）：人的个体发育从受精卵形成至第 8 周末称为胚期。在胚期，受精卵由单个细胞经过迅速而复杂的增殖分化，发育为各器官、系统与外形都初具雏形的胎儿。

2．胎期（fetal period）：人的个体发育从第 9 周至出生为胎期，此期主要变化为胎儿逐渐长大，各器官、系统继续发育，多数器官出现不同程度的功能活动。

**三、问答题**

1．何谓胚胎学？胚胎学研究的几个分支学科是什么？

答：胚胎学是研究生物个体发生、生长及其发育机制的一门科学，其研究内容主要包括生殖细胞发生、受精、胚胎发育过程、发育规律、发育机制、胚胎与母体关系和先天畸形等。以研究人体为对象的，称为人体胚胎学。胚胎学包括描述胚胎学、比较胚胎学、实验胚胎学、化学胚胎学、分子胚胎学、畸形学和生殖工程学。

2．试述人胚胎发育的分期及其时间。

答：人的个体发生从受精卵开始，经历 38 周（约 266 天）发育为成熟的胎儿。人体胚胎学中，常把此阶段分为 2 个时期：①从受精卵形成到第 8 周末称为胚期。在胚期，受精卵由单个细胞经过迅速而复杂的增殖分化，发育为各器官、系统与外形都初具雏形的胎儿。②从第 9 周至出生为胎期。此期主要变化为胎儿逐渐长大，各器官、系统继续发育，多数器官出现不同程度的功能活动。

（于　宇）

# 第二十二章 人体胚胎学总论

一、选择题

【A1 型题】

1. 成年男性排出的精子
   A．为二倍体细胞
   B．已有运动能力及受精能力
   C．既无运动能力，也无受精能力
   D．已有运动能力，但无受精能力
   E．能穿过透明带和放射冠

2. 次级卵母细胞完成第二次成熟分裂的时间是在
   A．出生前
   B．青春发育期后
   C．排卵前
   D．排卵后
   E．精子卵子细胞膜融合

3. 一个新个体的发生，开始时间是从
   A．排卵时
   B．黄体形成时
   C．合子形成时
   D．卵裂时
   E．胚泡时

4. 受精的部位一般在
   A．子宫体部或底部
   B．输卵管峡部
   C．输卵管壶腹部
   D．输卵管漏斗部
   E．腹腔内

5. 卵子排出后可维持受精能力
   A．3 小时
   B．6 小时
   C．12 小时
   D．36 小时
   E．48 小时

6. 受精时
   A．精子头钻入成熟卵细胞
   B．精子头和尾钻入成熟卵细胞
   C．精子头和尾钻入初级卵母细胞
   D．精子头和尾钻入次级卵母细胞
   E．精子头和尾钻入成熟卵泡

7. 关于受精意义的描述错误的是
   A．受精形成合子，启动了胚胎发生
   B．染色体数目恢复为 46 条
   C．受精卵带有父母双方的遗传特性
   D．受精后的新个体有与亲代不完全相同的性状
   E．受精决定胚胎的性别，含有 Y 染色体的精子与卵子结合，胚胎发育为女性，含有 X 染色体的精子与卵子结合，胚胎发育为男性

8. 透明带溶解消失发生在
   A．受精时  B．卵裂时  C．8个细胞期
   D．桑葚胚期  E．胚泡期
9. 受精卵的细胞分裂
   A．称为卵裂
   B．称为无丝分裂
   C．完成第一次成熟分裂
   D．进行第二次成熟分裂，并停止在分裂中期
   E．完成第二次成熟分裂
10. 关于胚泡错误的是
    A．又称为囊胚
    B．表面是一层扁平细胞，称为滋养层
    C．胚泡中心为含液体的胚泡腔
    D．聚集在胚泡一端内面的细胞称为极端滋养层
    E．聚集在胚泡一端内面的细胞称为内细胞群
11. 胚泡开始植入的时间相当于月经周期的
    A．第6～7天  B．第11～12天  C．第14天
    D．第20～21天  E．第28天
12. 在胚泡植入过程中
    A．透明带分泌蛋白水解酶，溶解子宫内膜，受精卵逐渐埋入
    B．放射冠分泌蛋白水解酶，溶解子宫内膜，胚泡逐渐埋入
    C．桑葚胚分泌蛋白水解酶，溶解子宫内膜，胚胎逐渐埋入
    D．胚泡的极端滋养层分泌蛋白水解酶，溶解子宫内膜，胚泡逐渐埋入
    E．胚泡的内细胞群分泌蛋白水解酶，溶解子宫内膜，胚泡逐渐埋入
13. 植入后的子宫内膜称为
    A．胎膜  B．蜕膜  C．基蜕膜
    D．基膜  E．黏膜
14. 下列正常植入条件中错误的是
    A．母体性激素必须正常分泌  B．子宫内膜必须处在增生期
    C．受精卵需发育至胚泡  D．胚泡必须准时到达子宫腔
    E．透明带按时消失
15. 最为常见的异位妊娠发生在
    A．子宫阔韧带  B．输卵管  C．肠系膜
    D．腹腔  E．直肠子宫陷凹
16. 前置胎盘形成的原因是胚泡植入
    A．子宫前壁  B．子宫后壁  C．子宫底壁
    D．子宫角  E．近子宫颈部
17. 关于合体滋养层的描述错误的是
    A．由胚泡滋养层发育而成  B．细胞分界不清楚
    C．能直接分化形成胚外中胚层  D．合体滋养层的内面有细胞滋养层

E. 能产生绒毛膜促性腺激素
18. 形成原结的是
    A. 上胚层细胞　　　　　B. 中胚层细胞　　　　　C. 下胚层细胞
    D. 滋养层细胞　　　　　E. 胚外中胚层细胞
19. 体蒂属于
    A. 外胚层　　　　　　　B. 胚内中胚层　　　　　C. 内胚层
    D. 滋养层　　　　　　　E. 胚外中胚层
20. 人二胚层胚盘的结构是
    A. 上层为外胚层，下层为中胚层
    B. 上层为中胚层，下层为内胚层
    C. 上层为卵黄囊的底，下层为羊膜腔的顶
    D. 上层为羊膜腔的底，下层为卵黄囊的顶
    E. 上层来自细胞滋养层，下层来自合体滋养层
21. 在三胚层胚盘形成时，胚内中胚层直接来源于
    A. 上胚层　　　　　　　B. 下胚层　　　　　　　C. 原条
    D. 原结　　　　　　　　E. 脊索
22. 组成泄殖腔膜的是
    A. 内胚层和外胚层　　　B. 内胚层和中胚层　　　C. 中胚层和外胚层
    D. 内胚层、中胚层和外胚层　　E. 只有外胚层
23. 诱导神经管形成的结构是
    A. 原条　　　　　　　　B. 原结　　　　　　　　C. 原凹
    D. 脊索　　　　　　　　E. 体节
24. 后神经孔未闭合可形成
    A. 无脑儿　　　　　　　B. 独眼畸形　　　　　　C. 无眼
    D. 无耳　　　　　　　　E. 脊柱裂或脊髓裂
25. 外胚层不分化为
    A. 角膜上皮　　　　　　B. 晶状体上皮　　　　　C. 视网膜
    D. 睫状体　　　　　　　E. 内耳膜迷路
26. 胚内中胚层形成后，在脊索左右两侧，由内向外依次为
    A. 间介中胚层、轴旁中胚层、侧中胚层
    B. 轴旁中胚层、间介中胚层、侧中胚层
    C. 轴旁中胚层、侧中胚层、间介中胚层
    D. 间介中胚层、侧中胚层、轴旁中胚层
    E. 侧中胚层、轴旁中胚层、间介中胚层
27. 不由胚内中胚层分化而来的结构是
    A. 胚内体腔　　　　　　B. 生肾索　　　　　　　C. 间充质细胞
    D. 神经管　　　　　　　E. 体节
28. 关于体节的描述错误的是
    A. 位于脊索两侧
    B. 由轴旁中胚层细胞增殖形成

C．分化成皮肤的真皮、中轴骨骼、骨骼肌和头面部肌肉

D．体节在体表可见

E．根据体节数目可推测胚龄

29．形成胚内体腔的结构是

　　A．体节　　　　　　　B．生肾索　　　　　　C．内胚层
　　D．间介中胚层　　　　E．侧中胚层

30．在圆柱形胚体形成结果中，错误的是

　　A．胚体凸入羊膜腔的羊水中

　　B．原始脐带形成

　　C．口咽膜和泄殖腔膜转到胚体的腹侧

　　D．内胚层卷入体内，形成原始消化管

　　E．原始消化管头端由泄殖腔膜封闭，尾端由口咽膜封闭

31．下列属于胎膜的结构是

　　A．绒毛膜、羊膜、卵黄囊、尿囊和脐带

　　B．绒毛膜、羊膜、卵黄囊、尿囊和基蜕膜

　　C．绒毛膜、羊膜、卵黄囊、体蒂和脐带

　　D．绒毛膜、羊膜、包蜕膜、尿囊和脐带

　　E．绒毛膜、壁蜕膜、卵黄囊、尿囊和脐带

32．关于绒毛干叙述错误的是

　　A．中轴为胚外中胚层

　　B．胚外中胚层发育成结缔组织

　　C．结缔组织中含血管

　　D．借助合体滋养层壳固定于基蜕膜上

　　E．绒毛干上伸出许多绒毛

33．妊娠后期，与胎体最贴近的是

　　A．绒毛膜　　　　　　B．羊膜　　　　　　　C．卵黄囊
　　D．基蜕膜　　　　　　E．包蜕膜

34．有关羊水错误的是

　　A．足月胎儿正常分娩时，羊水量为 500 ml 以下

　　B．胎儿在羊水中发育　　C．羊水不断更新

　　D．羊水可防止胚体粘连　E．分娩时可润滑产道，有利于胎儿娩出

35．原始生殖细胞来源于

　　A．羊膜的胚外中胚层　　　　　B．卵黄囊的胚外中胚层

　　C．卵黄囊尾侧壁处的内胚层　　D．间介中胚层

　　E．胚盘内胚层

36．造血干细胞来源于

　　A．羊膜的胚外中胚层　　　　　B．卵黄囊的胚外中胚层

　　C．卵黄囊尾侧壁处的内胚层　　D．胚盘的中胚层

　　E．胚胎时期的肝血窦

37．关于卵黄囊与尿囊正确的是

A．卵黄囊与尿囊的胚层来源相同
B．卵黄囊与尿囊都有造血功能
C．尿囊构成脐带的黏液性结缔组织
D．卵黄囊的胚外中胚层是原始生殖细胞的发源地
E．卵黄囊动、静脉演变成脐动、静脉

38．卵黄囊的组织结构有两层，分别为
A．外层为外胚层，内层为内胚层
B．外层为胚外中胚层，内层为内胚层
C．外层为内胚层，内层为外胚层
D．外层为内胚层，内层为胚外中胚层
E．外层为胚外中胚层，内层为外胚层

39．关于卵黄囊错误的是
A．卵黄囊的顶形成原始消化管
B．卵黄囊胚外中胚层形成血岛
C．卵黄囊通过卵黄蒂与原始消化管相连
D．卵黄囊的内胚层是原始生殖细胞的发源地
E．卵黄囊动、静脉演变成脐动、静脉

40．在人胚脐带形成时，未被羊膜包卷的结构是
A．脐血管
B．卵黄囊
C．尿囊
D．体蒂
E．绒毛干

41．在正常情况下，足月胎儿的脐带长为
A．20～40 cm
B．40～60 cm
C．60～80 cm
D．80～100 cm
E．100～120 cm

42．下列组织结构不是由受精卵发育而来的是
A．胚盘
B．脐带
C．羊膜
D．蜕膜
E．绒毛膜

43．胎儿诞生时，剪断脐带后从连接胎盘一端的切口流出的血液是
A．胎儿的动脉血和静脉血
B．母体的动脉血和胎儿的静脉血
C．胎儿的动脉血和母体的静脉血
D．胎儿和母体的动脉血和静脉血
E．母体的动脉血和静脉血

44．肉眼观察胎盘的母体面，其最显著的特征是
A．有羊膜覆盖，表面光滑
B．有包蜕膜覆盖，表面粗糙
C．有脐带附着
D．有15～30个胎盘小叶
E．有壁蜕膜碎片残留

45．组成胎盘的是
A．胎儿的平滑绒毛膜与母体的包蜕膜
B．胎儿的平滑绒毛膜与母体的基蜕膜
C．胎儿的丛密绒毛膜与母体的基蜕膜
D．胎儿的丛密绒毛膜与母体的包蜕膜
E．胎儿的丛密绒毛膜与母体的壁蜕膜

46．绒毛通过什么结构与母体子宫基蜕膜连接
A．体蒂
B．胚外中胚层
C．基膜
D．合体滋养层壳
E．细胞滋养层壳

47. 有关绒毛间隙的描述错误的是
    A. 绒毛间隙有胎盘隔相隔
    B. 绒毛间隙互相通连
    C. 绒毛间隙中充满了胎儿的血液
    D. 游离绒毛浸在绒毛间隙的血液之中
    E. 母体子宫螺旋动脉直接开口于绒毛间隙
48. 妊娠早期的胚体从母体摄入的营养物质和氧气，必须依次通过
    A. 合体滋养层、细胞滋养层、绒毛内结缔组织、绒毛内毛细血管内皮
    B. 合体滋养层、细胞滋养层及基膜、绒毛内结缔组织、绒毛内毛细血管的基膜及内皮
    C. 合体滋养层、细胞滋养层及基膜、绒毛内毛细血管的基膜及内皮
    D. 合体滋养层、基膜、绒毛内结缔组织、绒毛内毛细血管的基膜及内皮
    E. 合体滋养层、细胞滋养层及基膜、绒毛内结缔组织、绒毛内毛细血管内皮
49. 胎盘屏障所包括的各层
    A. 均属胎儿组织
    B. 均属母体组织
    C. 部分来自母体，部分来自胎儿
    D. 合体滋养层和细胞滋养层属于胎儿组织，绒毛毛细血管和结缔组织属于母体组织
    E. 绒毛毛细血管和结缔组织属于胎儿组织，合体滋养层和细胞滋养层属于母体组织
50. 构成胎盘隔的是
    A. 基蜕膜
    B. 壁蜕膜
    C. 包蜕膜
    D. 丛密绒毛膜
    E. 平滑绒毛膜
51. 不是胎盘产生的激素是
    A. 人绒毛膜促性腺激素
    B. 人绒毛膜促乳腺生长激素
    C. 少量雄激素
    D. 雌激素
    E. 孕激素
52. 产生绒毛膜促性腺激素的细胞是
    A. 下丘脑的视上核和室旁核的神经元
    B. 腺垂体远侧部的促性腺激素细胞
    C. 妊娠黄体的粒黄体细胞
    D. 胎盘绒毛的细胞滋养层细胞
    E. 胎盘绒毛的合体滋养层细胞
53. 临床上做早期妊娠诊断时，通常是测孕妇尿中的
    A. 雌激素
    B. 孕激素
    C. 人绒毛膜促性腺激素
    D. 人绒毛膜促乳腺生长激素
    E. 促黄体素
54. 妊娠黄体能够维持6个月的原因是
    A. 人早期胎盘的细胞滋养层分泌人绒毛膜促性腺激素
    B. 人早期胎盘的合体滋养层分泌人绒毛膜促性腺激素
    C. 人早期胎盘的合体滋养层分泌雌激素
    D. 人早期胎盘的合体滋养层分泌孕激素
    E. 人早期胎盘的合体滋养层分泌人绒毛膜促乳腺生长激素
55. 妊娠晚期，维持妊娠的激素是
    A. 胎盘产生的人绒毛膜促性腺激素
    B. 腺垂体远侧部促性腺激素细胞产生的促黄体素

C．妊娠黄体分泌的雌激素和孕激素

D．胎盘产生的雌激素和孕激素

E．卵巢分泌的雌激素和孕激素

56．有关单卵孪生的描述错误的是
   A．双精子受精所致   B．外貌相似   C．遗传基因相同
   D．性别相同   E．血型相同

57．关于单卵孪生结果的描述不可能出现的是
   A．均为男性   B．均为女性   C．性别各异
   D．可发生连体畸形   E．发生寄生胎

58．诱发胚胎畸形的敏感期是在受精前的
   A．第1～2周   B．第1～2周   C．第3～8周
   D．第9～11周   E．第12～14周

【A2题型】

59．患者，女，30岁，停经2月余，尿hCG阳性，突然下腹痛伴阴道流血，B超检查确诊为异位妊娠。异位妊娠最常见的植入部位是
   A．子宫体部的内膜   B．子宫底部的内膜   C．输卵管
   D．卵巢表面   E．肠系膜

60．男婴，出生后体检发现骶尾部正中区域有一个直径5 cm大的肿块，囊实性，经医院检查确诊为骶尾部畸胎瘤，该肿瘤最可能由下列哪项所致
   A．间质中胚层   B．原条退化不良的残留组织形成
   C．原沟退化不良的残留组织形成   D．神经板退化不良的残留组织形成
   E．原结退化不良的残留组织形成

61．患者，女，36岁，停经2个月后出现严重的妊娠呕吐，难缓解，孕3月，宫底位于脐耻之间，阴道流血多于月经量而入院就诊。经检查发现子宫异常增大、变软，血清检查发现hCG水平明显高于正常水平，B超检查子宫内见大量大小不等的水泡状组织，该女性最可能出现的问题是
   A．胎儿生长速度过快   B．绒毛膜上皮癌   C．葡萄胎
   D．宫内羊水过多   E．子宫内膜大量脱落

62．患者，女，30岁，已婚，既往月经规律，现停经2个月，希望知道自己是否妊娠，医生可以做的临床检查是
   A．抽血检查hCG和B超检查   B．妇科触诊体检
   C．化验尿常规   D．抽血检查血常规
   E．抽血检查雌激素

63．患者，女，28岁，初产妇，妊娠37周，无痛性阴道出血2小时，B超显示中央性前置胎盘。关于前置胎盘的形成原因正确的是
   A．胚泡植入在子宫底部   B．胚泡植入在子宫前壁
   C．胚泡植入在子宫后壁   D．胚泡植入在子宫颈附近
   E．胚泡植入在输卵管内

64．孕妇，20岁，停经17周，入院常规彩超检查，超声所见：胎儿颅骨强回声缺失，

未见脑实质回声。眼球突出,似"蛙面征"。5 天后于本院引产一女性死婴,眉弓以上颅骨缺如,无脑组织,颜面及四肢发育正常,无脊柱裂及脊膜膨出。无脑畸形的原因是

A. 口咽膜未破裂　　　B. 神经沟未闭合　　　C. 前神经孔未闭合
D. 后神经孔未闭合　　E. 原条未消失

【B 型题】

(65~69 题共用备选答案)

A. 排卵后 12~24 小时　　B. 受精后第 3 周　　C. 受精后第 3 天
D. 受精后第 5~6 天　　　E. 受精后第 11~12 天

65. 胚泡开始植入的时间是
66. 受精卵发育到桑葚胚是
67. 完成植入过程的时间是
68. 排出的卵子如未受精,其退化时间是
69. 三胚层胚盘形成的时间是

(70~76 题共用备选答案)

A. 卵裂　　　　B. 胚泡　　　　C. 桑葚胚
D. 滋养层　　　E. 内细胞群

70. 在胚胎发育过程中将来形成绒毛膜的结构是
71. 当卵裂球的数目达到 12~16 个时的胚胎称为
72. 在胚形成一个囊泡状的结构时称为
73. 胚泡内含的结构是
74. 受精卵的细胞分裂称为
75. 胚泡表面的一层扁平细胞称为
76. 受精后第 4 天受精卵已发育到

(77~82 题共用备选答案)

A. 包蜕膜　　　B. 壁蜕膜　　　C. 基蜕膜
D. 平滑绒毛膜　E. 丛密绒毛膜

77. 形成胎盘胎儿部的是
78. 构成胎盘隔的是
79. 因胚胎长大而与壁蜕膜贴紧融合的是
80. 形成胎盘母体部的是
81. 因羊膜腔扩大而与羊膜合并的是
82. 与基蜕膜关系最密切的结构是

(83~92 题共用备选答案)

A. 外胚层　　　B. 中胚层　　　C. 内胚层
D. 内胚层和外胚层　E. 外胚层和中胚层

83. 肝细胞来源于
84. 血管内皮来源于
85. 皮脂腺和汗腺来源于
86. 肺泡上皮细胞来源于
87. 原始消化管发生于
88. 分化为卵巢、睾丸和肾的是
89. 形成泄殖腔膜的是
90. 脑和脊髓发生于
91. 体节发生于
92. 肾上腺髓质来源于

(93～96题共用备选答案)
  A. 胎盘的胎儿部　　　　B. 胎盘的母体部　　　　C. 胎盘膜
  D. 胎盘隔　　　　　　　E. 脐带
93. 由丛密绒毛膜演化而来的结构是
94. 胎儿血和母体血之间进行物质交换必须经过的结构是
95. 绒毛间隙中由基蜕膜构成的短隔称为
96. 由子宫基蜕膜演化而来的结构是

(97～103题共用备选答案)
  A. 次级绒毛干　　　　　B. 细胞滋养层壳　　　　C. 三级绒毛干
  D. 游离绒毛　　　　　　E. 初级绒毛干
97. 胚外中胚层为中轴、表面为合体滋养层与细胞滋养层的结构是
98. 使绒毛固定在子宫蜕膜上的结构是
99. 从绒毛干上伸出的细小绒毛称为
100. 中轴为结缔组织、含有小血管、表面为合体滋养层与细胞滋养层的结构是
101. 细胞滋养层穿出三级绒毛干的末端，并在子宫蜕膜表面形成的结构是
102. 合体滋养层与细胞滋养层共同向外突起形成的结构是
103. 绒毛间隙中浸在母血中的结构是

(104～106题共用备选答案)
  A. 神经管　　　　　　　B. 神经嵴　　　　　　　C. 后鳃体
  D. 鳃弓　　　　　　　　E. 表面外胚层
104. 肾上腺髓质来源于
105. 腺垂体来源于
106. 表皮黑色素细胞发生于

(107～109题共用备选答案)
  A. 尿囊　　　　　　　　B. 卵黄囊内胚层　　　　C. 卵黄囊胚外中胚层
  D. 中肾管　　　　　　　E. 中肾旁管

107. 原始生殖细胞来源于
108. 造血干细胞来源于
109. 脐动、静脉来源于

【X 型题】

110. 下列结构中属于单倍体的是
    A. 受精卵　　　　　　B. 卵裂球　　　　　　C. 次级卵母细胞
    D. 精子　　　　　　　E. 第二极体
111. 受精的过程包括
    A. 顶体反应　　　　　B. 初级卵母细胞完成第一次成熟分裂
    C. 精子获能　　　　　D. 透明带反应　　　　E. 雌雄原核融合
112. 关于桑葚胚的叙述正确的是
    A. 受精后 72 小时形成　B. 由 12～16 个卵裂球组成
    C. 体积较受精卵大　　D. 有透明带包围　　　E. 已经进入子宫
113. 胚泡植入的异常部位为
    A. 子宫体、底部　　　B. 近子宫颈部　　　　C. 输卵管
    D. 肠系膜　　　　　　E. 卵巢
114. 人类卵黄囊的作用是
    A. 贮存少量卵黄　　　B. 贮存代谢废物　　　C. 发生造血干细胞
    D. 产生原始生殖细胞　E. 闭锁后成为脐正中韧带
115. 人胚发育的第 2 周
    A. 形成二胚层胚盘　　B. 形成胚外中胚层　　C. 形成三胚层胚盘
    D. 形成脐带　　　　　E. 出现体节
116. 下列结构由外胚层分化形成的是
    A. 脊髓　　　　　　　B. 脑　　　　　　　　C. 皮肤表皮
    D. 皮肤真皮　　　　　E. 间皮
117. 下列结构由中胚层分化形成的是
    A. 皮肤真皮　　　　　B. 皮肤表皮　　　　　C. 内皮
    D. 间皮　　　　　　　E. 肌组织
118. 下列结构由内胚层分化形成的是
    A. 胃黏膜上皮　　　　B. 气管黏膜上皮　　　C. 肺泡上皮
    D. 血管内皮　　　　　E. 肛管下段上皮
119. 下面结构属于胚内中胚层的是
    A. 体节　　　　　　　B. 脊索　　　　　　　C. 原条
    D. 间充质　　　　　　E. 尿囊
120. 外胚层分化为
    A. 表皮　　　　　　　B. 汗腺　　　　　　　C. 肾上腺髓质
    D. 神经系统　　　　　E. 口腔上皮
121. 中胚层分化为
    A. 结缔组织　　　　　B. 心血管内皮细胞层　C. 肌组织

D．软骨和骨　　　　　　　　E．泌尿、生殖系统主要器官
122．内胚层可分化为
　　A．胃肠上皮　　　　B．气管上皮　　　　C．肺部上皮
　　D．甲状腺上皮　　　E．肝细胞
123．参与形成脐带的结构有
　　A．绒毛膜　　　　　B．羊膜　　　　　　C．体蒂
　　D．卵黄囊　　　　　E．尿囊
124．双胎的形成机制是
　　A．两个精子进入一个卵细胞　　　　B．一个受精卵发育为两个胚泡
　　C．一个胚泡形成两个内细胞群　　　D．一个胚盘上形成两个原条
　　E．一次排两个卵分别受精
125．羊水内的细胞包括
　　A．胎儿的表皮细胞　　B．蜕膜细胞　　　　C．羊膜细胞
　　D．白细胞　　　　　　E．红细胞
126．胎盘绒毛间隙内含有
　　A．母血　　　　　　　B．胎血　　　　　　C．激素
　　D．氧气和二氧化碳　　E．电解质
127．胎盘分泌的激素主要包括
　　A．人绒毛膜促性腺激素（hCG）　　　B．人胎盘催乳素（hPL）
　　C．促性腺激素释放激素　　　　　　　D．雌激素　　　E．孕激素
128．胎盘的功能包括
　　A．气体交换　　　　　B．吸收营养物质　　C．排出废物
　　D．分泌激素　　　　　E．防御屏障

## 二、名词解释

1．精子获能（sperm capacitation）
2．顶体反应（acrosome reaction）
3．受精（fertilization）
4．桑葚胚（morula）
5．胚泡（blastocyst）
6．前置胎盘（placenta previa）
7．蜕膜反应（decidua reaction）
8．二胚层胚盘（bilaminar germ disc）
9．胚外中胚层（extraembryonic mesoderm）
10．原条（primitive streak）
11．脊索（notochord）
12．神经管（neural tube）
13．胎盘膜（placental membrane）
14．双卵孪生（dizygotic twins）
15．单卵孪生（monozygotic twins）

16．植入（implantation）

17．畸胎瘤（teratoma）

### 三、问答题

1．何为受精？详述受精的过程及意义。
2．试述胚泡植入的定义、部位、植入过程以及植入后的子宫蜕膜分部。
3．试述两胚层胚盘的形成过程、组成以及该过程中相应结构的形成。
4．试述胚内中胚层形成过程以及该过程中相应结构的形成与变化。
5．详述神经管的发生过程及可能出现的畸形。
6．中胚层主要分化为机体的哪些结构或器官？
7．试述三级绒毛干的形成以及绒毛膜的演变。
8．试述胎盘的结构、胎盘膜及胎盘功能。

## 参考答案与解析

### 一、选择题

【A 型题】

1．D　2．E　3．C　4．C　5．C　6．D　7．E　8．E　9．A　10．D　11．D
12．D　13．B　14．B　15．B　16．E　17．C　18．A　19．E　20．D　21．C
22．A　23．D　24．E　25．D　26．B　27．D　28．C　29．E　30．E　31．A
32．D　33．B　34．A　35．C　36．B　37．A　38．B　39．E　40．E　41．B
42．D　43．A　44．D　45．C　46．E　47．C　48．C　49．A　50．A　51．C
52．E　53．C　54．B　55．D　56．A　57．C　58．C

【A2 题型】

59．C　60．B　61．C　62．D　63．D　64．C

【B 型题】

65．D　66．C　67．E　68．A　69．B　70．D　71．C　72．B　73．E　74．A
75．D　76．C　77．E　78．C　79．A　80．C　81．D　82．E　83．C　84．B
85．A　86．C　87．C　88．B　89．D　90．A　91．B　92．A　93．A　94．C
95．D　96．B　97．A　98．C　99．D　100．C　101．B　102．E　103．D
104．B　105．E　106．B　107．B　108．C　109．A

【X 型题】

110．CDE　111．ADE　112．ABD　113．BCDE　114．CD　115．AB　116．ABC
117．ACDE　118．ABC　119．ABD　120．ABCDE　121．ABCDE　122．ABCDE
123．BCDE　124．BCDE　125．AC　126．ACDE　127．ABDE　128．ABCDE

**解析：**

1．精液中的精子已具备运动能力，但必须经过女性生殖管道获能后才能获得受精能力，因此刚刚射出的精子无受精能力。

8．受精决定胚胎的性别，含有Y染色体的精子与卵子结合，胚胎发育为男性，而不是女性；含有X染色体的精子与卵子结合，胚胎发育为女性，而不是男性。

9．随着胚泡的增大，透明带逐渐变薄，最后消失，在胚胎早期的其他阶段，透明带不消失。

11．聚集在胚泡一端内面的一团细胞称为内细胞群，不是极端滋养层，内细胞群附着处的滋养层才称为极端滋养层。

12．胚泡开始植入的时间是受精后第6~7天，这个时间相当于月经周期的第20~21天。

13．在胚泡植入过程中，胚泡的极端滋养层细胞首先与子宫内膜接触，并分泌蛋白溶解酶，溶解子宫内膜后，胚泡逐渐埋入；而早期胚胎的其他结构均无分泌蛋白溶解酶的功能。

15．在胚泡植入时，子宫内膜必须处在分泌期，而不是增生期。

18．胚外中胚层由细胞滋养层分化形成，而不是由合体滋养层分化而来。

19．胚发育第3周，胚盘外胚层细胞增生，并向尾端中线迁移，形成原条，原条头端的细胞增殖形成原结，故原结的细胞是由外胚层细胞形成的。

20．羊膜腔的底与卵黄囊的顶紧密相贴，共同构成胚盘。

21．在三胚层胚盘形成时，原条的细胞增殖，并向两侧和头侧迁移，在内、外胚层之间形成了胚内中胚层，故该层直接来源于原条。

22．中胚层形成时，泄殖腔膜处无中胚层组织，是内、外胚层直接相贴的薄膜。

24．后神经孔闭合后，神经管组织发育成脊髓，若受环境致畸因子的影响，后神经孔未闭合，就会形成脊髓裂，并常伴有相应阶段的脊柱裂。

25．睫状肌是由中胚层间充质分化来的。

27．神经管是由神经外胚层分化来的。

28．头面部肌肉不是由体节分化而来的，而是由额鼻隆起分化而来的。

30．原始消化管头端由口咽膜封闭，尾端由泄殖腔膜封闭。

32．绒毛干借助于细胞滋养层壳固定于基蜕膜上，而不是合体滋养层壳。

33．当胚体变成圆柱体时，同时凸入羊膜腔内，并生长在其中的羊水中，故胚体与羊膜最贴近。

34．分泌羊水的是羊膜上皮，而不是羊膜表面的胚外中胚层。

37．卵黄囊与尿囊均来自内胚层。

39．是尿囊动、静脉演变为脐动、静脉，不是卵黄囊动、静脉演变为脐动、静脉。

40．绒毛膜在胚体的最外面，直接与子宫内膜接触，不被羊膜包卷。

42．蜕膜是由母体的子宫内膜转化而来的，不是由受精卵发育分化而成的。

43．脐带内的血管是2条脐动脉和1条脐静脉，是胎儿血液循环的必需之路，切断脐带后，流出的是胎儿的动、静脉血。

44．肉眼观察胎盘母体面时，胎盘小叶是最明显的特征。

47．绒毛间隙中充满了母体的血液，而不是胎儿的血液。

49．合体滋养层、细胞滋养层及基膜、绒毛内结缔组织、绒毛内毛细血管基膜及内皮均来自胚泡的滋养层细胞，而与母体组织无关。

51．胎盘组织不产生雄性激素。

56．单卵孪生是由一个受精卵发育为两个胚胎，不是由双精受精所致。

57．单卵孪生是由一个受精卵发育为两个胚胎，胎儿的性别应一致，不可能性别各异。

59．一般情况下，植入部位通常为子宫体部和底部的内膜中，该女子被确诊为异位妊娠，异位妊娠常发生在输卵管，偶见于子宫阔韧带、肠系膜、卵巢表面。

60．若原条细胞退化不良发生残留，则胎儿出生后会于骶尾部形成畸胎瘤。

61．绒毛膜中滋养细胞异常增生，绒毛组织变性水肿，可形成葡萄胎。

62．人绒毛膜促性腺激素（hCG）和B超检查常作为诊断早孕的指标。

63．胚泡植入的部位通常是在子宫体部或底部的内膜中，多见于后壁。若植入部位接近子宫颈处，在此部位形成的胎盘，称为前置胎盘，分娩时胎盘剥离可导致出血，或堵塞产道，胎儿娩出困难。若胚泡植入在子宫以外的其他部位，均称为异位妊娠（或称宫外孕）。

64．神经管头端的孔称为前神经孔，大约在人胚发育第25天时闭合；尾端的孔称为后神经孔，大约在人胚发育第27天时闭合。闭合后神经管头端发育成脑，其余部分发育成脊髓。如果前神经孔未闭合，则发育成无脑儿；如果后神经孔未闭合，则发育成脊髓裂。

65．胚泡植入时间是从受精后第5～6天开始，至第11～12天完成。

70．绒毛膜由滋养层和衬于其内面的胚外中胚层组成。

78．胎盘母体面的子宫基蜕膜形成短隔，伸入绒毛间隙之中，这些短隔称为胎盘隔。

82．胎盘是由胎儿的丛密绒毛膜与母体的基蜕膜共同构成的圆盘状结构，故两者关系最为密切。

83．人胚发育第4周初，前肠末端近卵黄囊处的腹侧壁内胚层上皮增生，形成一个囊状突起，称为肝憩室，为肝胆原基，故肝细胞来源于内胚层。

92．肾上腺髓质是由外胚层分化形成的，而皮质是由中胚层分化形成的。

104．肾上腺髓质发生较晚，约在人胚发育第6周时，神经嵴细胞迁移至皮质下方形成。

105．垂体来源于外胚层，由两个独立的原基共同发育而成。人胚发育第4周，腺垂体来自原始口凹顶部的外胚层上皮在间脑底壁外突形成囊状突起，即拉特克囊，神经垂体来自间脑底部向下凹陷形成的神经垂体芽。

106．神经嵴细胞迁移至表皮形成黑色素细胞。

110．次级卵母细胞、精子和第二极体均为单倍体。

111．受精过程包括：①卵子到达输卵管壶腹部；②顶体反应；③精卵融合与透明带反应；④雌雄原核融合。

112．72小时的胚已有12～16个卵裂球，形成一个外面包裹有透明带的实心细胞团，细胞体积逐渐变小，因形似桑葚而称为桑葚胚，此时还未进入子宫腔。

113．胚泡植入的部位通常是在子宫体部或底部的内膜中。

114．人体造血干细胞来源于卵黄囊壁上的胚外中胚层，原始生殖细胞来源于卵黄囊尾侧的内胚层。

115．人胚发育第2周，形成二胚层胚盘、羊膜腔、卵黄囊和胚外中胚层，人胚发育第3周形成三胚层胚盘、原条、原结和脊索。

116．皮肤真皮和间皮都来源于中胚层。

117．皮肤表皮来源于体表外胚层。

118．胃黏膜上皮、气管黏膜上皮、肺泡上皮由内胚层分化形成。

125．羊水的主要成分是水，含有脱落的表皮上皮细胞、羊膜细胞和胎儿的代谢产物。
126．绒毛间隙内含有母体血液，绒毛浸浴在母血中，汲取营养物质并排出代谢产物。

**二、名词解释**

1．精子获能（sperm capacitation）：成年男子排出的精子具有运动能力，但无受精能力，即不能穿越放射冠和透明带进入卵细胞内，这是因为精子头部黏附有来自附睾和精囊腺的糖蛋白，阻止了精子顶体酶的释放。在精子从子宫到达输卵管的过程中，这些糖蛋白可被女性生殖管道分泌的酶降解，从而使精子获得受精能力，此过程称为精子获能。

2．顶体反应（acrosome reaction）：获能精子与卵子的放射冠接触时，其顶体前膜与精子的质膜发生局部融合，形成许多小孔，顶体内所含的酶从中释放出来，溶解放射冠和透明带，精子顶体的这种变化称为顶体反应。

3．受精（fertilization）：是获能精子进入卵内，与卵子融合形成受精卵的过程。从精子的细胞膜与卵细胞膜融合开始，直至雌雄原核融合，形成二倍体的受精卵。

4．桑葚胚（morula）：受精卵在透明带包裹下进行卵裂，卵裂球的数目逐渐增多，体积却越来越小，至受精后第3天，形成一个12～16个卵裂球构成的实心胚，称为桑葚胚。

5．胚泡（blastocyst）：约在受精后第4天，桑葚胚进入子宫腔并继续分裂，此时细胞间出现含有液体的裂隙，裂隙逐渐汇合形成一个囊泡状的胚，称为胚泡或囊胚。胚泡表面是一层扁平细胞，称为滋养层，中央的腔称为胚泡腔，内含胚泡液。在胚泡腔一端附着在滋养层内面的一团细胞称为内细胞群。随着胚泡变大，透明带逐渐变薄而消失。

6．前置胎盘（placenta previa）：人胚正常植入部位是在子宫体前、后壁或子宫底，如果胚泡在宫颈附近植入，则形成前置胎盘。在分娩时，前置的胎盘阻塞产道或出现胎盘早剥而引起胎儿娩出困难或大出血。

7．蜕膜反应（decidua reaction）：胚泡植入后的子宫内膜称蜕膜。此时子宫内膜进一步增厚，血液供应更加丰富，腺体分泌更加旺盛，基质水肿，基质细胞肥大，富含糖原和脂滴。子宫内膜的这种变化称为蜕膜反应。

8．二胚层胚盘（bilaminar germ disc）：人胚发育第2周，内细胞群细胞增殖分化逐渐形成由上胚层和下胚层组成的圆盘状结构，面向胚泡腔的一层为立方形，称为下胚层，其背侧上方为一层柱状细胞，称为上胚层，上、下胚层细胞紧密相贴，称为二胚层胚盘。

9．胚外中胚层（extraembryonic mesoderm）：受精后第2周，细胞滋养层向胚泡腔内增殖形成的一些星状多突的细胞，填充于滋养层与羊膜和卵黄囊之间，称为胚外中胚层。胚外体腔出现后，胚外中胚层分别附着于滋养层内面、羊膜腔和卵黄囊的外面。

10．原条（primitive streak）：人胚发育至第3周初，胚盘上胚层细胞增殖迁移至胚盘上胚层尾端中轴线上，形成一条增厚的细胞索，称为原条。原条的出现决定了胚体的头尾方向；原条所在的一端为胚体尾侧，另一端为头侧。

11．脊索（notochord）：在原条形成胚内中胚层的同时，原结的细胞增殖，经原凹向深部迁移，在内、外胚层之间中轴线上向头端生长，形成一条细胞索，称为脊索。脊索初始可诱导其背侧的外胚层形成神经管，之后大部分退化，残存部分分化为椎间盘的髓核。

12．神经管（neural tube）：人胚发育第4周，在脊索诱导下，其背侧的外胚层细胞增厚形成神经板，神经板中央凹陷为神经沟，沟两侧隆起成神经褶，神经褶在胚胎中部愈合并向头尾延伸成管状，称为神经管。神经管将来分化为中枢神经系统的脑、脊髓等。

13．胎盘膜（placental membrane）：胎儿血与母体血在胎盘内进行物质交换所经过的结构，称为胎盘膜，又称为胎盘屏障。结构组成：①合体滋养层；②细胞滋养层及基膜；③绒毛内结缔组织；④绒毛内的毛细血管基膜及内皮。至胎儿发育后期，胎盘膜仅由合体滋养层、共同基膜和毛细血管内皮细胞组成。

14．双卵孪生（dizygotic twins）：一次排出两个卵子分别受精后发育成两个胚胎，每个胚胎有各自的胎膜和胎盘，胎儿性别可相同或不同，遗传基因不完全一样，相貌和生理特点的差别如同一般兄弟姐妹。

15．单卵孪生（monozygotic twins）：是由一个受精卵发育成两个胚胎，胎儿性别完全相同，遗传基因完全一样，相貌和生理特点极相似，他们之间做器官移植不发生排斥反应。单卵孪生产生的原因：①一个胚泡内分化出两个内细胞群，各自形成一个胚胎，他们共用一个绒毛膜和一个胎盘，但有各自的羊膜腔；②在同一胚盘上形成两个原条和脊索，诱导形成两个胚胎，他们共用一个绒毛膜和一个胎盘，生活在同一个羊膜腔内，易发生连体畸形；③卵裂球分裂为两团，各自发育为一个完整的胚胎。

16．植入（implantation）：胚泡埋入子宫内膜功能层的过程，称为植入，临床上称为着床。

17．畸胎瘤（teratoma）：人胚发育第 3 周初，出现原条，随着胚体的发育，原条逐渐缩短，向尾端退缩，最终消失。若原条未退化消失，在新生儿骶尾部可见由多种组织构成的畸胎瘤。

### 三、问答题

1．何为受精？详述受精的过程及意义。

答：受精：获能精子进入卵内，与卵子融合形成受精卵的过程。受精过程：受精部位在输卵管的壶腹部，精子和卵子在此相遇后，获能精子首先发生顶体反应，顶体内所含的酶从中释放出来，溶解放射冠和透明带，精子穿过放射冠和透明带后，精子头部的细胞膜与卵细胞膜融合，精子的细胞核和细胞质进入卵内。精子进入卵内后，卵子随即发生透明带反应，阻止其他精子进入。精子的进入激发卵细胞完成第二次成熟分裂，形成一个成熟的卵细胞并排出第二极体。此时卵子和精子细胞核分别变成雌原核和雄原核，雌雄原核融合，核膜消失，染色体混合形成二倍体的受精卵，即合子。整个受精过程需 24～30 小时完成。受精的意义：①受精使卵子的缓慢代谢转入旺盛代谢，启动细胞不断分裂。②恢复了细胞的二倍体核型，遗传物质随机结合，染色体联合和片段交换，新个体具有与亲代不完全相同的遗传性状。③决定了新个体的性别。

2．试述胚泡植入的定义、部位、植入过程及植入后的子宫蜕膜分部。

答：植入：胚泡埋入子宫内膜功能层的过程，称为植入，临床上称为着床。植入于受精后第 5～6 天开始，至第 11～12 天完成。植入部位：正常植入部位是在子宫体或子宫底。植入过程：胚泡极端滋养层首先与子宫内膜接触，并分泌蛋白水解酶，溶解子宫内膜形成一个缺口，胚泡由此缺口开始侵入子宫内膜。在植入过程中，滋养层细胞逐渐分化成两层，外层细胞界线消失，称为合体滋养层；内层为一层界线明显的立方细胞，称为细胞滋养层。当胚泡完全埋入子宫内膜后，植入处的子宫内膜上皮分裂增殖修补缺口，植入完成。植入后子宫内膜发生蜕膜反应，根据蜕膜与胚泡的位置关系，将蜕膜分为 3 个部分，即基蜕膜、包蜕膜、壁蜕膜。

3．试述二胚层胚盘的形成过程、组成及该过程中相应结构的形成。

答：人胚发育第2周，内细胞群的细胞分裂增殖，在近胚泡腔一侧形成一层立方形细胞，称为下胚层，其背侧方为一层柱状细胞，称为上胚层。上、下胚层紧密相贴形成一个圆盘状的结构，即为二胚层胚盘。继之，在上胚层细胞之间出现了一个小腔，称为羊膜腔，腔壁为羊膜上皮，可分泌羊水，羊膜腔内充满羊水，上胚层即为羊膜腔的底。同时，下胚层周缘的细胞增生向下迁移围成一个囊，称为卵黄囊，下胚层即为卵黄囊的顶，故羊膜腔的底和卵黄囊的顶组成的胚盘是发育成胚体的原基。

4．试述胚内中胚层形成过程以及该过程中相应结构的形成与变化。

答：人胚发育第3周，胚盘尾端上胚层细胞增殖，并向胚盘中线迁移，形成一条细胞索，称为原条。原条中央出现的凹陷称为原沟。继之原条的细胞分裂增殖，并经原沟向深部迁移，在上、下胚层之间，分别向头尾及左右两侧扩展形成一层细胞，即为胚内中胚层。还有一部分细胞进入下胚层并逐渐全部置换下胚层细胞，形成一层新的细胞，称为内胚层。在内胚层和中胚层出现后，原上胚层改称为外胚层。此时胚盘由3个胚层组成。脊索形成后，胚盘内有2个区域没有胚内中胚层，即头端的口咽膜与尾端的泄殖腔膜。随着胚体的发育，脊索由尾端向头端生长，而原条由头端向尾端逐渐退化消失；脊索最后退化为椎间盘的髓核。

5．详述神经管的发生过程及可能出现的畸形。

答：人胚发育第4周，在脊索诱导下，其背侧的外胚层细胞增厚形成神经板，神经板中央沿长轴凹陷为神经沟，沟两侧边缘隆起称为神经褶，神经褶在神经沟中段愈合并逐渐向头尾延伸形成管状，称为神经管。神经管头端的孔称为前神经孔，后端的孔称为后神经孔。人胚发育第4周末，前神经孔闭合，将来分化为中枢神经系统的脑；后神经孔闭合发育成脊髓。在神经管形成过程中，神经褶边缘的一部分细胞游离下来，在神经管背侧形成神经嵴，以后分化形成周围神经系统、肾上腺髓质及一部分APUD细胞。体表外胚层分化为皮肤的表皮和附属器、内耳及腺垂体等。在前、后神经孔闭合过程中，如前神经孔未闭合，则形成无脑儿；如后神经孔未闭合，则形成脊髓裂或脊柱裂。

6．中胚层主要分化为机体的哪些结构或器官？

答：中胚层形成后，在脊索左右两侧，由内向外依次分化为3个部分。①轴旁中胚层：位于脊索两侧，轴旁中胚层细胞迅速增殖，并断裂形成体节，体节以后分化为背侧皮肤的真皮、中轴骨骼和骨骼肌。②间介中胚层：位于轴旁中胚层和侧中胚层之间，将分化为泌尿和生殖系统的主要器官。③侧中胚层：位于间介中胚层外侧，分为两层，与外胚层相贴的为体壁中胚层，与内胚层相贴的为脏壁中胚层，两层之间的腔为胚内体腔。体壁中胚层将分化为胸腹部和四肢的骨骼、肌肉和结缔组织；脏壁中胚层将分化为内脏平滑肌和结缔组织；胚内体腔将分化为心包腔、胸膜腔和腹膜腔。散在的中胚层间充质分化为身体各处的结缔组织、肌肉组织和心血管等。

7．试述三级绒毛干的形成以及绒毛膜的演变。

答：人胚发育到第2周时，胚泡表面的合体滋养层和细胞滋养层共同向外形成突起，称为初级绒毛干。在胚第3周时，胚外中胚层长入初级绒毛干内，改称为次级绒毛干。此后绒毛干内的胚外中胚层形成结缔组织和血管，成为三级绒毛干。绒毛干借细胞滋养层壳固定在基蜕膜上，绒毛干上伸出的游离绒毛浸在绒毛间隙的母血中。绒毛膜演变：胚胎早期，绒毛膜表面的绒毛均匀分布。人胚发育到第8周以后，包蜕膜侧的绒毛营养匮乏，逐渐退化消失，形成平滑绒毛膜；基蜕膜侧的绒毛血供充足，营养丰富，生长旺盛，形成丛密绒毛膜，参与形成胎盘。随着胚体发育、羊膜腔的扩大，羊膜、平滑绒毛膜、包蜕膜和壁蜕膜逐渐融合，使胚外体腔和子宫腔逐渐消失。

8．试述胎盘的结构、胎盘膜及胎盘功能。

答：①胎盘：胎盘由胎儿的丛密绒毛膜与母体的基蜕膜共同构成，中央厚，边缘薄。胎盘的胎儿面光滑，表面覆盖有羊膜，脐带附于中央或略偏。胎盘的母体面粗糙，为剥离后的丛密绒毛膜和基蜕膜，可见15～30个胎盘小叶。丛密绒毛膜上有许多绒毛干，借细胞滋养层壳固定在基蜕膜上，绒毛干上发出的游离绒毛浸泡在绒毛间隙的母血中。绒毛内含脐血管分支而成的毛细血管。基蜕膜构成的胎盘隔伸到绒毛间隙内。②胎盘膜：胎儿血与母体血在胎盘内进行物质交换必须经过的结构称为胎盘膜或胎盘屏障。由以下4层组成：合体滋养层、细胞滋养层及基膜、薄层结缔组织、毛细血管基膜及内皮。至胎儿发育后期，胎盘膜仅由合体滋养层、共同基膜和毛细血管内皮细胞组成，这更有利于胎儿血与母体血在胎盘内进行物质交换。③功能：物质交换：母体血中的营养和氧通过胎盘膜供给胎儿，胎儿的代谢产物和二氧化碳同时排入母体内。内分泌功能：胎盘合体滋养层分泌数种激素，对维持妊娠起重要作用。主要的激素为人绒毛膜促性腺激素、人胎盘催乳素、雌激素和孕激素。

（陈　晶　赵紫薇　杨美霞）

# 第二十三章

# 颜面、颈和四肢的发生

一、选择题

【A 型题】

1. 人胚的鳃器存在时间短，但它与颜面、颈部和某些腺体的形成密切相关，如鳃弓将参与人体颜面和颈部的形成。下列有关鳃弓的描述错误的是
   A. 鳃弓位于头部两侧
   B. 由外胚层增生形成
   C. 为背腹方向排列的柱状突
   D. 共 6 对鳃弓
   E. 相邻鳃弓之间是鳃沟

2. 人胚第 4 周，正面观察胚体头部，颜面由下列哪 5 个结构，以及它们围绕形成的口凹构成
   A. 额鼻突，左、右内侧鼻突，左、右下颌突
   B. 额鼻突，左、右外侧鼻突，左、右下颌突
   C. 额鼻突，左、右第 1 对鳃弓，左、右第 2 对鳃弓
   D. 额鼻突，左、右上颌突，左、右下颌突
   E. 额鼻突，左、右鼻板，左、右鼻窝

3. 颜面的形成从两侧向中央发展，人胚发育第 5 周开始，鼻开始形成。以下与鼻形成无关的结构是
   A. 额鼻突
   B. 鼻窝
   C. 原始鼻腔
   D. 外侧鼻突
   E. 鼻旁窦

4. 有关颜面形成错误的是
   A. 在颜面形成最初先发生围绕口凹的 5 个突
   B. 颜面形成与口鼻形成密切相关
   C. 颜面形成与甲状旁腺的发生密切相关
   D. 颜面形成是从发生颜面部位的周围向中间发展的
   E. 人胚第 8 周末，颜面初具人形

5. 关于颜面发生的描述错误的是
   A. 上颌突与同侧内侧鼻突未愈合形成唇裂
   B. 上颌突与同侧外侧鼻突未愈合形成面斜裂
   C. 由内侧鼻突所形成的外侧腭突形成腭
   D. 左右外侧鼻突形成鼻的外侧壁和鼻翼

221

E．口咽膜破裂后，口凹与咽相通

6．随着口腔的扩大及舌变扁平并位置下降，在舌的上方水平生长，并在中线愈合，形成腭大部分的结构是
   A．外侧腭突　　　　　　B．外侧鼻突　　　　　　C．正中腭突
   D．额鼻突　　　　　　　E．下颌突

7．唇裂是口腔颌面部常见的先天畸形，主要表现为上唇部裂开，皮肤、黏膜及轮匝肌分离移位，可累及鼻、牙齿等多个器官组织，而唇裂形成是在胚胎发育早期，其原因是
   A．上颌突与同侧外侧鼻突未愈合　　　B．下颌突与同侧内侧鼻突未愈合
   C．正中腭突未愈合　　　　　　　　　D．上颌突与同侧内侧鼻突未愈合
   E．鼻中隔未形成

8．刚出生的女婴被诊断为面斜裂。面斜裂是口面裂的一种，十分罕见，是先天性唇与面部斜行的组织裂开，发生在唇部的先天畸形。在遗传、物理化学环境因素的影响下，可导致女婴胚胎发育期间形成面斜裂的情况是
   A．上颌突与同侧外侧鼻突未愈合　　　B．下颌突与同侧内侧鼻突未愈合
   C．正中腭突未愈合　　　　　　　　　D．上颌突与同侧内侧鼻突未愈合
   E．两外侧腭突愈合不良

9．先天性腭裂是由于胚胎发育障碍导致的一种常见的先天性疾病。常与唇裂并发，表现为悬雍垂、软腭或硬腭裂隙。正中腭裂形成的原因是
   A．上颌突与同侧正中腭突未愈合　　　B．上颌突与同侧内侧鼻突未愈合
   C．两外侧腭突愈合不良　　　　　　　D．左右内侧鼻突未愈合
   E．上颌突与同侧外侧鼻突未愈合

10．人胚第5周，随着以下哪些鳃弓发育与心上嵴的生长，食管和气管的增长，以及心脏位置的下降，逐渐形成颈部
    A．第2、3、4、6鳃弓　　B．第2、3、4、5鳃弓　　C．第2、3、5、6鳃弓
    D．第2、4、5、6鳃弓　　E．第3、4、5、6鳃弓

【B型题】

（11～18题共用备选答案）
   A．额鼻突下缘两侧外胚层局部增厚并凹陷形成的结构
   B．上颌突向中线生长与同侧鼻突愈合后形成的结构
   C．左、右下颌突向中线生长愈合形成的结构
   D．左、右外侧鼻突参与形成的结构
   E．左、右内侧鼻突向下延伸形成的结构

11．上颌是
12．鼻窝是
13．人中是
14．鼻外侧壁和鼻翼是
15．上唇外侧部是
16．下颌是

17. 上唇正中部是
18. 下唇是

（19～23题共用备选答案）
    A．外侧腭突           B．唇裂           C．腭裂
    D．面斜裂             E．正中鼻突
19. 上颌突与同侧内侧鼻突未愈合的结果是形成
20. 上颌突与同侧外侧鼻突未愈合的结果是形成
21. 将原始口腔分隔为上部的鼻腔和下部的口腔的结构主要是
22. 在左、右上颌突的内侧向水平方向长出的板状突起称为
23. 两外侧腭突未在中线愈合的结果是形成

【X型题】
24. 鳃器包括
    A．鳃弓              B．鳃沟           C．鳃膜
    D．咽囊              E．口咽膜
25. 与颜面发生有关的结构有
    A．内侧鼻突          B．额鼻突         C．第1对鳃弓
    D．外侧鼻突          E．第2对鳃弓
26. 与鳃弓有关的成体结构有
    A．颊                B．腭             C．颈
    D．颌                E．唇和舌
27. 人胚发育过程中出现的结构有
    A．鳃弓，6对         B．鳃沟，5对      C．咽囊，5对
    D．鼻板，1个         E．鼻窝，1个
28. 下颌突发育形成
    A．下颌              B．下唇           C．舌体
    D．舌根              E．正中腭突
29. 参与形成颈的鳃弓是
    A．第1对             B．第2对          C．第3对
    D．第4对             E．第6对
30. 鳃弓间充质分化为
    A．上皮组织          B．肌组织         C．软骨
    D．神经组织          E．骨
31. 颜面形成时，胚体头端形成
    A．额鼻突            B．左、右内侧鼻突  C．左、右下颌突
    D．左、右外侧鼻突    E．上颌突
32. 下列描述正确的是
    A．上颌由上颌突发育与同侧鼻突融合形成
    B．鼻翼由外侧鼻突发育而来

C．下颌由左、右下颌突愈合形成

D．人中由左、右内侧鼻突发育形成

E．鼻梁和鼻尖由左、右内侧鼻突融合形成

33．颜面可见的畸形有

A．前腭裂　　　　　　　B．完全腭裂　　　　　　C．单侧唇裂

D．面斜裂　　　　　　　E．正中唇裂

34．下列关于腭裂的叙述正确的有

A．较常见，呈多种类型　　　　　B．腭裂可伴有唇裂

C．前腭裂和正中腭裂合称为完全腭裂　　D．左、右外侧腭突未愈合致正中腭裂

E．正中腭突与外侧腭突未愈合致前腭裂

35．四肢畸形可分为以下哪三大类

A．并肢畸形　　　　　　B．残肢畸形　　　　　　C．发育不全

D．缺失性畸形　　　　　E．重复性畸形

## 二、名词解释

1．鳃弓（branchial arch）

2．外侧腭突（lateral palatine process）

3．唇裂（cleft lip）

4．腭裂（cleft palate）

5．面斜裂（oblique facial cleft）

6．颈囊肿（cervical cyst）和颈瘘（cervical fistula）

7．上肢芽（anterior limb bud）和下肢芽（posterior limb bud）

8．口凹（stomodeum）

9．咽囊（pharyngeal pouch）

10．鳃膜（branchial membrane）

## 三、问答题

1．叙述人胚颜面形成过程。

2．叙述人胚口、鼻分隔的过程。

3．叙述四肢的发生。

## 参考答案与解析

一、选择题

【A型题】

1．B　2．D　3．E　4．C　5．C　6．A　7．D　8．A　9．C　10．A

【B型题】

11．B　12．A　13．E　14．D　15．B　16．C　17．E　18．C　19．B　20．D

21．A　22．A　23．C

【X型题】

24．ABCD　25．ABCD　26．ABCDE　27．ABC　28．ABC　29．BCDE　30．BCE
31．ABCDE　32．ABCDE　33．ABCDE　34．ABCDE　35．CDE

解析：

1．鳃弓由间充质局部增生而成，其中轴为间充质，外表被覆表面外胚层，内表面为咽囊的内胚层。

2．口凹是由额鼻突与其下方的一对上颌突和一对下颌突围成的。

3．鼻的发生在额鼻突下部形成鼻板，鼻板凹陷形成鼻窝，鼻窝周缘增生形成内侧鼻突和外侧鼻突，鼻窝向深部扩大形成原始鼻腔。

4．甲状旁腺发生于第3、4对咽囊，与颜面形成不发生密切关系。

5．外侧腭突是由左、右上颌突向原始口腔内长出的扁平突起，而不是由内侧鼻突形成的。

6．外侧腭突形成软腭和硬腭的大部分。

7．唇裂是由上颌突与同侧内侧鼻突未融合所致。

8．面斜裂是由上颌突与同侧外侧鼻突未融合所致。

9．外侧腭突与正中腭突未融合称前腭裂，左右外侧腭突未在中线融合称正中腭裂。

10．颈的形成由第2鳃弓生长越过第3、4、6鳃弓和心上嵴融合。

11．上颌是上颌突向中间生长并与同侧鼻突愈合后形成的结构。

12．鼻窝是额鼻突下缘两侧外胚层局部增厚并凹陷形成的结构。

13．人中是左、右内侧鼻突愈合并向下延伸形成的结构。

14．鼻外侧壁和鼻翼是左、右外侧鼻突参与形成的结构。

15．上唇外侧部是上颌突与同侧内侧鼻突愈合后形成的结构。

16．下颌是左、右下颌突向中线生长愈合形成的结构。

17．上唇正中部是左、右内侧鼻突愈合向下延伸形成的结构。

18．下唇是左、右下颌突向中线生长愈合形成的结构。

19．上颌突与同侧内侧鼻突未愈合的结果是形成唇裂。

20．上颌突与同侧外侧鼻突未愈合的结果是形成面斜裂。

21．将原始口腔分隔为上部的鼻腔和下部的口腔的结构主要是外侧腭突。

22．在左、右上颌突的内侧向水平方向长出的板状突起称为外侧腭突。

23．两外侧腭突未在中线愈合的结果是形成腭裂。

24．鳃器包括鳃弓、鳃沟、鳃膜和咽囊。

25．与颜面发生有关的结构包括内侧鼻突、外侧鼻突、额鼻突、第1对鳃弓。第2对鳃弓参与颈部形成。

26．与鳃弓有关的成体结构包括颊、腭、颈、颌、唇和舌。

27．人胚发育过程中出现的结构包括6对鳃弓、5对鳃沟和5对咽囊。

28．下颌突发育形成下颌、下唇和舌体（舌根主要由联合突前部发育而成，与下颌突无关。正中腭突演化为腭前部的一小部分）。

29．参与形成颈的鳃弓是第2对、第3对、第4对、第6对。

30．鳃弓间充质分化为肌组织、软骨和骨。

31．颜面形成时，胚体头端形成额鼻突，左、右内侧鼻突，左、右外侧鼻突，左、右上颌突，左、右下颌突，共9个突。

32．上颌是由上颌突发育与同侧鼻突融合形成。外侧鼻突形成鼻翼和鼻外侧壁大部分。下颌由左、右下颌突愈合形成。左、右内侧鼻突向中间生长并融合形成鼻梁、鼻尖、人中和上唇的正中部分。

33．颜面可见的畸形有前腭裂、完全腭裂、单侧唇裂、面斜裂、正中唇裂。

34．腭裂较常见，呈多种类型；腭裂可伴有唇裂；前腭裂和正中腭裂合称为完全腭裂；左、右外侧腭突未愈合致正中腭裂；正中腭突与外侧腭突未愈合致前腭裂。

35．四肢畸形可分为以下三大类：发育不全、缺失性畸形、重复性畸形。

## 二、名词解释

1．鳃弓（branchial arch）：人胚发育第4周，胚头部两侧的间充质增生，形成左右对称的背腹走向的柱状突，称为鳃弓。鳃弓外表面被覆表面外胚层，中轴为间充质，内表面为咽囊内胚层，共有6对鳃弓。

2．外侧腭突（lateral palatine process）：在左、右上颌突的内侧由水平方向长出的板状突起，称为外侧腭突。左、右外侧腭突向中线生长愈合，形成软腭和硬腭的大部分，从而将原始口腔分隔为上部的鼻腔和下部的口腔。

3．唇裂（cleft lip）：唇裂是最常见的颜面畸形，其成因是上颌突与同侧内侧鼻突未愈合，裂沟多位于人中外侧。唇裂常发生在上唇，分单侧和双侧唇裂。

4．腭裂（cleft palate）：因正中腭突与外侧腭突未愈合或左、右外侧腭突未愈合所致。腭裂有时伴上唇裂。

5．面斜裂（oblique facial cleft）：面斜裂位于眼内眦与口角之间，因上颌突与同侧外侧鼻突未愈合所致。

6．颈囊肿（cervical cyst）和颈瘘（cervical fistula）：颈窦未完全闭锁，出生后仍留一个封闭的囊泡，称为颈囊肿。颈囊肿多位于下颌角下方或胸锁乳突肌前缘，到青春期逐渐明显，内有淡黄色黏液。如颈囊肿有瘘管与体表或咽相通，则称为颈瘘，黏液可从瘘管排出。

7．上肢芽（anterior limb bud）和下肢芽（posterior limb bud）：人胚第4周末，胚体左、右侧体壁上先后出现两对小突，即上肢芽与下肢芽，它们由深部增殖的中胚层组织和表面外胚层组成。

8．口凹（stomodeum）：又称原始口腔，位于颜面中央，由额鼻突、左右上颌突和左右下颌突围成。

9．咽囊（pharyngeal pouch）：原始咽侧壁的内胚层向外侧膨出，形成5对分别与鳃沟相对应的囊状结构，称为咽囊。

10．鳃膜（branchial membrane）：是咽囊内胚层与鳃沟外胚层以及两者之间的少量间充质构成的薄膜。

## 三、问答题

1．叙述人胚颜面形成过程。

答：颜面是由胚体头端5个突融合而成的：头端的额鼻突、其下方的两个上颌突和两个下颌突。5个突之间的凹陷为口凹，口凹的底为口咽膜。人胚发育第4周，口咽膜破裂，口与咽相通。在额鼻突下缘两侧，外胚层局部增厚凹陷成鼻窝，其内侧的突起称为内侧鼻突，外侧的称为外侧鼻突。以后左、右上颌突向中线生长，先后与外侧鼻突和内侧鼻突愈合，上颌突与同侧的内侧鼻突愈合，形成上颌和上唇的外侧部；左、右内侧鼻突愈合并向下延伸形成人中和上唇的中部，左、右外侧鼻突形成鼻的外侧壁和鼻翼；额鼻突下缘正中部分形成鼻尖和鼻梁；左、右下颌突在中线愈合，形成下唇和下颌；上、下颌愈合形成颊部；上、下唇和颊的形成，使原口缩小，至人胚发育第 8 周末，颜面初具人形。

2. 叙述人胚口、鼻分隔的过程。

答：左、右内侧鼻突愈合后，向原始口腔内长出一个正中腭突；在左、右上颌突的内侧由水平方向长出的板状突起，为外侧腭突。外侧腭突向中线生长愈合，同时与正中腭突愈合，形成硬腭、软腭和悬雍垂，从而将原始口腔分隔为上部的鼻腔和下部的口腔。

3. 叙述四肢的发生。

答：人胚发育第 4 周末，胚体左、右侧体壁上先后出现两对小突，即上肢芽与下肢芽。它们由深部增殖的中胚层组织和表面外胚层组成。肢芽逐渐增长、变粗，先后出现近端和远端两个收缩环，将每一个肢芽分为 3 段。上肢芽被分为上臂、前臂和手，下肢芽被分为大腿、小腿和足。肢体中轴的间充质先形成软骨，继而以软骨内成骨方式形成骨，周围的间充质分化形成肢体的肌群，脊神经向肢体内长入。随着肢体的伸长和关节形成，肢体由最初的向前外侧伸直方位转向体壁弯曲。肢体的手和足起初为扁平的桨板状，而后其远端各出现 4 条纵行凹沟，手板与足板渐呈蹼状，至人胚发育第 7 周，蹼膜消失，手指形成；人胚发育第 8 周，足趾形成。

（黄　铠　李美秀立）

# 第二十四章 消化系统和呼吸系统的发生

一、选择题

【A1型题】

1. 关于原始消化管发生的描述错误的是
   A. 由卵黄囊顶部内胚层在胚体内形成头尾方向的管
   B. 分为前肠、中肠和后肠3个部分
   C. 前肠头端由口咽膜封闭
   D. 后肠尾端由泄殖腔膜封闭
   E. 中肠与卵黄囊相连的部分变细，成为体蒂

2. 构成原始消化管管壁的是
   A. 内胚层
   B. 脏壁中胚层
   C. 脏壁中胚层和内胚层
   D. 体壁中胚层和内胚层
   E. 内胚层、脏壁中胚层和体壁中胚层

3. 原始消化管头端的封闭膜位于
   A. 唇部
   B. 舌尖处
   C. 咽与食管交界处
   D. 食管中点处
   E. 原始咽的起始部

4. 消化系统和呼吸系统的发生放在同一章叙述是因为
   A. 两者都是由管道性器官组成的
   B. 两者的主要器官均来自原始消化管
   C. 两者均经口和鼻与外界相通
   D. 两者的管壁均分黏膜、黏膜下层、肌层和外膜
   E. 机体通过两者从外界摄取物质

5. 随着胚盘向腹侧包卷，内胚层形成
   A. 原始消化管
   B. 呼吸道
   C. 胚外体腔
   D. 卵黄囊
   E. 神经管

6. 原始消化管头端的口咽膜破裂消失是在
   A. 胎儿出生后
   B. 人胚胎发育第4个月
   C. 人胚胎发育第6个月
   D. 人胚发育第6周
   E. 人胚发育第4周

7. 关于原始消化管分化的描述错误的是

A．前肠分化形成口、舌、咽至十二指肠上段的上皮
B．前肠还分化形成肝、胰、胆及喉、气管、肺的上皮
C．中肠分化形成十二指肠后段至横结肠右 2/3 段的上皮及甲状腺、甲状旁腺和胸腺
D．后肠分化形成横结肠左 1/3 段至肛管上段的上皮
E．原始消化管管壁的脏壁中胚层形成消化管各段的肌肉和结缔组织

8．有关咽的描述错误的是
A．前肠头端膨大，形成原始咽
B．咽呈背腹扁平、漏斗形
C．咽侧壁的膨大称为咽囊
D．与咽囊相对应的外胚层为鳃弓
E．咽囊共有 5 对

9．胸腺是由
A．第 2 对咽囊外侧份的上皮增生、分化形成的
B．第 3 对咽囊腹侧份的上皮增生、分化形成的
C．第 3 对咽囊背侧份的上皮增生、分化形成的
D．第 4 对咽囊背侧份的上皮增生、分化形成的
E．第 4 对咽囊腹侧份的上皮增生、分化形成的

10．甲状旁腺是由
A．第 3 对咽囊腹侧份的上皮增生、分化形成的
B．第 3 对咽囊背侧份的上皮增生、分化形成的
C．第 4 对咽囊腹侧份的上皮增生、分化形成的
D．第 3 对和第 4 对咽囊腹侧份的上皮增生、分化形成的
E．第 3 对和第 4 对咽囊背侧份的上皮增生、分化形成的

11．形成外耳道的结构是
A．第 1 对咽囊
B．第 1 对鳃沟
C．第 1 对鳃弓
D．第 2 对咽囊
E．第 2 对鳃沟

12．有关胃发生的描述错误的是
A．胃在早期发生时为前肠尾部的梭形膨大，借腹、背系膜连于体壁上
B．由于胃的背、腹侧生长速度不等，形成胃大弯和胃小弯
C．当网膜囊形成时，胃大弯由背侧转向右侧，胃小弯由腹侧转向左侧
D．由于胃的右侧肝在发育，使胃呈左上至右下的斜向方位
E．胃背系膜形成网膜囊

13．有关中肠演变的描述错误的是
A．中肠的头部与前肠的尾部共同形成十二指肠
B．中肠生长迅速，形成弯曲的"U"形中肠袢
C．肠系膜上动脉伸入中肠袢系膜中
D．中肠袢的顶部与尿囊相连
E．中肠袢分为头支和尾支

14．中肠袢在脐腔内旋转时围绕的结构是
A．脐静脉
B．脐动脉
C．肠系膜上动脉
D．肠系膜下动脉
E．卵黄动脉

15．中肠袢在发育演变中共旋转

A．90° B．180° C．270°
D．360° E．450°

16．卵黄蒂
   A．与前肠连接，细而短　　B．与后肠连接，细而短
   C．与后肠连接，粗而长　　D．与中肠连接，细而短
   E．与中肠连接，粗而长

17．盲肠突是
   A．中肠袢头支上的一个囊状突起
   B．中肠袢尾支上的一个囊状突起
   C．中肠袢头支和尾支交界处的一个囊状突起
   D．中肠袢顶部与卵黄囊相连处的一个囊状突起
   E．距回盲部 40～50 cm 处回肠壁上的一个囊状突起

18．关于泄殖腔的描述错误的是
   A．是中肠与后肠相接处的膨大部分　　B．是后肠末端的膨大部分
   C．与尿囊相连　　D．尿直肠隔将其分为尿生殖窦和直肠
   E．向外以泄殖腔膜封闭

19．尿直肠隔起源于
   A．泄殖腔与尿囊之间的间充质　　B．泄殖腔与尿生殖窦之间的间充质
   C．后肠与尿囊起始部之间的间充质　　D．直肠与尿囊之间的间充质
   E．卵黄囊与尿囊之间的间充质

20．关于肝憩室的描述错误的是
   A．肝憩室由前肠末端腹侧壁的内胚层增生形成
   B．肝憩室是肝、胆囊和胆道的原基
   C．肝憩室末端分为头、尾两支
   D．肝憩室头支分化为肝细胞索和肝板
   E．肝憩室尾支末端膨大发育成肝血窦

21．形成胆囊上皮的内胚层来源于
   A．中肠头端　　B．背胰的根部　　C．腹胰的根部
   D．肝憩室的尾支　　E．肝憩室的头支

22．关于胰腺各部分的发生，正确的是
   A．腹胰形成胰头的上半部，背胰形成胰头的下半部、胰体和胰尾
   B．腹胰形成胰头的下半部，背胰形成胰头的上半部、胰体和胰尾
   C．腹胰形成胰头，背胰形成胰体和胰尾
   D．背胰形成胰头，腹胰形成胰体和胰尾
   E．腹胰管与整个背胰管合并形成主胰导管

23．胰岛细胞由
   A．前肠内胚层细胞分化而来　　B．中肠内胚层细胞分化而来
   C．卵黄囊内胚层细胞分化而来　　D．鳃后体的部分细胞迁移到胰腺而来
   E．神经嵴的部分细胞迁移到胰腺而来

24．关于梅克尔憩室形成的描述不确切的是

A．又称为回肠憩室　　　　　　　　B．由卵黄蒂根部保留下形成
C．是中肠袢尾支上的盲囊　　　　　D．梅克尔憩室位于回肠上
E．梅克尔憩室与脐不通

25．有关脐瘘畸形错误的是
A．脐瘘是由于卵黄蒂未退化造成的
B．脐瘘是脐与肠管之间的一个通到脐外的瘘管
C．胎儿出生后有粪便从脐漏出
D．脐瘘的位置是在回肠上
E．脐瘘是由于脐腔未闭锁所致的

26．关于呼吸系统的上皮来源最确切的是
A．均来源于内胚层
B．均来源于外胚层
C．大部分器官的上皮来源于外胚层，个别器官的上皮来源于内胚层
D．大部分器官的上皮来源于内胚层，个别器官的上皮来源于外胚层
E．大部分器官的上皮来源于中胚层，个别器官的上皮来源于外胚层

27．有关喉气管憩室的发生及演变不正确的是
A．喉气管憩室是由喉气管沟变深形成的
B．喉气管沟是咽底壁正中发生的一个纵沟
C．喉气管憩室是从咽顶壁发生的
D．喉气管憩室开口于咽
E．喉气管憩室头端发育为喉，中段发育为气管，末端形成左、右肺芽

28．新生儿透明膜病是由于
A．Ⅱ型肺泡细胞分化不良，不能产生肺表面活性物质
B．Ⅱ型肺泡细胞产生过多表面活性物质
C．Ⅰ型肺泡细胞产生过多表面活性物质
D．肺泡巨噬细胞发育不良，不能清除肺内异物
E．肺泡弹性纤维发育不良，致使新生儿肺泡不张，引起呼吸困难

【B型题】
(29～36题共用备选答案)
A．尿直肠隔　　　　B．前肠　　　　C．中肠
D．后肠　　　　　　E．卵黄蒂

29．咽囊来自于
30．分隔泄殖腔的结构是
31．十二指肠上部来自于
32．泄殖腔来自于
33．盲肠和阑尾的原基来源于
34．将中肠分为头、尾两支的结构是
35．肝和胰来源于
36．喉、气管和肺的上皮来自于

(37～41题共用备选答案)
A．消化管闭锁　　　　　　B．不通肛　　　　　　C．阑尾异位
D．回肠憩室（梅克尔憩室）　E．气管食管瘘

37．食管在发育过程中，上皮细胞增生，使管腔封闭，则发生
38．食管与气管分隔不全，两者之间有瘘管相通，此畸形称为
39．肠袢自脐腔退回腹腔时，顺时针旋转会造成
40．肛膜未破裂或直肠与肛凹未接通会引起
41．卵黄蒂根部退化不全则形成

【X型题】

42．有关原始消化管正确的是
　　A．头端膨大　　　　　　　　　　B．尾端狭小
　　C．分前、中、后3段　　　　　　D．前端与口凹相接处有膜封闭
　　E．后端与直肠相接处有膜封闭

43．参与组成原始消化管头、尾两端封闭膜的是
　　A．中胚层　　　　　　B．外胚层　　　　　　C．内胚层
　　D．胚外中胚层　　　　E．羊膜

44．原始消化管的前肠分化为
　　A．口腔　　　　　　　B．咽　　　　　　　　C．食管
　　D．胃　　　　　　　　E．十二指肠的一部分

45．第1对咽囊分化为
　　A．中耳鼓室　　　　　B．外耳道　　　　　　C．内耳膜迷路
　　D．腭扁桃体窝　　　　E．咽鼓管

46．有关泄殖腔正确的是
　　A．是中肠末端的膨大　　　　　　B．腹侧连卵黄蒂
　　C．被分隔为腹、背两部分　　　　D．泄殖腔膜于第8周时破裂消失
　　E．发育分化为膀胱、尿道、直肠

47．肝憩室的头支分化为
　　A．肝　　　　　　　　B．肝总管　　　　　　C．胆囊
　　D．胆囊管　　　　　　E．胆总管

48．胰腺的发生过程包括
　　A．腹胰与背胰均来自前肠末端内胚层
　　B．腹胰构成胰头的下份
　　C．背胰构成胰头的上份、胰体和胰尾
　　D．腹胰管和背胰管远侧段形成胰的主胰导管
　　E．背胰管的近侧段退化或形成副胰导管

49．有关肺芽的形成和发育正确的是
　　A．是从食管长出的分支膨大　　　B．不断生长分支
　　C．形成从支气管至肺泡的树状分支　D．脏壁中胚层分化为分支管道的上皮
　　E．至人胚胎发育第7个月时已形成大量肺泡和完善的血液循环

## 二、名词解释

1. 原始消化管（primitive gut）
2. 泄殖腔（cloaca）
3. 甲状舌管（thyroglossal duct）
4. 尿直肠隔（urorectal septum）
5. 肝憩室（hepatic diverticulum）
6. 脐粪瘘（umbilical fistula）
7. 回肠憩室（ileal diverticulum）
8. 喉气管憩室（laryngotracheal diverticulum）
9. 气管食管瘘（tracheoesophageal fistula）

## 三、问答题

1. 原始消化管是怎样发生的？它的各段是如何分化的？
2. 试述咽囊的形成及其演变的结构。
3. 试述肠的发生过程。
4. 简述泄殖腔的分隔与分化。
5. 试述肝、胆和胰的发生。
6. 简述呼吸系统的发生过程。

## 参考答案与解析

### 一、选择题

**【A1 型题】**

1. E  2. C  3. E  4. B  5. A  6. E  7. C  8. D  9. B  10. E  11. B
12. C  13. D  14. C  15. C  16. D  17. B  18. A  19. C  20. E  21. D
22. B  23. A  24. C  25. E  26. D  27. C  28. A

**【B 型题】**

29. B  30. A  31. B  32. D  33. C  34. E  35. B  36. B  37. A  38. E
39. C  40. B  41. D

**【X 型题】**

42. ACD  43. BC  44. BCDE  45. AE  46. CDE  47. AB  48. ABCDE
49. BCE

**解析：**

1. 中肠与卵黄囊相连部分变细成为卵黄蒂，并非体蒂。
2. 管壁除了有内胚层演变的上皮外，还有脏壁中胚层。
7. 中肠不分化成甲状腺、甲状旁腺和胸腺。
8. 与咽囊相对的外胚层为鳃沟，并非鳃弓。

9．第3对咽囊分为背、腹两部分，腹侧上皮增生形成左、右两条细胞索，在胸腔内愈合形成胸腺的上皮性网状细胞。

10．第3对咽囊分为背、腹两部分，背侧上皮增生并下移到甲状腺背侧，形成下一对甲状旁腺，第4对咽囊也分为背、腹两部分，腹侧退化，背侧形成上一对甲状旁腺。

12．当网膜囊形成时胃大弯由背侧转向左侧，胃小弯由腹侧转向右侧。

13．中肠袢的顶部与卵黄囊相连，并不与尿囊相连。

14．中肠袢在脐腔内以肠系膜上动脉为轴向逆时针方向旋转。

18．后肠末端的膨大部为泄殖腔，并非是中肠与后肠相接处的膨大部分。

19．尿囊与后肠之间的间充质增生，形成尿直肠隔。

20．卵黄静脉分支与脐静脉分支吻合，发育成肝血窦。

21．肝憩室的尾支发育成胆囊和胆囊管。

23．前肠末端内胚层细胞形成胰腺原基时，一部分内胚层细胞形成胰岛。

24．梅克尔憩室是由卵黄蒂根部保留而形成的，中肠袢尾支上的盲囊为盲肠突。

25．脐瘘是脐与肠管之间的一个通到脐外的瘘管，不是由于脐腔未闭锁所致的。

27．喉气管憩室是咽的尾侧底壁正中发生的，而不是从咽顶壁发生的。

29．咽囊位于前肠头端的原始咽侧壁上，为5对膨向外侧的囊状突起。

30．人胚发育第6～7周，尿囊起始部分与后肠之间的间充质增生，形成一个镰刀状隔膜突入泄殖腔内，称为尿直肠隔。此隔迅速增长，并与泄殖腔膜相连，于是泄殖腔被分隔为腹侧的尿生殖窦和背侧的原始直肠。

31．随着胚的发育，前肠分化成为咽、食管、胃和十二指肠的上段，还演化出呼吸系统的原基。从十二指肠下段至横结肠的右2/3部，由中肠分化而成；从横结肠的左1/3至肛管上段，由后肠分化而来。

32．泄殖腔是后肠末端的膨大部分，腹侧与尿囊相连，尾端由泄殖腔膜封闭。

33．人胚发育第6周，"U"形中肠袢生长迅速，以肠系膜上动脉为轴心做逆时针方向90°旋转的同时，在尾支出现一个囊状突起，称为盲肠突，为盲肠与阑尾的原基。盲肠突的近侧端发育为盲肠，远侧端形成阑尾。

34．由于中肠的增长速度远比胚体快，致使肠管形成一个凸向腹侧的"U"形弯曲，称为中肠袢。中肠袢顶部与卵黄蒂通连，中肠袢与卵黄蒂相连的头侧段为中肠袢的头支，尾侧段为中肠袢尾支。

35．肝与胆道的原基称为肝憩室，于人胚发育第4周初出现于前肠末端的腹侧。

36．除鼻腔上皮来自表面外胚层外，呼吸系统其他部分的上皮均由原始消化管内胚层分化而来。

37．消化管的发生过程中，管壁上皮细胞在一定时期过度增生，致使消化管某部的管腔闭锁或狭窄。如果过度增生的上皮不发生程序性死亡，上皮不再变薄，就会形成消化管某段的闭锁或狭窄。

38．在喉气管沟发育为喉气管憩室的过程中，如果气管食管隔发育不良，气管与食管的分隔不完全，两者间有瘘管相连，即称为气管食管瘘。

39．当肠袢从脐腔退回腹腔时，应发生逆时针方向旋转180°。如果未发生旋转，或转位不全，或反向转位，就会形成消化管异位，并且常常伴有肝、脾、胰，甚至心、肺的异位。

40．肛门闭锁又称为不通肛。由于肛膜未破或肛凹未能与直肠末端相通引起，肛管上皮过度增生后未能再度吸收也可引起此种畸形。

41．回肠憩室又称为梅克尔憩室，是距回盲部 40～50 cm 处回肠壁上的一个小的囊状突起，有的在其顶端尚有一条纤维索连于脐，这种畸形是由于卵黄蒂退化不全引起的。

42．原始消化管分为前肠、中肠和后肠。前肠的头端膨大成原始咽，与口凹相对处被口咽膜封闭；后肠的尾端膨大成泄殖腔，其腹侧与肛凹相对处由泄殖腔膜封闭。

43．原始消化管的两端的口凹和肛凹处分别被口咽膜和泄殖腔膜覆盖，口咽膜和泄殖腔膜处无中胚层。

44．原始消化管的前肠分化成为咽、食管、胃和十二指肠的上段；还演化出呼吸系统的原基。从十二指肠下段至横结肠的右 2/3 部，由中肠分化而成；从横结肠的左 1/3 至肛管上段，由后肠分化。

45．原始咽为前肠头端的一个膨大部，呈左右宽、背腹扁、头端粗、尾端细的漏斗状。在其两侧壁有 5 对囊状突起，称为咽囊，第 1 对咽囊的外侧份膨大，形成中耳鼓室，其顶部的鳃膜分化为鼓膜，鼓膜外侧为第 1 鳃沟形成的外耳道。该咽囊的内侧份伸长，演化为咽鼓管。

46．泄殖腔是后肠末端的膨大部分，腹侧与尿囊相连，尾端由泄殖腔膜封闭。人胚发育第 6～7 周，尿囊起始部分与后肠之间的间充质增生，形成一个镰刀状隔膜突入泄殖腔内，称为尿直肠隔。此隔迅速增长，并与泄殖腔膜相连，于是泄殖腔被分隔为背、腹两份。腹侧份称为尿生殖窦，主要分化为膀胱和尿道；背侧份为原始直肠，分化为直肠和肛管上段。

47．人胚发育至第 4 周初，前肠末端腹侧壁的上皮增生，形成肝憩室，是肝与胆的始基。肝憩室迅速增大，并分为头、尾两支。头支较大且生长迅速，其上皮细胞增殖，形成许多细胞索并分支吻合，是为肝索。肝索上下叠加，形成肝板。人胚发育第 2 个月，肝细胞之间形成胆小管，内胚层上皮也相继形成肝内胆管。其头支的近端分化为肝管及小叶间胆管。肝憩室的尾支发育为胆囊和胆囊管，肝憩室的根部则发育为胆总管。

48．胰腺来源于两个原基，即背胰芽和腹胰芽。人胚发育第 4 周末，在前肠末端腹侧靠近肝憩室的尾缘，内胚层上皮增生，形成腹胰芽。背胰芽由腹胰芽对侧的上皮增生而成。背、腹两个胰芽分化成了背胰和腹胰。在背胰和腹胰的中轴线上均有一条贯穿腺体全长的总导管，分别称为背胰管和腹胰管。由于胃和十二指肠方位的变化及肠壁的不均等生长，致使腹胰和腹胰管的开口转至背侧，并与背胰融合，形成一个单一的胰腺。腹胰构成胰头的下份，背胰构成胰头上份、胰体和胰尾。腹胰管与背胰管远侧段通连，形成胰腺的主胰导管，它与胆总管汇合后共同开口于十二指肠乳头。背胰管的近侧段或退化或形成副胰导管，开口于十二指肠副乳头。

49．喉气管憩室的末端膨大并分成左、右两支，称为肺芽，是支气管和肺的原基。肺芽迅速生长并呈树状分支。至人胚胎发育第 7 个月，肺泡数量增多，肺泡上皮除 I 型细胞外，还出现了有分泌功能的 II 型细胞，并开始分泌表面活性物质。此时，肺内血液循环完善，肺泡壁上有密集的毛细血管。

## 二、名词解释

1．原始消化管（primitive gut）：由卵黄囊顶部的内胚层卷入形成，分为前肠、中肠和后肠 3 段。

2. 泄殖腔（cloaca）：后肠末端的膨大部称为泄殖腔。泄殖腔腹侧与尿囊相连，尾端由泄殖腔膜封闭。当尿囊与后肠之间的间充质形成尿直肠隔后，即将泄殖腔分为腹侧的尿生殖窦和背侧的直肠。泄殖腔膜也被分隔为尿生殖窦膜和肛膜。

3. 甲状舌管（thyroglossal duct）：由原始咽底壁正中线处的内胚层上皮细胞增生形成，是甲状腺原基，其末端向两侧膨大，形成甲状腺的侧叶。

4. 尿直肠隔（urorectal septum）：在人胚发育第6周时，尿囊与后肠交界处的间充质由头侧向尾端生成的隔膜称为尿直肠隔。此隔膜将泄殖腔分隔为腹侧的尿生殖窦和背侧的直肠；泄殖腔膜亦被分为尿生殖窦膜与肛膜。

5. 肝憩室（hepatic diverticulum）：前肠末端腹侧壁内胚层细胞增生，向外长出的囊状结构称为肝憩室，分头、尾两支，头支分化为肝，尾支分化为胆囊和胆囊管，基部发育为胆总管。

6. 脐粪瘘（umbilical fistula）：是由于卵黄蒂未退化，致使肠管与脐之间残留一个通到脐外的瘘管，出生后可有粪便从脐溢出。

7. 回肠憩室（ileal diverticulum）：又称为梅克尔憩室，是残留在回肠壁上的一个盲囊。此畸形是由于卵黄蒂根部退化不全形成的。

8. 喉气管憩室（laryngotracheal diverticulum）：人胚发育第4周时，原始咽底壁正中形成一个纵行的沟，称为喉气管沟，此沟变深形成的一个盲囊，称为喉气管憩室。喉气管憩室开口于咽，其头端发育为喉，中段发育为气管，末端形成的左、右肺芽反复分支，发育形成支气管树和肺泡。

9. 气管食管瘘（tracheoesophageal fistula）：由于气管食管隔发育不良，气管与食管分隔不完全，两者间有瘘管相连，即称为气管食管瘘。

### 三、问答题

1. 原始消化管是怎样发生的？它的各段是如何分化的？

答：人胚第3周，随着胚盘向腹部卷折，卵黄囊顶部的内胚层在胚体内形成头尾方向的原始消化管，其头侧段称为前肠，尾侧段称为后肠，中段称为中肠。前肠的头端由口咽膜封闭，后肠的尾端由泄殖腔膜封闭，中肠与卵黄囊之间的连接部变细，称为卵黄蒂。分化：①前肠分化成：口腔、舌、咽至十二指肠上段的上皮，肝、胰、胆道、喉、气管和肺的上皮，甲状腺、甲状旁腺和胸腺上皮；②中肠分化成：十二指肠下段至横结肠右2/3段的上皮；③中肠分化成：横结肠左1/3段至肛管上段的上皮。原始消化管管壁的脏壁中胚层形成消化管各段的肌肉、结缔组织和间皮。

2. 试述咽囊的形成及其演变的结构。

答：咽囊的形成：人胚发育第4周，前肠头端膨大，发育成背腹扁平、漏斗形的原始咽，在咽的两侧壁，向外伸出5对囊状突起，即为咽囊。5对咽囊分别与其外侧的5对鳃沟相对。演变的结构：第1对咽囊外侧膨大形成中耳鼓室，内侧延伸形成咽鼓管，末端的鳃膜分化为鼓膜，第1鳃沟形成外耳道；第2对咽囊外侧退化，内侧形成腭扁桃体上皮和隐窝；第3对咽囊腹侧分为背、腹两部分，腹侧上皮增生形成左、右两条细胞索，在胸腔内愈合形成胸腺的上皮性网状细胞，背侧上皮增生，随胸腺下移到甲状腺背侧，形成下一对甲状旁腺；第4对咽囊也分为背、腹两部分，腹侧退化，背侧形成上1对甲状旁腺；第5对咽囊仅为一小团细胞，称为后鳃体，其一部分细胞迁移到甲状腺，将分化成滤泡旁细胞。也有人认为，神经嵴细胞在后鳃体暂时停留，然后迁移到甲状腺，形成滤泡旁细胞。

3．试述肠的发生过程。

答：①中肠袢形成：肠大部分由中肠发生，中肠的头部与前肠的尾部共同形成十二指肠。人胚发育第4周，十二指肠以下的中肠生长迅速，由最初的直管形成向腹侧弯曲的"U"形中肠袢，中肠袢顶部与卵黄蒂相连，卵黄蒂以上的中肠袢为头支，卵黄蒂以下的中肠袢为尾支，肠系膜上动脉走行于肠袢系膜中。②中肠袢逆时针旋转：人胚发育第6周，增长迅速的中肠袢突入脐腔，并以肠系膜上动脉为轴，逆时针旋转90°，即头支从胚体头侧转向右侧；尾支从尾侧转向左侧，并在尾支上发生一个囊状的盲肠突，为盲肠和阑尾的原基。人胚发育第10周，中肠袢从脐腔退回腹腔，头支在先、尾支在后退出，边退边再向逆时针方向旋转180°。头支分化形成空肠和回肠，位居腹腔的中部；尾支形成至横结肠右2/3段。③后肠演变：后肠形成横结肠左1/3段、降结肠和乙状结肠。后肠尾端膨大形成泄殖腔后，直肠由泄殖腔分隔而成。

4．简述泄殖腔的分隔与分化。

答：后肠末端的膨大部为泄殖腔，其腹侧与尿囊相连。人胚发育第7周时，尿囊与后肠之间的间充质增生，形成尿直肠隔，从头侧向尾侧生长，当尿直肠隔与泄殖腔膜连接后，将泄殖腔分为腹侧的尿生殖窦和背侧的原始直肠。尿生殖窦主要发育为膀胱和尿道，原始直肠发育为直肠和肛管上半段。泄殖腔膜则被分隔为尿生殖膜和肛膜。肛膜外侧，外胚层向内凹陷形成肛凹，其形成肛管的下半段。人胚发育第8周末，肛膜破裂，肛管与外界相通。

5．试述肝、胆和胰的发生。

答：①肝憩室形成：人胚发育第4周初，前肠末端腹侧壁的内胚层增生，形成肝憩室，是肝、胆囊和胆道的原基。②肝的发生：肝憩室末端膨大，分为头、尾两支，头支分化成肝细胞索，并形成肝板。在肝细胞索之间，卵黄静脉分支与脐静脉分支吻合，发育成肝血窦；头支周围的间充质分化成肝的被膜及肝内结缔组织。③胆的发生：肝憩室尾支末端膨大形成胆囊，尾支的柄形成胆囊管。肝憩室与十二指肠通连的部分发育为胆总管。④胰的发生：在肝憩室发生的同时，内胚层细胞增生形成两个芽状突起，分别称为腹胰和背胰。随着胃肠扭转，腹胰与背胰合并，腹胰形成胰头的下半部，背胰形成胰头的上半部、胰体和胰尾。一部分内胚层细胞形成胰岛。

6．简述呼吸系统的发生过程。

答：人胚发育第4周初，原始咽尾部底壁正中出现一个纵行浅沟，称为喉气管沟，此沟逐渐加深，形成一个盲囊，称为喉气管憩室。其位于食管的腹侧，是喉与气管的原基。喉气管憩室与食管间的间充质增生，形成气管食管隔。人胚发育第4周末，喉气管憩室末端膨大并分为左、右两支，称为肺芽，形成支气管和肺的原基。肺芽迅速生长并呈树状分支，最终形成支气管树和肺泡上皮细胞。肺芽周围的间充质分化为结缔组织等肺间质。

（刘家福）

# 第二十五章 泌尿系统和生殖系统的发生

一、选择题

【A1 型题】

1. 生肾索发生于
   A. 尿生殖嵴  B. 生殖腺嵴  C. 中肾嵴
   D. 间介中胚层  E. 侧中胚层
2. 人胚发育第 4 周末，生肾索组织增生，胚体后壁向体腔突起的一对纵行隆起被称为
   A. 背主动脉  B. 体节  C. 神经嵴
   D. 侧中胚层  E. 尿生殖嵴
3. 关于中肾发生的描述错误的是
   A. 在前肾的尾侧发生中肾  B. 中肾小管的外端开口于体腔
   C. 中肾小管内端内陷成肾小囊  D. 中肾管系前肾管向尾侧延伸而来
   E. 中肾管的尾端通入泄殖腔
4. 后肾起源于
   A. 前肾管末端的输尿管芽和生肾索末端的生后肾原基
   B. 中肾管末端的输尿管芽和生殖腺嵴末端的生后肾原基
   C. 中肾管末端的输尿管芽和生肾索末端的生后肾原基
   D. 中肾管末端的生后肾原基和生肾索末端的输尿管芽
   E. 中肾旁管末端的输尿管芽和生肾索末端的生后肾原基
5. 关于后肾发生的描述错误的是
   A. 后肾演变成终生的肾
   B. 集合小管、肾盏、肾盂来自输尿管芽
   C. 初始位置较高，以后下降至永久位置，同时方位也发生变化
   D. 肾门由腹侧转向内侧
   E. 肾单位来自生后肾原基
6. 输尿管芽可演变的结构为
   A. 肾小囊  B. 肾小体  C. 细段
   D. 集合小管  E. 近端小管
7. 由输尿管芽演变而来的结构不包括
   A. 肾盂  B. 集合管  C. 肾盏

D．远端小管 E．输尿管
8．由生后肾原基可演变的结构为
   A．肾盂 B．肾盏 C．集合小管
   D．输尿管 E．肾小管
9．由生后肾原基演变而来的结构不包括
   A．肾小囊 B．细段 C．近端小管
   D．弓形集合小管 E．远端小管
10．泌尿小管不同来源的两部分的连接部位在
    A．肾小体与近端小管曲部 B．近端小管直部与细段
    C．细段与远端小管直部 D．远端小管曲部与弓形集合小管
    E．弓形集合小管与集合管
11．泄殖腔被尿直肠隔分隔后，尿生殖窦位于泄殖腔的
    A．头侧份 B．尾侧份 C．背侧份
    D．腹侧份 E．左侧份
12．膀胱主要来源于
    A．尿囊根部 B．尿生殖窦中段 C．尿生殖窦下段
    D．尿生殖窦上段 E．中肾管根部
13．阴道前庭起源于
    A．窦结节 B．生殖结节 C．阴唇阴囊隆起
    D．尿生殖窦下段 E．尿生殖褶
14．男性尿道海绵体部大部分源于
    A．输尿管 B．原始直肠 C．泄殖腔
    D．尿生殖窦下段 E．窦结节
15．远曲小管与集合管未接通可导致
    A．多囊肾 B．脐尿瘘 C．马蹄肾
    D．隐睾 E．先天性腹股沟疝
16．多囊肾内的囊肿是
    A．静脉曲张 B．集合小管积液 C．肾盏膨大
    D．肾小管积液 E．淋巴管扩张
17．形成脐尿瘘的原因是
    A．尿生殖窦上段未闭锁 B．中肾管头侧端未闭锁
    C．输尿管芽头侧端未闭锁 D．尿直肠隔发育不全
    E．脐尿管未闭
18．原始生殖细胞来源于
    A．卵黄囊壁的胚外中胚层 B．尿囊壁的内胚层 C．卵黄囊壁的内胚层
    D．生殖嵴表面上皮 E．初级性索
19．未分化生殖腺向睾丸分化的决定因素是
    A．睾丸决定因子的存在 B．原始生殖细胞膜上无 X-Y 抗原
    C．生殖腺细胞的染色体核型为 46,XX D．初级性索细胞膜上有雄激素受体
    E．原始生殖细胞膜上有雄激素受体

20. 未分化生殖腺的初级性索源于
    A. 卵黄囊胚外内胚层　　B. 尿囊内胚层　　C. 生殖腺嵴表面上皮
    D. 次级性索　　E. 卵黄囊胚外中胚层
21. 关于生殖腺发生的描述错误的是
    A. 精原细胞和卵原细胞均由原始生殖细胞分化而来
    B. 支持细胞和卵泡细胞均起源于初级性索
    C. 若胚胎细胞的性染色体为XY，则分化为睾丸
    D. 早期的生精小管只含支持细胞和精原细胞
    E. 卵原细胞在胎儿出生前已分化为初级卵母细胞
22. 睾丸发生时，初级性索形成的结构不包括
    A. 生精小管　　B. 直精小管　　C. 白膜
    D. 睾丸网　　E. 支持细胞
23. 睾丸间质细胞来源于
    A. 生殖腺嵴的间充质　　B. 次级性索　　C. 初级性索
    D. 中肾管　　E. 中肾旁管
24. 能分泌抗中肾旁管激素的细胞是
    A. 卵巢的卵原细胞　　B. 卵巢的卵泡细胞　　C. 睾丸的精原细胞
    D. 睾丸的支持细胞　　E. 睾丸的间质细胞
25. 关于睾丸下降的描述错误的是
    A. 生殖腺尾侧有一条由内胚层形成的引带
    B. 引带的一端与阴囊或阴唇相连
    C. 引带随胚体生长而缩短
    D. 人胚胎发育第7～8个月，睾丸下降到阴囊
    E. 当睾丸下降时，腹膜形成鞘突
26. 关于卵巢发生的描述错误的是
    A. 分化比睾丸晚　　B. 初级性索不退化
    C. 卵泡细胞由次级性索分化而来　　D. 卵原细胞由原始生殖细胞分化而来
    E. 出生时卵巢内已无卵原细胞
27. 卵巢的卵泡细胞来自于
    A. 生殖腺嵴深部的间充质　　B. 初级性索　　C. 次级性索
    D. 原始生殖细胞　　E. 卵黄囊内胚层细胞
28. 性未分化时期，胚胎有两套生殖管道，分别是
    A. 中肾小管和中肾管　　B. 中肾管和中肾旁管
    C. 中肾小管和中肾旁管　　D. 中肾管和前肾小管
    E. 前肾小管和中肾旁管
29. 中肾旁管头端开口于
    A. 尿生殖窦后壁　　B. 腹腔　　C. 泄殖腔
    D. 窦结节两侧　　E. 尿囊
30. 与睾丸相邻的中肾小管在男性形成
    A. 生精小管　　B. 睾丸网　　C. 睾丸附件

D．附睾输出小管　　　　　E．附睾管
31．附睾管起源于
　　A．中肾小管　　　　　B．中肾旁管　　　　　C．中肾管
　　D．输尿管芽　　　　　E．生殖腺索
32．输精管起自
　　A．中肾小管　　　　　B．中肾管　　　　　　C．输尿管芽
　　D．生后肾原基　　　　E．尿生殖嵴
33．中肾旁管在女性可发育为
　　A．卵巢冠　　　　　　B．卵巢旁体　　　　　C．输卵管、子宫
　　D．阴道下部　　　　　E．阴道前庭
34．阴道起源于
　　A．内胚层　　　　　　B．中胚层　　　　　　C．外胚层
　　D．内胚层和中胚层　　E．外胚层和中胚层
35．关于尿生殖窦的窦结节，正确的描述是
　　A．是尿生殖窦腹侧壁向外的突起
　　B．是尿囊在尿生殖窦顶部的开口之处
　　C．是中肾管在尿生殖窦两侧壁的开口之处
　　D．是中肾旁管下端突入尿生殖窦背侧壁，在窦腔内形成的隆起
　　E．其表面覆以外胚层
36．先天性腹股沟疝是由于
　　A．睾丸未下降
　　B．鞘膜腔过大
　　C．腹膜腔与睾丸鞘膜腔之间的通道未闭合
　　D．睾丸鞘膜腔未消失
　　E．鞘突发育不良
37．在胚胎性分化时，中肾旁管下段未合并所引起的畸形是
　　A．双输尿管　　　　　B．隐睾症　　　　　　C．阴道闭锁
　　D．半阴阳　　　　　　E．双子宫
38．在胚胎性分化时，由于窦结节未发育成阴道板，或阴道板未成管腔状，或管腔未通，所引起的畸形是
　　A．脐尿瘘　　　　　　B．双输尿管　　　　　C．阴道闭锁
　　D．双子宫　　　　　　E．两性畸形
39．体内有卵巢组织而外生殖器呈间性的畸形，属于
　　A．睾丸女性化综合征　B．女性假两性畸形　　C．男性假两性畸形
　　D．真半阴阳　　　　　E．阴道闭锁

【A2 型题】
40．一位外貌为女性的患者青春期后无月经，腹股沟部有一个包块，应高度怀疑为
　　A．睾丸女性化综合征　B．肾上腺生殖综合征　C．卵巢发育不全
　　D．真两性畸形　　　　E．隐睾

41. 患者，男，40岁，最近1年出现肾区疼痛和血尿，并逐渐加重。体格检查时可触及双侧肾，呈结节状。B超检查肾皮质、髓质布满大量大小不等的液性囊肿；CT显示双肾增大，外形呈分叶状，有多数充满液体的薄壁囊肿。该男子可能患有的疾病及其病因是
   A．多囊肾，集合小管与近端小管未接通
   B．多囊肾，集合小管与远端小管未接通
   C．多囊肾，近端小管与远端小管未接通
   D．多囊肾，集合小管与细段未接通
   E．多囊肾，远端小管与细段未接通

42. 一名男婴生后第5天发现脐孔有一突出的管状物。其管腔与外界相通，有澄清、无残渣、无恶臭的淡黄色液体溢出，液体中无气泡。家长紧急带男婴到当地医院急诊，血象检查患儿白细胞数量正常。该患儿可能的临床诊断是
   A．脐炎　　　　　　　B．脐疝　　　　　　　C．脐粪瘘
   D．脐尿瘘　　　　　　E．肠疝

43. 患儿，男，2岁，家长发现孩子排尿时尿流溅射，不能形成尿线，因此就诊。查体发现尿道口位于阴茎冠状沟的腹侧，呈裂隙状。该患儿的疾病及发病原因是
   A．尿道上裂，左右尿生殖褶愈合不完全
   B．尿道下裂，左右侧尿生殖褶愈合不完全
   C．尿道上裂，左右尿生殖褶未愈合
   D．尿道下裂，左右侧尿生殖褶未愈合
   E．尿道下裂，左右侧阴囊隆起未愈合

44. 患者，女，16岁，一直未出现月经。但是从12岁起开始逐渐出现加重的周期性下腹痛，伴有便秘、尿频或尿潴留。查体发现下腹部包块，并且逐月增大。查体发现处女膜突出而膨胀，膜后呈紫蓝色。经处女膜膨隆处穿刺，可抽出黏稠不凝的深褐色陈旧性血液。该患者所患疾病及病因是
   A．处女膜闭锁，窦结节未形成阴道板　　B．阴道闭锁，窦结节未形成阴道板
   C．处女膜闭锁，处女膜未破裂　　　　　D．阴道闭锁，阴道板未形成管腔
   E．处女膜闭锁，阴道板未形成管腔

45. 患儿，男，5岁，母亲发现他一侧阴囊较另一侧明显增大，平卧时患侧阴囊会变小，无空虚感。直立时，轻轻按压患侧阴囊会有波动感；电筒照后，光线能透过患侧囊肿，阴囊皮肤仍呈鲜红色。该男孩的疾病及病因是
   A．先天性腹股沟疝，导致肠管突入腹膜腔与鞘膜腔之间未闭锁的通道
   B．鞘膜积液伴隐睾，腹膜腔与鞘膜腔之间的通道非常狭窄
   C．先天性腹股沟疝伴隐睾，腹膜腔与鞘膜腔之间的通道未完全闭锁
   D．鞘膜囊肿伴隐睾，腹膜腔与鞘膜腔之间的通道在两侧闭锁，中间形成囊腔
   E．鞘膜积液，腹膜腔与鞘膜腔之间的通道非常狭窄

【B型题】
（46～49题共用备选答案）
　　A．前肾管　　　　　　B．中肾嵴　　　　　　C．中肾管

D．输尿管芽　　　　　　　E．生后肾原基
46．中肾管来源于
47．中肾小管来源于
48．肾盂、肾盏来源于
49．肾小管各段来源于

（50～53题共用备选答案）
　　A．多囊肾　　　　　B．异位肾　　　　　C．马蹄肾
　　D．脐尿瘘　　　　　E．膀胱外翻
50．远曲小管与集合管未接通可导致
51．后肾位置不上升可导致
52．两肾的下端异常融合会形成
53．膀胱顶端与脐之间的脐尿管未闭锁可导致

（54～57题共用备选答案）
　　A．中肾管　　　　　B．中肾小管　　　　C．中肾旁管
　　D．卵黄囊壁的内胚层　E．窦结节
54．原始生殖细胞来源于
55．子宫来源于
56．附睾管上皮来源于
57．附睾输出小管来源于

（58～61题共用备选答案）
　　A．初级性索　　　　B．窦结节　　　　　C．原始生殖细胞
　　D．尿生殖窦　　　　E．次级性索
58．膀胱来源于
59．阴道来源于
60．睾丸支持细胞来源于
61．精原细胞和卵原细胞来源于

【X型题】
62．关于后肾发生的正确描述是
　　A．最早的原基是间介中胚层　　　B．肾单位来自生后肾原基
　　C．集合小管来自输尿管芽　　　　D．开始时位于腰部
　　E．在中肾退化后才开始形成
63．关于生后肾原基正确的是
　　A．来源于生肾索尾端　　　　　　B．受输尿管芽的诱导而产生
　　C．形成肾单位　　　　D．演变成集合小管　　　E．演变为肾被膜
64．尿生殖窦演变为
　　A．膀胱　　　　　　　B．阴道前庭　　　　C．男女尿道

        D．精囊腺　　　　　　　E．阴唇
65．由原始生殖细胞分化形成的细胞是
        A．精原细胞　　　　　　B．卵泡细胞　　　　　　C．卵原细胞
        D．支持细胞　　　　　　E．睾丸间质细胞
66．男性胚胎的中肾管发育为
        A．输精管　　　　　　　B．附睾管　　　　　　　C．输出小管
        D．精囊　　　　　　　　E．睾丸网
67．女性胚胎的中肾旁管发育为
        A．子宫　　　　　　　　B．阴道穹窿部　　　　　C．输卵管
        D．大阴唇　　　　　　　E．阴道前庭

## 二、名词解释

1．尿生殖嵴（urogenital ridge）
2．后肾（metanephros）
3．输尿管芽（ureteric bud）
4．生后肾原基（metanephrogenic blastema）
5．尿生殖窦（urogenital sinus）
6．多囊肾（polycystic kidney）
7．异位肾（ectopic kidney）
8．原始生殖细胞（primordial germ cell）
9．初级性索（primary sex cord）
10．次级性索（secondary sex cord）
11．中肾管（mesonephric duct）
12．中肾旁管（paramesonephric duct）
13．窦结节（sinus tubercle）
14．隐睾（cryptorchidism）
15．两性畸形（hermaphroditism）
16．脐尿管瘘（urachal fistula）
17．尿道下裂（hypospadia）
18．先天性腹股沟斜疝（congenital oblique inguinal hernia）
19．阴道闭锁（vaginal atresia）
20．处女膜闭锁（atresia of hymen）

## 三、问答题

1．试述后肾的发生，并阐明多囊肾形成的原因。
2．试述尿生殖窦的形成及演变。
3．试述性染色体为 XY 的胚胎，其生殖腺的发生与分化。
4．试述卵巢的发生。
5．试述中肾管与中肾旁管的来源、演变。
6．一个出生时外观为男性的婴儿，睾丸不在阴囊中，后被证实均在腹腔中。这种情况

被称为什么？如何解释其发生的原因？

## 参考答案与解析

一、选择题

【A1 型题】

1．D  2．E  3．B  4．C  5．C  6．D  7．D  8．E  9．D  10．D  11．D
12．D  13．D  14．D  15．A  16．D  17．E  18．C  19．A  20．C  21．B
22．C  23．A  24．D  25．A  26．B  27．C  28．B  29．B  30．D  31．C
32．B  33．C  34．D  35．A  36．C  37．E  38．C  39．B

【A2 型题】

40．A  41．B  42．D  43．B  44．C  45．E

【B 型题】

46．A  47．B  48．D  49．E  50．A  51．B  52．C  53．D  54．D  55．C
56．A  57．B  58．D  59．B  60．A  61．C

【X 型题】

62．ABC  63．ABCE  64．ABC  65．AC  66．ABD  67．ABC

解析：

1．人胚发育第 4 周时，间介中胚层逐渐与体节分离，形成左右两条纵行的索状结构，为生肾索。

2．生肾索的组织增生，渐从体壁凸向体腔形成一对纵行隆起，称为尿生殖嵴，是发生肾、生殖腺及生殖管道的原基。

3．当前肾小管尚未完全退化消失时，横向排列的中肾小管就在其尾侧的中肾嵴内发生。中肾小管的内侧端膨大并凹陷成双层杯状的肾小囊，背主动脉的毛细血管伸入肾小囊，共同组成肾小体；外侧端通入头尾走行的前肾管，而不是开口于体腔。

4．后肾起源于输尿管芽和生后肾原基两个部分。输尿管芽是中肾管末端近泄殖腔处向背外侧长出的盲管；生后肾原基是人胚尾端生肾索的中胚层。

5．后肾将演变成人体永久肾，其发生的原始位置较低，后来随着输尿管芽的伸展，以及胚体的生长，逐渐上升至腰部，同时，肾门亦由原来朝向腹侧转至朝向内侧。

6．输尿管芽尾端形成输尿管，头端反复分支形成肾盂、肾盏和集合小管。集合小管末端诱导生肾索尾端中胚层即生后肾原基形成肾单位。

7．远端小管由生后肾原基演变而来。

8．生后肾原基在集合小管诱导下，逐渐分化成"S"形小管，一端与集合小管盲端连通，另一端膨大凹陷成肾小囊，并与肾动脉的毛细血管共同组成肾小体，"S"形小管延伸形成肾小管各段。

9．弓形集合小管是由输尿管芽演变而来的。

10．泌尿小管包括肾小管各段和集合小管系，而前者由生后肾原基演变，后者由输尿管芽演变，其连接处位于远端小管曲部与弓形集合小管之间。

11．泄殖腔被尿直肠隔分隔为原始直肠和尿生殖窦，所以尿直肠隔位于尿生殖窦和直肠之间。

12．尿生殖窦分3段：上段宽大，发育为膀胱；中段在男性发育为尿道的前列腺部和膜部，在女性发育为尿道；下段在女性扩大为阴道前庭，在男性发育为尿道海绵体的大部分。

15．因集合管与远端小管未接通，使肾小管内尿液积聚，肾皮质内出现大小不等的囊肿，称为多囊肾。

17．脐尿管瘘是尿囊（或脐尿管）未闭锁引起的先天畸形，在膀胱顶端与脐之间形成瘘管。

18．原始生殖细胞是卵黄囊内胚层迁移出的一些大圆形细胞，于人胚发育第6周迁移到初级性索内。

19．只有当机体存在睾丸决定因子（TDF）时，未分化生殖腺才向睾丸方向发育。正常情况下，TDF的基因存于Y染色体的短臂上。

20．生殖腺嵴的表面上皮增生呈索状伸入上皮下方的间充质，形成初级性索。

21．卵泡细胞起源于次级性索。

22．睾丸发生时，初级性索与表面上皮分离，伸入生殖腺的深部，形成细长弯曲的生精小管，末端发育成直精小管和睾丸网；白膜则由表面上皮与生精小管之间的间充质形成。

23．生精小管之间的间充质分化为睾丸间质和间质细胞。

24．胚胎时睾丸支持细胞分泌抗中肾旁管激素，使得中肾旁管退化。

25．引带是生殖腺尾侧的中胚层形成的纵索。

26．卵巢发生较晚，约在人胚发育第7周，早期形成的初级性索退化，由表面上皮形成新的细胞索，称为次级性索，分散于卵巢皮质内。次级性索分隔成许多圆形的细胞团，即原始卵泡。卵泡中央有卵原细胞，由原始生殖细胞分化，出生前均分化为初级卵母细胞；卵泡周围是一层卵泡细胞，由次级性索细胞分化。

28．性未分化时期，胚胎有两套生殖管道，即中肾管和中肾旁管。

29．中肾旁管由中肾嵴的上皮内陷卷折而成，头端开口于腹腔，上段与中肾管平行，下段合并成一条管。

30．若生殖腺分化为睾丸，在睾丸间质细胞分泌的雄激素作用下，邻近睾丸的中肾小管保留分化形成附睾的输出小管，其余大部分退化。

31．中肾管头端发育成弯曲的附睾管，中段变直形成输精管，尾端形成射精管和精囊。

33．若生殖腺分化为卵巢，中肾旁管则继续发育，上段形成输卵管，下段愈合发育形成子宫和阴道穹窿部。

34．来自中胚层的中肾旁管下段合并后，突入尿生殖窦背侧壁的窦结节处的内胚层组织，增生形成阴道板。

35．窦结节是中肾旁管尾侧盲端突入尿生殖窦背侧壁，在窦腔内形成的一个小隆起。

36．由于鞘膜腔与腹腔之间的通道未闭锁，当腹压增高时，肠经腹股沟管降入鞘膜腔。

37．中肾旁管下段未愈合形成双子宫畸形。

38．窦结节未发育成阴道板，或阴道板未成管状或管腔未通，则形成阴道闭锁畸形。

39．假两性畸形即患者只有一种生殖腺。如有睾丸，但外生殖器呈间性，称为男性假两性畸形。如有卵巢，外生殖器呈间性，称为女性假两性畸形。

40．腹股沟处的包块考虑为未降入阴囊的睾丸，即隐睾，但是单纯隐睾患者，外貌应为男性。因此患者最可能是睾丸女性化综合征，其生殖腺为睾丸（核型46,XY），能产生正常量的雄激素，因靶细胞缺乏雄激素受体，雄激素不能产生效应，外貌呈女性。由于患者的睾丸支持细胞产生抗中肾旁管激素，使中肾旁管退化，即女性生殖管道不发育，因此青春期后没有月经。

41．多囊肾是泌尿系统较常见的一种先天性疾病，常因集合管与远端小管未接通，使肾小管内尿液积聚，肾皮质内出现大小不等的囊肿。与B超和CT检查结果吻合。

42．管腔与外界相通，排除了脐疝和肠疝。血象检查白细胞数量正常，溢出液体无恶臭，排除脐炎。溢出液体澄清、无残渣、无气泡，排除脐粪瘘。故D正确。

43．因左右尿生殖褶未能或未完全在正中愈合，造成阴茎腹侧面有尿道开口，称为尿道下裂。男童尿道口位于阴茎冠状沟腹侧，靠近阴茎头端，为左右尿生殖褶不完全愈合所致。

44．由于窦结节未形成阴道板，或因阴道板未形成管腔，即上皮增生将管腔阻塞后未开通，造成阴道闭锁。有的仅为处女膜未穿通，外观不见阴道，称为处女膜闭锁。该患者的临床表现提示处女膜闭锁，故C正确。

45．当睾丸下降至阴囊后，腹腔与睾丸鞘膜腔间的通道没有闭合或未完全闭合，当腹压增大时，部分肠管可突入睾丸鞘膜腔或腹股沟管，形成腹股沟斜疝。电筒照射，光线可透过阴囊，说明阴囊内无肠管，排除先天性腹股沟斜疝。患侧阴囊无空虚感，排除隐睾。平卧时，患侧阴囊会变小，排除鞘膜囊肿。故E正确。

51．后肾原始位置较低，后来随着输尿管芽的伸展的以及胚体的生长，逐渐上升至腰部，若不上升，可致肾的位置异常，即异位肾。

52．马蹄肾是两肾的下端异常融合所致的。

53．膀胱顶端与脐之间的脐尿管未闭锁，可导致脐尿瘘。

62．后肾发生的原始位置较低，后来逐渐上升至腰部，在中肾退化过程中就开始形成，因此D、E选项不正确。

63．集合小管由输尿管芽演变而来。

64．尿生殖窦分3段：上段宽大，发育为膀胱；中段在男性发育为尿道的前列腺部和膜部，在女性发育为尿道；下段在女性扩大为阴道前庭，在男性发育为尿道海绵体的大部分。精囊和阴唇分别来源于中肾管和尿生殖褶。

65．精原细胞和卵原细胞源自原始生殖细胞。

66．男性胚胎的中肾管头端发育成弯曲的附睾管，中段变直形成输精管，尾端形成射精管和精囊。输出小管由中肾小管发育而成，睾丸网则是由初级性索演变形成的。

67．中肾旁管上段形成输卵管，下段愈合发育形成子宫和阴道穹窿部。阴道前庭源于尿生殖窦；大阴唇则源于阴唇隆起。

## 二、名词解释

1．尿生殖嵴（urogenital ridge）：人胚4周初，间介中胚层逐渐与体节分离，形成左右两条纵行的索状结构，称为生肾索。生肾索的组织增生，渐从体壁凸向体腔形成一对纵行的隆起，称为尿生殖嵴，是肾、生殖腺及生殖管道的原基。

2．后肾（metanephros）：是人的永久肾，起源于输尿管芽和生后肾原基，其中，输尿管芽形成输尿管、肾盂、肾盏和集合小管。生后肾原基在邻近的集合小管诱导下分化形成肾单位的肾小囊和肾小管，生后肾原基的外周部分分化为肾被膜。

3．输尿管芽（ureteric bud）：输尿管芽是中肾管末端近泄殖腔处向背外侧长出的盲管，逐渐演变为输尿管、肾盂、肾盏和集合小管。集合小管诱导生后肾原基形成肾单位。

4．生后肾原基（metanephrogenic blastema）：生后肾原基是人胚尾端生肾索的中胚层。生后肾原基在输尿管芽诱导下，分化形成肾小体和肾小管，其外周部分分化成肾的被膜和肾间质。

5．尿生殖窦（urogenital sinus）：后肠末端膨大部分称为泄殖腔。人胚发育第 4～7 周，泄殖腔被尿直肠隔分为背侧的原始直肠和腹侧的尿生殖窦。尿生殖窦将演变为膀胱、尿道、女性阴道前庭或男性前列腺等。

6．多囊肾（polycystic kidney）：多囊肾是泌尿系统较常见的一种先天性疾病，常因集合管与远端小管未接通，使肾小管内尿液积聚，肾皮质内出现大小不等的囊肿。

7．异位肾（ectopic kidney）：肾在发生过程中，位置会自盆腔上升至腰部，若上升过程受阻，未达到正常位置，就称为异位肾。

8．原始生殖细胞（primordial germ cell）：人胚发育第 3～4 周，卵黄囊尾端近尿囊处的内胚层内，出现许多大圆形的细胞，称为原始生殖细胞。原始生殖细胞分化形成精原细胞和卵原细胞。

9．初级性索（primary sex cord）：生殖腺嵴的表面上皮增生呈索状伸入上皮下方的间充质内，形成初级性索。若胚胎细胞的性染色体为 XY，在 Y 染色体短臂的睾丸决定因子作用下，初级性索与表面上皮分离，伸入生殖腺的深部，形成生精小管、直精小管和睾丸网。若无 Y 染色体，则早期的初级性索退化。

10．次级性索（secondary sex cord）：卵巢内的原始卵泡来源于次级性索。若胚胎细胞的性染色体为 XX，则早期形成的初级性索退化，由生殖腺嵴表面上皮形成新的细胞索，即次级性索。次级性索分散于卵巢皮质内，分隔成许多圆形的细胞团，即原始卵泡。卵泡周围的卵泡细胞是由次级性索细胞分化来的。

11．中肾管（mesonephric duct）：人胚发育时，第 14～28 体节外侧的中肾嵴内，从头侧至尾侧相继发生许多横行小管，称为中肾小管。其外侧与向尾侧延伸的前肾管连接，于是前肾管改为中肾管，演变为男性的排精管道。

12．中肾旁管（paramesonephric duct）：中肾旁管是人胚发育第 6 周时，由体腔上皮内陷卷褶而成的。头端开口于体腔；上段与中肾管平行，位于中肾管外侧；中段弯向内侧，下段则左右两侧并拢愈合。男性胚胎的中肾旁管退化，女性则演化为输卵管和子宫。

13．窦结节（sinus tubercle）：窦结节是中肾旁管尾侧盲端突入尿生殖窦背侧壁，在窦腔内形成的一个小隆起，在男性退化消失，在女性形成阴道的下 2/3。

14．隐睾（cryptorchidism）：睾丸未下降至阴囊称为隐睾。未下降的睾丸可停留在腹腔内，也可停留在腹股沟管内；可为单侧，也可为双侧。若双侧睾丸均位于腹腔，因腹腔温度高而影响精子发生，可导致男性不育。

15．两性畸形（hermaphroditism）：又称为半阴阳，是因为性分化异常导致的性别畸形，患者外生殖器常介于男女两性之间，可分真两性畸形、男性假两性畸形和女性假两性畸形。

16．脐尿管瘘（urachal fistula）：脐尿管瘘是尿囊（或脐尿管）未闭锁引起的先天性畸形，在膀胱顶端与脐之间形成瘘管，胎儿出生后，尿液可经此瘘管从脐部漏出。

17．尿道下裂（hypospadia）：因左右尿生殖褶未能或未完全在正中愈合，造成阴茎腹侧面有尿道开口。

18．先天性腹股沟斜疝（congenital oblique inguinal hernia）：多见于男性。当睾丸下降至阴囊后，腹腔与睾丸鞘膜腔间的通道没有闭合或未完全闭合，当腹压增大时，部分肠管可突入睾丸鞘膜腔或腹股沟管，形成腹股沟斜疝。

19．阴道闭锁（vaginal atresia）：由于窦结节未形成阴道板，或因阴道板未形成管腔，即上皮增生将管腔阻塞后未开通，造成阴道闭锁。

20．处女膜闭锁（atresia of hymen）：阴道板末端形成的处女膜未穿通，外观不见阴道。

### 三、问答题

1．试述后肾的发生，并阐明多囊肾形成的原因。

答：后肾在人胚发育第5周开始发生，起源于输尿管芽和生后肾原基。输尿管芽是中肾管末端近泄殖腔处长出的盲管，沿胚体的背侧向头侧生长并延伸，形成输尿管。输尿管芽的头端膨大并反复分支，演变为肾盂、肾盏和集合小管。集合小管的末端呈"T"形分支，诱导邻近人胚尾端生肾索的中胚层组织，即生后肾原基分化形成肾单位。每个集合小管的分支末端诱导生后肾原基呈帽状增生，附于集合小管分支的盲端，并逐渐分化形成"S"形弯曲小管，一端与集合小管的盲端连接，另一端膨大凹陷形成肾小囊并与深入囊内的毛细血管球共同组成肾小体。"S"形小管生长延长形成肾小管各段，与肾小体组成肾单位。生后肾原基的外周部分分化成肾的被膜和肾间质。多囊肾的成因有两种观点：①由于集合小管发育异常，管腔阻塞，使肾单位产生的尿液不能排出，积在肾小管内；②由于集合小管与远端小管未接通，使肾小管内尿液积聚。多囊肾可造成肾功能障碍。

2．试述尿生殖窦的形成及演变。

答：尿生殖窦源于泄殖腔，即后肠末端的膨大部分。人胚发育第7周，尿囊与后肠之间的间充质增生，形成尿直肠隔，将泄殖腔分为腹侧的尿生殖窦和背侧的直肠，泄殖腔膜也被分隔为尿生殖窦膜和肛膜。尿生殖窦分为3段：上段宽大，发育为膀胱，其顶端的尿囊退化为纤维索；中段狭窄呈管状，在男性，发育为尿道的前列腺部和膜部，在女性发育为尿道；下段在男性形成尿道海绵体大部，在女性扩大为阴道前庭。

3．试述性染色体为XY的胚胎，其生殖腺的发生与分化。

答：生殖腺的分化包括性未分化和性分化两个阶段。①生殖腺性未分化阶段：人胚发育第3～4周，卵黄囊尾端靠近尿囊基部的内胚层内出现许多大圆形的原始生殖细胞，自第4周起，这些细胞以变形运动经后肠的背系膜向生殖嵴迁移并陆续进入生殖嵴。生殖嵴的表面上皮伸向间充质内，部分原始生殖细胞迁入，共同构成初级性索。②性分化阶段，性染色体为XY的胚胎，正常情况未分化生殖腺向睾丸方向发育，这是因为Y染色体的短臂上存在编码TDF的基因。当胚胎性染色体为XY时，由于存在TDF，在其作用下，于人胚发育第7～8周，初级性索进一步生长发育为睾丸索，并在近门部互相连成睾丸网。在人胚胎发育第4个月时，睾丸索分化成长袢状，进一步分化形成细长弯曲的生精小管，末端发育成直精小管。自胎儿期起，一直到青春期，生精小管是无管腔的细胞索，由来自原始生殖细胞的精原细胞与来自初级性索上皮的支持细胞构成。生精小管之间是间充质分化来的睾丸间质细胞。

4．试述卵巢的发生。

答：胚胎的性染色体为XX时，由于不存在TDF，生殖腺则分化为卵巢。在第7周，含有原始生殖细胞的表面上皮增生,向深层间充质内又长出许多含有原始生殖细胞的上皮索,称为次级性索。而原来的初级性索则逐渐退化消失。约在第16周,次级性索与表面上皮脱离,成为一个个细胞团,即原始卵泡。卵泡中央是原始生殖细胞分化来的卵原细胞,周围是表面上皮分化来的一层扁平的卵泡细胞,其外为间充质分化来的膜细胞。卵原细胞在胎儿期进行旺盛的有丝分裂,出生前所有卵原细胞均分化为初级卵母细胞。

5. 试述中肾管与中肾旁管的来源、演变。

答:继前肾之后,中肾嵴相继形成许多横行的中肾小管,其外侧端与向尾侧延伸的前肾管通连后,前肾管即改称为中肾管。在男性,中肾管在睾丸间质细胞产生的雄激素的作用下发育,头侧弯曲形成附睾管,中段变直形成输精管,尾端形成射精管和精囊。在女性,中肾管退化。中肾旁管:由中肾嵴的上皮内陷卷折而成,头端开口于腹腔,上段与中肾管平行,下段合并成一条管,尾端为盲端,伸到尿生殖窦的背侧壁,在窦腔内形成一个隆起,称为窦结节。在男性,中肾旁管在睾丸支持细胞产生的抗中肾旁管的作用下退化;在女性,中肾旁管上段和中段形成输尿管,下段愈合发育形成子宫和阴道穹窿部。

6. 一个出生时外观为男性的婴儿,睾丸不在阴囊中,后被证实在腹腔中。这种情况被称为什么?如何解释其发生的原因?

答:这种情况称为隐睾。睾丸形成时位于后腹壁上方,随着胎儿的发育位置逐渐下降。在睾丸的尾端到阴唇、阴囊隆起之间有一条由中胚层形成的索状的结构,称为引带。由于胚体迅速增长,而引带相对缩短,导致睾丸下降,人胚胎发育第3个月时到达盆腔,以后继续下降,人胚胎发育第7～8个月时,正常情况下可下降到阴囊内。但有些时候,睾丸未下降,而是滞留于腹腔或腹股沟,就形成了隐睾。双侧隐睾的危害是可以导致患者成年后的生精异常。

(李树蕾)

# 第二十六章 心血管系统的发生

一、选择题

【A1 型题】

1. 造血干细胞最早起源于
    A．卵黄囊壁胚外内胚层　　B．绒毛膜胚外中胚层　　C．羊膜胚外中胚层
    D．卵黄囊壁胚外中胚层　　E．体蒂

2. 先天性心血管畸形大部分发生在人胚发育的
    A．第 3～8 周　　B．第 2～3 个月　　C．第 3～6 个月
    D．第 6～9 个月　　E．第 9 个月以后

3. 原始心发生于
    A．脊索腹侧的胚内中胚层　　B．口咽膜前方的脏壁中胚层
    C．原始胸腔内的脏壁中胚层　　D．口咽膜头端两侧的内胚层
    E．喉气管沟腹面的胚内中胚层

4. 以下关于心管发生的描述错误的是
    A．口咽膜前方的外胚层增生，形成两条纵行的生心索
    B．生心索背侧出现围心腔，生心索形成一对原始心管
    C．原来位于口咽膜前方的围心腔和生心索转到前肠的腹侧
    D．围心腔由原始心管的背侧转到腹侧
    E．左、右心管逐渐融合成一条心管

5. 胚胎最早具有功能的系统是
    A．消化系统　　B．心血管系统　　C．呼吸系统
    D．泌尿系统　　E．神经系统

6. 早期心管出现 3 个膨大，由头端至尾端依次为
    A．动脉干、心室和静脉窦　　B．动脉干、心室和心房　　C．心球、心室和心房
    D．心房、心室和心球　　E．心球、心房和心室

7. 以下关于心外形的演变描述错误的是
    A．心管的头端经动脉囊与弓动脉相连
    B．心管的尾端早期位于原始横隔内
    C．心管弯曲形成凸向左、腹侧的"U"形球室襻
    D．心房移向心室左后上方，并向两侧膨出

251

E．心房与心室之间缩窄形成房室管
8．心内膜垫位于
　　A．动脉囊　　　　　　　　B．心室　　　　　　　　C．心房
　　D．房室管　　　　　　　　E．静脉窦
9．胎儿的右心房大部分来源于
　　A．原始肺静脉　　　　　　B．原始心房　　　　　　C．右肺静脉
　　D．静脉窦右角　　　　　　E．腔静脉
10．静脉窦左角逐渐退化，其近端形成成人的
　　A．冠状动脉　　　　　　　B．下腔静脉　　　　　　C．上腔静脉
　　D．冠状窦　　　　　　　　E．动脉导管
11．心球近侧段参与形成心的
　　A．肺动脉干　　　　　　　B．主动脉　　　　　　　C．右心室
　　D．左心室　　　　　　　　E．右心房
12．心房分隔时，第Ⅰ房间孔的封闭是由于
　　A．第Ⅰ房间隔与第Ⅱ房间隔融合　　B．第Ⅰ房间隔与动脉干嵴融合
　　C．第Ⅱ房间隔与心内膜垫融合　　　D．第Ⅰ房间隔与心内膜垫融合
　　E．第Ⅱ房间隔与心球嵴融合
13．心房在胚胎时期的分隔状态是
　　A．左、右心房不完全分隔，右心房血液始终可流入左心房
　　B．左、右心房不完全分隔，左心房血液始终可流入右心房
　　C．至胚胎末期，心房基本分隔完毕，左、右心房血液已不交通
　　D．至胚胎末期，心房已分隔，血液只能从右心室经室间孔入左心室
　　E．至胚胎末期，心房已分隔，血液只能从右心房经房室孔入右心室
14．卵圆孔的封闭是由于以下哪两种结构融合而成的
　　A．第Ⅰ房间隔与心内膜垫　　　　　B．第Ⅱ房间隔与心内膜垫
　　C．第Ⅰ房间隔与第Ⅱ房间隔　　　　D．第Ⅱ房间隔与动脉干嵴
　　E．第Ⅰ房间隔与心球嵴
15．出生前，胚胎左、右心房相通的孔是
　　A．第Ⅰ房间孔　　　　　　B．房室孔　　　　　　　C．卵圆孔
　　D．第Ⅱ房间孔　　　　　　E．室间孔
16．以下关于心房分隔的描述错误的是
　　A．从心房顶部背侧壁正中线发生第Ⅰ房间隔，此隔与心内膜垫之间的孔为第Ⅰ房间孔
　　B．第Ⅰ房间孔封闭前，在第Ⅰ房间隔上部又出现第Ⅱ房间孔
　　C．在第Ⅰ房间隔左侧出现较厚的第Ⅱ房间隔
　　D．第Ⅱ房间隔下方保留卵圆孔
　　E．第Ⅰ房间隔的下部恰好遮盖卵圆孔
17．以下关于心室分隔的描述错误的是
　　A．在心室侧壁处形成室间隔肌部
　　B．室间隔肌部与心内膜垫之间有室间孔

C．室间孔由室间隔膜部封闭

D．出生前，左、右心室完全分隔

E．室间隔包括室间隔肌部和膜部

18．主动脉肺动脉隔可分隔
   A．左、右肺动脉　　　　B．肺动脉干和主动脉　　C．心房和静脉窦
   D．心室和主动脉　　　　E．心房和心室

19．胎儿血液循环中，含氧量最高的血液存在于
   A．主动脉　　　　　　　B．肺静脉　　　　　　　C．脐动脉
   D．脐静脉　　　　　　　E．动脉导管

20．以下关于胎儿出生后心血管系统变化的描述错误的是
   A．右心房血压下降　　　B．左心房血压升高　　　C．肺循环血流量增多
   D．卵圆孔关闭　　　　　E．动脉导管开放

21．以下关于胎儿血液循环的描述错误的是
   A．脐动脉血经静脉导管注入下腔静脉
   B．下腔静脉血是混合血
   C．下腔静脉血进入右心房，大部分经卵圆孔入左心房
   D．下腔静脉中少量血液与上腔静脉中的血液混合入右心室
   E．肺动脉血液的大部分经动脉导管注入降主动脉

22．胎儿出生后，脐动脉闭锁形成
   A．肝圆韧带　　　　　　B．动脉韧带　　　　　　C．静脉韧带
   D．脐正中韧带　　　　　E．脐内侧韧带

23．胎儿出生后，脐静脉闭锁形成
   A．肝圆韧带　　　　　　B．动脉韧带　　　　　　C．静脉韧带
   D．脐正中韧带　　　　　E．脐内侧韧带

24．胎儿出生后血液循环发生变化的主要原因是
   A．动脉导管的闭锁　　　B．静脉导管的闭锁　　　C．卵圆孔的关闭
   D．左、右心房不再相通　E．胎盘血液循环中断和肺开始呼吸

25．关于胎儿心脏内压力的说法正确的是
   A．左心房内压力低于右心房　　　　B．左心房内压力高于右心房
   C．左、右心房压力相近　　　　　　D．右心室压力最低
   E．左、右心室压力相近

26．下列有关永存动脉干的描述错误的是
   A．是由于主动脉肺动脉隔未能正常发生，导致动脉干不能分隔
   B．单一的动脉干骑跨在左、右心室之上，常伴发室间隔缺损
   C．左、右心室血液均可进入动脉干
   D．入肺血量降低
   E．体循环血液的含氧量低

27．形成法洛四联症的最主要原因是
   A．右心室肥大　　　　　B．室间隔膜部缺损　　　C．主动脉骑跨
   D．肺动脉狭窄　　　　　E．主动脉肺动脉隔偏位

28. 卵圆孔在结构上闭锁的时间是
   A. 胎儿即将分娩前　　　　B. 胎儿分娩后　　　　C. 出生后1岁左右
   D. 出生后2岁左右　　　　E. 出生后3岁左右

【A2型题】

29. 患儿，男，3岁，面色苍白、乏力，活动后气促，生长发育迟缓。胸骨左缘第2～3肋间有收缩期杂音。胸部X线检查显示右心房、右心室明显增大，肺野血管纹理增粗。心导管检查显示心房水平由左至右血液分流。这些表现提示为
   A. 房间隔缺损　　　　B. 室间隔缺损　　　　C. 法洛四联症
   D. 动脉导管未闭　　　E. 肺动脉狭窄

30. 患儿，男，4岁，发育较差，口唇发绀，平时喜蹲。胸骨左缘第2～4肋间可闻及收缩期杂音，杵状指。心电图示右心室肥大，胸部X线片示心脏呈靴形。超声心动图显示主动脉根部骑跨在室间隔上，来自左、右心室的血流射向主动脉根部；右心室肥厚。此患者最可能的疾病为
   A. 房间隔缺损　　　　B. 室间隔缺损　　　　C. 动脉导管未闭
   D. 法洛四联症　　　　E. 肺动脉狭窄

31. 患者，女，23岁，活动后出现胸闷、气短1个月。查体：血压、呼吸、心率正常，心律齐，胸骨左缘第2肋间可闻及6/6级连续性机械样杂音。超声心动图示：动脉导管未闭（管型），左心增大。该患者可发生的血流动力学改变主要为
   A. 体循环血流量增加，肺循环血流量减少
   B. 肺循环血流量增加，体循环血流量减少
   C. 体循环、肺循环血流量正常
   D. 双向分流
   E. 右向左分流

32. 患儿，男，2岁，出生时因"感冒"就诊，入院查体时发现口唇不发绀，胸骨左缘第2～4肋间可闻及2～3/6级杂音，超声检查提示室间隔缺损。室间隔缺损最常见的发生原因是
   A. 心内膜垫或心球嵴发育不良　　　B. 室间隔肌部发育不良
   C. 动脉球嵴发育不良　　　　　　　D. 主动脉肺动脉隔直行
   E. 卵圆孔瓣过小

33. 患者，女，孕26周，超声心动图显示胎儿左、右心房与左、右心室连接一致，室间隔连续完整，主动脉发自右心室，肺动脉干发自左心室。诊断为大动脉转位。胚胎的主动脉和肺动脉干来自于
   A. 动脉囊的分隔　　　　B. 动脉干和心球的分隔　　　　C. 心球的分隔
   D. 第4对弓动脉的分隔　E. 第6对弓动脉的分隔

【B型题】

(34～38题共用备选答案)
   A. 第Ⅰ房间孔　　　　B. 第Ⅱ房间孔　　　　C. 卵圆孔
   D. 房室孔　　　　　　E. 室间孔

34．第Ⅱ房间隔封闭的孔是
35．第Ⅱ房间隔形成的孔是
36．第Ⅰ房间隔与心内膜垫之间形成的孔是
37．法洛四联症中未封闭的孔是
38．背、腹侧心内膜垫融合形成的孔是

（39～43题共用备选答案）
A．房间隔缺损　　　　B．心内膜垫　　　　C．第Ⅱ房间隔
D．室间隔缺损　　　　E．法洛四联症
39．房室管壁的心内膜下组织增生形成
40．覆盖第Ⅱ房间孔的是
41．动脉干分隔不均形成
42．第Ⅰ房间隔与心内膜垫未融合形成
43．室间孔未封闭形成

【X型题】
44．下列有关动脉干、心球分隔的描述正确的是
A．动脉干、心球的心内膜下组织局部增生，形成两条球嵴
B．两条球嵴平行向下延伸
C．两条球嵴对向生长融合，将动脉干和心球分隔为升主动脉和肺动脉干
D．肺动脉干通连第4对弓动脉
E．主动脉通连第6对弓动脉
45．参与心房分隔的结构有
A．第Ⅰ房间隔　　　　B．心内膜垫　　　　C．动脉干嵴
D．第Ⅱ房间隔　　　　E．心球嵴
46．参与心室分隔的结构有
A．心内膜垫　　　　　B．第Ⅱ房间隔　　　C．室间隔肌部
D．心球嵴　　　　　　E．动脉球嵴
47．胎儿血液循环的特点是
A．动、静脉血液严格分流　　　B．肺动脉血液可流入主动脉
C．右心房血液可直接流入左心房　D．脐动脉内血液含氧量高
E．左心房血液流入左心室
48．法洛四联症的畸形包括
A．右心室肥大　　　　B．肺动脉狭窄　　　C．主动脉骑跨
D．室间隔膜部缺损　　E．房间隔缺损

二、名词解释

1．血岛（blood island）
2．生心索（cardiogenic cord）
3．房室管心内膜垫（endocardial cushion of atrioventricular canal）

4. 卵圆孔（foramen ovale）
5. 室间隔（interventricular septum）
6. 房间隔缺损（atrial septal defect）
7. 法洛四联症（tetralogy of Fallot）

### 三、问答题

1. 试述心房内部分隔过程及相关先天畸形的发生机制。
2. 试述心室内部分隔过程及相关先天畸形的发生原因。
3. 试述心球和动脉干的分隔过程及常见先天畸形的原因。
4. 试述胎儿血液循环的特点及出生后的变化。

## 参考答案与解析

### 一、选择题

**【A1 型题】**
1. D  2. A  3. B  4. A  5. B  6. C  7. C  8. D  9. D  10. D  11. C
12. D  13. A  14. C  15. C  16. C  17. A  18. B  19. D  20. E  21. A
22. E  23. A  24. E  25. A  26. D  27. E  28. C

**【A2 型题】**
29. A  30. D  31. B  32. A  33. B

**【B 型题】**
34. B  35. C  36. A  37. E  38. D  39. B  40. C  41. E  42. A  43. D

**【X 型题】**
44. AC  45. ABD  46. ACD  47. BCE  48. ABCD

### 解析：

1. 人胚发育第 15～16 天，卵黄囊壁的胚外中胚层间充质细胞聚集形成血岛，血岛中央的游离细胞分化为造血干细胞。

2. 原始心在胚胎发育第 3 周开始形成，约于第 3 周末开始有循环作用，到第 8 周心内部分隔基本完成。如果在这一时期心脏发育障碍，即可造成先天性心脏病。

3. 原始心发生于胚盘头端、口咽膜前方脏壁中胚层的生心区。

4. 人胚发育第 18～19 天，围心腔出现，位于生心索背侧。围心腔腹侧的脏壁中胚层细胞形成两条纵行的生心索。生心索内出现腔隙，形成两条心管。由于胚体头端向腹侧卷折，位于口咽膜头侧的心管和围心腔转到了咽腹侧、口咽膜尾端，原来在心管背侧的围心腔转到心管腹侧。由于胚体侧褶发生，两条心管逐渐向中线靠拢，融合为一条心管。

5. 心血管系统发生最早，人胚发育第 3 周末时，胚开始血液循环，是最早执行功能的系统。

6. 早期心管出现 3 个膨大，由头端至尾端依次为心球、心室和心房。

7. 心管发生过程中，其头端经动脉囊与弓动脉相连，尾端固定于原始横隔内。心球和心室部的生长速度又较快，因此心球和心室弯曲形成凸向右、腹和尾侧的"U"形球室袢。不久，心房离开原始横隔，移向心室头端背侧，并偏左，且向两侧膨出，房室之间形成缩窄的房室管。

8．人胚发育第4周末，房室管背侧壁和腹侧壁的心内膜下组织增生，各形成一个隆起，分别称为背侧和腹侧心内膜垫。

9．人胚发育第7～8周，静脉窦右角并入右心房，成为永久性右心房的光滑部。

10．静脉窦左角逐渐退化，其近端形成冠状窦。

11．心球近侧段并入心室，成为原始右心室，原来的心室成为原始左心室。

12．在心内膜垫发生的同时，心房背侧壁正中线上长出第Ⅰ房间隔，此隔向心内膜垫方向生长，下方留有一孔，称为第Ⅰ房间孔。第Ⅰ房间隔与心内膜垫融合，封闭了第Ⅰ房间孔。

13．约在人胚5周时，在心房顶部背侧壁上长出第Ⅱ房间隔。此隔与心内膜垫之间留有第Ⅱ房间孔。在第Ⅰ房间孔封闭之前，于第Ⅰ房间隔上部又发生第Ⅱ房间孔，故左、右心房始终能相通。同时，在第Ⅰ房间隔的右侧又发生第Ⅱ房间隔，遮盖第Ⅱ房间孔。第Ⅱ房间隔下方留有卵圆孔。第Ⅰ房间隔恰好在左侧覆盖卵圆孔，故可起到卵圆孔的瓣膜作用。心房分隔时，左、右心房之间始终有孔存在，而且由于胎儿的肺不呼吸，造成右心房血压大于左心房，因此在胎儿期，右心房的血液始终可流入左心房。

14．出生后，左心房压力增高，使第Ⅰ、第Ⅱ房间隔相贴愈合，关闭卵圆孔。

15．见第13题解析。胎儿期，心房第Ⅰ房间孔已封闭，第Ⅱ房间孔由第Ⅱ房间隔遮盖，但卵圆孔仍保留。由于右心房血压大于左心房，因此出生前右心房的血液可经卵圆孔流入左心房。

16．见第13题解析。第Ⅱ房间隔在第Ⅰ房间隔右侧形成。

17．人胚发育第4周末，在心室底壁近心尖处，形成室间隔肌部，其上缘与心内膜垫之间留有一孔，为室间孔。于人胚发育第7周末，室间孔由室间隔膜部封闭，左、右心室完全分隔。因此，室间隔分为室间隔肌部和膜部。

18．人胚发育第5周时，心球嵴和动脉干嵴形成并在中线融合，形成一条螺旋状走行的隔，称为主动脉肺动脉隔，将动脉干和心球分隔成肺动脉干和升主动脉。

19．胎儿血液循环中，由胎盘来的含氧量高、营养丰富的动脉血经脐静脉进入胚体。

20．胎儿出生后，由于肺开始呼吸，肺循环血流量增大，左心房压力增高。同时由于脐带剪断后胎盘血液循环停止，右心房压力降低。因此，左心房压力高于右心房，导致卵圆孔关闭。肺动脉血不再向主动脉分流，则动脉导管闭锁成为动脉韧带。

21．来自胎盘的含氧量高和营养物质丰富的动脉血经脐静脉（而不是经脐动脉）进入胚体后，部分经静脉导管、部分经肝血窦后均流入下腔静脉。下腔静脉还收集来自下肢和盆、腹腔的静脉血，因此下腔静脉血是含氧和营养物质较高的混合血，进入右心房后，少量与上腔静脉血混合，注入右心室；大部分下腔静脉血经卵圆孔进入左心房。胎儿肺无呼吸功能，仅少量肺动脉血入肺，90%以上的肺动脉血经动脉导管注入降主动脉。

22．脐动脉大部分闭锁形成脐内侧韧带。

23．脐静脉闭锁形成由脐部至肝的肝圆韧带。

24．见第20题解析。

25．由于胎儿肺不呼吸，故进入肺动脉内的血液大部分经动脉导管进入主动脉，只有少部分的血液回流入肺，所以左心房内压力低于右心房。

26．永存动脉干是由于主动脉肺动脉隔未能正常发生，导致动脉干不能分隔形成升主动脉和肺动脉干，表现为单一的动脉干骑跨在左、右心室之上，常伴发室间隔缺损。左、右心室血液均可进入动脉干，肺动脉直接与动脉干相连，因此入肺血量增加，可导致肺动脉高压。同时体循环血液的含氧量低，患儿表现为发绀。

27．法洛四联症的最主要原因是主动脉肺动脉隔向肺动脉侧偏位，引起肺动脉狭窄、室间隔缺损、主动脉骑跨，造成右心室肥大。

28．出生后1岁左右，卵圆孔在结构上闭锁。

29．出生后由于左心房的压力较右心房的压力高，房间隔缺损将产生在心房水平的"左向右分流"，从而导致右心房、右心室、肺循环血量增多，而左心室、体循环血流量减少。

30．法洛四联症的临床表现主要为发绀、呼吸困难，常伴蹲踞。患儿发育较差，有杵状指。心脏听诊胸骨左缘第2~3肋间有收缩期吹风样喷射性杂音。辅助检查：X线检查典型患者心脏阴影呈靴状，心尖翘起。心脏可无明显增大，或以右心室增大为主；心电图示右心室肥大和劳损。依据超声心动图可确诊。

31．动脉导管未闭使肺动脉与主动脉相通，主动脉血液分流入肺动脉，肺循环血流量增加，体循环血流量减少。

32．室间隔缺损分为膜部缺损和肌部缺损两种。以室间隔膜部缺损较常见，由于心内膜垫或心球嵴发育不良，在室间隔膜部形成时不能与室间隔肌部融合所致。

33．主动脉肺动脉隔将动脉干和心球分隔为肺动脉干和升主动脉。

34．第Ⅱ房间隔发生于第Ⅰ房间隔的右侧，遮盖了第Ⅱ房间孔。

35．第Ⅱ房间隔下方留有卵圆孔。

36．第Ⅰ房间隔与心内膜垫之间留有第Ⅰ房间孔。

37．法洛四联症的缺陷包括室间隔缺损，因此，未封闭的孔为室间孔。

38．背、腹侧心内膜垫融合，将房室管分隔为左、右房室孔。

39．房室管背侧壁和腹侧壁心内膜下组织增生形成背侧和腹侧心内膜垫。

40．见第34题解析。

41．法洛四联症的发生原因是动脉干分隔不均。

42．第Ⅰ房间隔与心内膜垫未融合可造成房间隔缺损。

43．室间孔未封闭形成室间隔缺损。

44．人胚发育第5周，动脉干和心球的心内膜下组织局部增生，形成两条球嵴。两条嵴呈螺旋状走行而非平行，两者形成后对向生长融合，将动脉干和心球分隔为升主动脉和肺动脉干。肺动脉干通连第6对弓动脉，主动脉通连第4对弓动脉。

45．参与心房分隔的结构有第Ⅰ房间隔、第Ⅱ房间隔和心内膜垫。动脉球嵴、心球嵴和室间隔肌部参与动脉干和心球分隔以及室间隔膜部的形成，而不参与房间隔的形成。

46．参与心室分隔的结构有室间隔肌部和膜部。室间隔膜部由左、右心球嵴与室间隔肌部和心内膜垫融合而成。第Ⅱ房间隔参与心房分隔，动脉球嵴参与分隔肺动脉干和升主动脉。

47．见第21题解析。下腔静脉收集混合血，因此动、静脉血液并未严格分流；脐静脉含氧量高，而不是脐动脉。右心房血液大部分进入左心房，与肺静脉来的少量血液混合后进入左心室。

48．法洛四联症的缺损包括右心室肥大、肺动脉狭窄、主动脉骑跨和室间隔膜部缺损，不包括房间隔缺损。

## 二、名词解释

1．血岛（blood island）：人胚发育第 15～16 天，卵黄囊壁的胚外中胚层细胞聚集成细胞团，称为血岛。血岛内出现裂隙，裂隙中央的细胞分化为造血干细胞，周围的细胞分化为血管内皮细胞，内皮细胞围成原始血管。因此血岛是原始血管和原始血细胞的原基。

2．生心索（cardiogenic cord）：心发生于生心区，此区位于胚盘头端、口咽膜前方的脏壁中胚层中。人胚发育第 18～19 天，生心区的中胚层内出现围心腔，围心腔腹侧脏壁中胚层细胞密集，形成前后纵行、左右并列的一对生心索。生心索是心发生的原基，以后生心索逐渐形成一对原始心管。

3．房室管心内膜垫（endocardial cushion of atrioventricular canal）：在人胚发育第 4 周末，房室管的心内膜下组织增生形成背侧和腹侧的心内膜垫，两者对向生长并靠拢融合，将房室管分隔为左、右房室孔。心内膜垫与第 Ⅰ 房间隔融合，封闭第 Ⅰ 房间孔；与左、右心球嵴及室间隔肌部共同形成室间隔膜部，封闭室间孔。

4．卵圆孔（foramen ovale）：人胚发育第 5 周末，在第 Ⅰ 房间隔右侧长出一个较厚的镰状隔膜，称为第 Ⅱ 房间隔，该隔向心内膜垫延伸，在其下方保留的卵圆形孔称为卵圆孔，第 Ⅰ 房间隔恰好在第 Ⅱ 房间隔的左侧覆盖于卵圆孔上，称为卵圆孔瓣。出生前，右心房的血液可推开卵圆孔瓣流入左心房，左心房血液由于卵圆孔瓣的存在不能流入右心房。出生后，左心房压力增高，使两个房间隔相贴愈合，关闭卵圆孔。

5．室间隔（interventricular septum）：是分隔原始心室的结构，包括室间隔肌部和室间隔膜部。人胚发育第 4 周末，在心室底壁近心尖处，形成半月形的室间隔肌部，此隔上缘与心内膜垫之间留有室间孔。于人胚发育第 7 周末，左、右心球嵴对向生长融合并向下延伸，与室间隔肌部的游离缘以及心内膜垫融合，形成室间隔膜部，封闭了室间孔。

6．房间隔缺损（atrial septal defect）：多表现为卵圆孔未闭，原因很多：①第 Ⅰ 房间隔过度吸收，导致形成的卵圆孔瓣过小，不能遮盖卵圆孔。②卵圆孔瓣上有穿孔。③第 Ⅱ 房间隔发育不全，致使卵圆孔过大，正常发育的第 Ⅰ 房间隔形成的卵圆孔瓣不能完全遮盖卵圆孔。④第 Ⅰ 房间隔过度吸收，同时第 Ⅱ 房间隔形成大的卵圆孔。此外，心内膜垫发育不全，第 Ⅰ 房间隔不能与其融合，也可造成房间隔缺损。

7．法洛四联症（tetralogy of Fallot）：是一种典型而常见的心脏畸形，包括 4 种缺陷，即肺动脉狭窄、室间隔膜部缺损、主动脉骑跨和右心室肥大。这种畸形多由于动脉干分隔不均，引起肺动脉狭窄和室间隔缺损，粗大的主动脉骑跨在室间隔膜部缺损处。由于肺动脉狭窄，右心室排血受阻，导致其代偿性肥大。

## 三、问答题

1．试述心房内部分隔过程及相关先天畸形的发生机制。

答：在人胚发育第 4 周末，原始心房顶部背侧壁的正中线处发生一个镰状薄膜，称为第 Ⅰ 房间隔，它向心内膜垫方向生长，其游离缘与心内膜垫之间留有一个孔，称为第 Ⅰ 房间孔。第 Ⅰ 房间隔与心内膜垫融合后，封闭该孔。在此孔封闭前，第 Ⅰ 房间隔的上部中央又形成一个孔，称为第 Ⅱ 房间孔。第 5 周末，在第 Ⅰ 房间隔右侧又长出一个较厚的镰状隔膜，称为第Ⅱ房间隔，该隔也向心内膜垫生长，并遮盖第Ⅱ房间孔。在第Ⅱ房间隔下方保留的卵圆形孔称为卵圆孔。第Ⅰ房间隔恰好在左侧遮盖卵圆孔，成为卵圆孔瓣。出生前，由于右心房内压力高于左心房，故下腔静脉进入右心房的血液大部分经卵圆孔进入左心房，而左心房的血液由于卵圆孔瓣的存在不能倒流入右心房。出生后，肺循环建立，左心房内压力大于右心房，致使第Ⅰ房间隔和第Ⅱ房间隔紧密相贴愈合，关闭卵圆孔，使左、右心房完全分隔。心房分隔过程中常见的畸形是房间隔缺损，房间隔缺损最常见的是卵圆孔未闭，原因很多：①第Ⅰ房间隔过度吸收，导致形成的卵圆孔瓣过小，不能遮盖卵圆孔。②卵圆孔瓣上有穿孔。③第Ⅱ房间隔发育不全，致使卵圆孔过大，正常发育的第Ⅰ房间隔形成的卵圆孔瓣不能完全遮盖卵圆孔。④第Ⅰ房间隔过度吸收，同时第Ⅱ房间隔形成大的卵圆孔。此外，心内膜垫发育不全，第Ⅰ房间隔不能与其融合，也可造成房间隔缺损。

2．试述心室内部分隔过程及相关先天畸形的发生原因。

答：人胚发育第4周末，在心室底壁近心尖处，形成半月形肌性隔膜，称为室间隔肌部，此隔向心内膜垫方向生长，其上缘与心内膜垫之间留有一个孔，称为室间孔。于第7周末，左、右心球嵴对向生长融合并向下延伸，与室间隔肌部的游离缘以及心内膜垫融合，形成室间隔膜部，封闭了室间孔。常见的先天畸形是室间隔缺损，分为室间隔膜部缺损和室间隔肌部缺损。以前者较为常见，多由于心内膜垫或心球嵴发育不良，不能与室间隔肌部融合所致。肌性室间隔缺损较为少见，是由于肌性室间隔形成时心肌膜组织过度吸收所致，过度吸收形成的孔可见于室间隔的任何部位，使左、右心室相通。

3．试述心球和动脉干的分隔过程及常见先天畸形的原因。

答：人胚发育第5周时，动脉干和心球内膜下组织增生，形成两条相对的嵴，分别称为心球嵴和动脉干嵴，两条嵴在中线融合形成一条螺旋状走行的隔，称为主动脉肺动脉隔。此隔将动脉干和心球分隔成肺动脉干和升主动脉。以后心球并入心室，故肺动脉干与右心室相通，主动脉与左心室相通。主动脉、肺动脉干起始处的内膜形成半月瓣。常见的先天畸形是法洛四联症，包括4种缺陷：肺动脉狭窄、室间隔膜部缺损、主动脉骑跨和右心室肥大。这种畸形多由于动脉干分隔不均，引起肺动脉狭窄和室间隔缺损，粗大的主动脉骑跨在室间隔膜部缺损处。由于肺动脉狭窄，右心室排血受阻，导致其代偿性肥大。

4．试述胎儿血液循环的特点及出生后的变化。

答：胎儿血液循环特点：①胎儿有通向胎盘的两条脐动脉和一条脐静脉，脐动脉将胎儿的静脉血运送至胎盘，经物质交换后，又经脐静脉将动脉血送回胚体内；②肝内有一条连接脐静脉和下腔静脉的静脉导管，使一部分动脉血进入下腔静脉；③房间隔上有卵圆孔，使下腔静脉来的动脉血可以由右心房直接流向左心房，然后注入主动脉；④肺动脉和主动脉之间有一条动脉导管相连，使大部分静脉血进入降主动脉。胎儿出生后，其血液循环的变化：①脐静脉闭锁，成为由脐部至肝的肝圆韧带，脐动脉大部分闭锁成为脐内侧韧带，仅近侧段保留成为膀胱上动脉。②肝的静脉导管闭锁，成为静脉韧带。③胎儿出生后，脐静脉闭锁，从下腔静脉注入右心房的血液减少，右心房压力减少，同时肺开始呼吸，肺静脉回心血量增多，左心房内压力高于右心房，使第Ⅰ房间隔和第Ⅱ房间隔紧密相贴愈合，卵圆孔封闭形成卵圆窝，左、右心房血液不再相通。④由于肺呼吸后，肺循环血流量增大，肺动脉血不再向主动脉分流，动脉导管闭锁成为动脉韧带。

（杨艳萍）

# 第二十七章 神经系统的发生

一、选择题

【A1 型题】

1. 神经系统起源于
   A．内胚层　　　　　　　B．中胚层　　　　　　　C．神经外胚层
   D．表面外胚层　　　　　E．胚外中胚层

2. 神经管是发生中枢神经系统的原基，人胚第 4 周由神经沟闭合而成，诱导神经管发生的结构是
   A．脊索　　　　　　　　B．原条　　　　　　　　C．原结
   D．体节　　　　　　　　E．神经沟

3. 中枢神经系统发生的原基为
   A．神经管　　　　　　　B．神经嵴　　　　　　　C．神经节
   D．神经褶　　　　　　　E．神经沟

4. 周围神经系统发生的原基为
   A．神经管　　　　　　　B．神经嵴　　　　　　　C．神经节
   D．神经褶　　　　　　　E．神经沟

5. 关于神经管的分化错误的是
   A．在脊索诱导下由神经外胚层形成
   B．分化为神经节和周围神经
   C．在神经管形成过程中神经褶边缘的细胞游离形成神经嵴
   D．前神经孔未闭形成无脑儿
   E．神经管分化为脑和脊髓

6. 关于套层错误的是
   A．由成神经细胞和成胶质细胞构成
   B．套层增厚形成背侧的翼板和腹侧的基板
   C．神经管尾段套层分化为脊髓灰质
   D．端脑套层中的大部分细胞迁至外表面形成大脑白质
   E．端脑套层中的小部分细胞聚集成团，形成神经核

7. 关于脊髓发生的描述错误的是
   A．边缘层分化为白质　　　　　　　B．基板分化为脊髓灰质的前角

C. 翼板分化为脊髓灰质的后角　　　　D. 翼板分化为侧角

E. 基板和翼板之间形成脊髓灰质的侧角

8. 胚胎3个月后，脊柱增长速度快于脊髓，使得脊髓位置相对上移，出生前脊髓下端的位置为

A. 与第1腰椎平齐　　　B. 与第2腰椎平齐　　　C. 与第3腰椎平齐

D. 与第4腰椎平齐　　　E. 与第5腰椎平齐

9. 胚胎第4周末，神经管头段扩大发育为脑，从头至尾依次形成的3个膨大是

A. 菱脑泡、中脑泡、前脑泡　　　　B. 中脑泡、菱脑泡、前脑泡

C. 前脑泡、菱脑泡、中脑泡　　　　D. 前脑泡、中脑泡、菱脑泡

E. 菱脑泡、前脑泡、中脑泡

10. 关于脑泡演变的描述错误的是

A. 前脑泡形成端脑和间脑　　B. 菱脑泡形成小脑和脊髓　　C. 末脑演变为延髓

D. 中脑泡演变为中脑　　　　E. 后脑演变为脑桥和小脑

11. 关于小脑的发生错误的是

A. 起源于后脑两侧翼板背侧部

B. 边缘层发育为小脑白质

C. 套层成神经细胞分化为分子层、浦肯野细胞层和颗粒层

D. 套层分化为小脑髓质

E. 7月龄胎儿具有成年小脑形态

12. 不是神经嵴来源的细胞是

A. 脑神经节细胞　　　　B. 施万细胞　　　　C. 卫星细胞

D. 室管膜细胞　　　　　E. 脊神经节细胞

13. 神经嵴演化所形成的结构是

A. 脑神经节、肾上腺嗜铬细胞　　　B. 脊神经节、小脑

C. 脑神经节、垂体　　　　　　　　D. 脊神经节、髓核

E. 肾上腺的皮质

14. 交感神经节由

A. 颈段神经嵴的细胞迁移而成　　　B. 胸段神经嵴的细胞迁移而成

C. 腰段神经嵴的细胞迁移而成　　　D. 骶段神经嵴的细胞迁移而成

E. 脑泡的成神经细胞迁移而成

15. 关于垂体的发生错误的是

A. 由神经垂体芽和拉特克囊共同发育形成

B. 腺垂体来自拉特克囊

C. 神经垂体来源于神经垂体芽

D. 拉特克囊由原始口凹顶部的外胚层上皮凹陷形成

E. 由神经管分化而成

16. 关于神经垂体芽的描述正确的是

A. 是末脑底部的一漏斗状突起　　　B. 是腺垂体的原基

C. 起源于神经外胚层　　　　　　　D. 起始部变细形成神经垂体

E. 其远端膨大形成漏斗柄

17. 关于拉特克囊的描述错误的是
    A. 来源于口凹底部的外胚层上皮
    B. 来源于口凹顶部的外胚层上皮
    C. 于胚胎第4周开始形成
    D. 为腺垂体的原基
    E. 与神经垂体芽协同形成垂体

18. 以下对肾上腺发生的描述错误的是
    A. 皮质来自肠系膜根部与发育中的生殖腺嵴之间的中胚层
    B. 髓质的嗜铬细胞由神经嵴细胞分化而成
    C. 髓质的交感神经节细胞由神经嵴细胞分化而成
    D. 到出生时可以分清皮质3个带
    E. 到出生时只见球状带和束状带

19. 神经管缺陷是神经管闭合不全引起的一类严重影响胎儿大脑和脊髓发育的先天畸形，包括无脑儿、脑膨出、脑脊膜膨出、脊髓裂、脊柱裂等，用B超可对胎儿神经管发育异常进行产前诊断。后神经孔未闭合引发的畸形是
    A. 无脑儿
    B. 脊髓裂
    C. 脑膨出
    D. 露脑
    E. 脑积水

20. 可分化为肾上腺的胚层是
    A. 内胚层和外胚层
    B. 内胚层和中胚层
    C. 中胚层和外胚层
    D. 内胚层
    E. 中胚层

【A2型题】

21. 患者，女，38岁，孕30周产检，B超检查显示胎儿头颅光环完整连续，双顶径8.2 cm，颅内可见明显液性暗区，内部回声均匀，颅内结构明显缩小。诊断为先天性脑积水，除下列哪种因素外，均有可能引起该疾病
    A. 脑室系统发育障碍
    B. 拉特克囊组织残留
    C. 中脑导水管狭窄
    D. 室间孔狭窄
    E. 脑脊液生成和吸收平衡失调

22. 患者，女，28岁，孕18周产检，B超检查显示胎儿头部探查未见明显颅骨光环，可见双眼眶及下颌回声，呈明显"蛙头"征，该患儿先天畸形因何结构发育异常所致
    A. 前神经孔
    B. 后神经孔
    C. 神经嵴
    D. 生殖腺嵴
    E. 拉特克囊

23. 患者，女，27岁，孕1产0，孕15周产前超声筛查发现胎儿脊椎椎体异常，胸椎上段排列紊乱，腰及骶尾椎椎板及棘突缺如，背部皮肤不连续，并见35 mm×8 mm囊状凸起，椎管内脊髓圆锥上移，位于T9～T10水平，T1～T3椎体缺如。诊断为胎儿开放性脊柱裂伴T1～T3椎体缺如。该疾病的形成原因是
    A. 第1鳃沟闭合不全
    B. 后神经孔未闭合
    C. 动脉导管未闭合
    D. 前神经孔未闭合
    E. 脐腔未闭合

24. 患儿，男，系第3胎第2产，孕38周出生，其母产前未产检，生后无呼吸，心搏微弱，皮肤青紫，颅骨穹隆缺如，覆盖颅骨皮肤缺如，头顶平坦，颅脑比例失调，眼球突出，低位耳，颈短，呈"蛙样"面容，颈段脊髓外翻，可见红色肉芽面，生后2 min死亡。诊断为无脑儿伴脊柱裂，该患儿畸形发生的主要原因是缺乏

A. 碘 　　　　　　　B. 叶酸 　　　　　　C. 钙
D. 锌 　　　　　　　E. 铁

25. 患者，女，48 岁，2 个月前无明显诱因出现头痛，几天前疼痛加重。入院体格检查神经系统无明显异常，头颅增强扫描磁共振成像（MRI）示：鞍上见一不规则囊性肿物，边界清，大小约 16 mm×16 mm×22 mm，病变向下压迫垂体，向上达第三脑室底，垂体柄显示不清。诊断为拉特克囊瘤。该疾病主要由于
A. 脑室系统发育障碍　　B. 颅咽管未退化　　C. 第 5 鳃弓未退化
D. 脊索未退化　　　　　E. 神经嵴细胞迁移障碍

【B 型题】

(26 ~ 30 题共用备选答案)
A. 端脑 　　　　　　B. 后脑 　　　　　　C. 套层
D. 边缘层 　　　　　E. 神经嵴

26. 大脑半球来源于
27. 小脑来源于
28. 脑、脊神经节来源于
29. 脊髓白质来源于
30. 大脑皮质来源于

(31 ~ 35 题共用备选答案)
A. 腺垂体 　　　　　B. 神经垂体 　　　　C. 肾上腺皮质
D. 肾上腺髓质细胞 　E. 松果体

31. 肠系膜根部与生殖腺嵴之间的中胚层表面上皮演变成
32. 神经嵴的细胞迁移，并入肾上腺分化成
33. 间脑底部向下凹陷形成的神经垂体芽将演变为
34. 间脑顶部向背侧突出的一个囊最终形成
35. 原始口凹顶部的拉特克囊演变成

(36 ~ 40 题共用备选答案)
A. 无脑畸形 　　　　B. 隐性脊柱裂 　　　　C. 脊髓裂
D. 脑积水 　　　　　E. 脑膜膨出和脑膜脑膨出

36. 多位于腰骶部，患处皮肤表面有毛发，脊髓、脊膜和神经根均正常，此为
37. 后神经孔未闭使神经组织暴露于体表，此为
38. 由脑室系统发育障碍、脑脊液生成和吸收失去平衡所致的是
39. 前神经孔未闭导致的先天畸形是
40. 多位于枕部，无脑畸形常伴有颅顶骨发育不全，这时出现

【X 型题】

41. 神经管管壁早期分化形成哪三层
A. 小脑皮质 　　　　B. 基底膜层 　　　　C. 套层

D．边缘层　　　　　　　　E．室管膜层
42．神经管管壁的套层分化为
　　A．脊髓灰质　　　　　　B．大脑皮质　　　　　　C．小脑白质
　　D．脊髓白质　　　　　　E．神经节
43．神经孔未闭合所致的先天畸形有
　　A．无脑儿　　　　　　　B．脊髓裂　　　　　　　C．畸胎瘤
　　D．脑瘫　　　　　　　　E．脑积水
44．套层的成神经细胞迁移到边缘层表面形成小脑皮质的
　　A．分子层　　　　　　　B．颗粒层　　　　　　　C．浦肯野细胞层
　　D．小脑白质　　　　　　E．锥体细胞层
45．神经嵴细胞分化形成
　　A．卫星细胞　　　　　　　　　　　B．施万细胞
　　C．肾上腺髓质的嗜铬细胞　　　　　D．朗格汉斯细胞　　　E．神经节细胞
46．脑积水形成的原因是
　　A．中脑导水管狭窄　　　　　　　　B．室间孔狭窄
　　C．脑脊液生成和吸收平衡失调　　　D．颅骨发育不全
　　E．中枢神经系统感染

## 二、名词解释

1．神经管（neural tube）
2．神经上皮（neuroepithelium）
3．套层（mantle layer）
4．边缘层（marginal layer）
5．室管膜层（ependymal layer）
6．前正中裂（anterior median fissure）
7．后正中隔（posterior median septum）
8．拉特克囊（Rathke pouch）
9．神经垂体芽（neurophypophyseal bud）
10．脊髓裂（myeloschisis）
11．无脑畸形（anencephaly）
12．脑积水（hydrocephalus）

## 三、问答题

1．试述脊髓的发生。
2．试述脑外形和内部结构的发育。
3．试述肾上腺的形成。

## 参考答案与解析

### 一、选择题

**【A1 型题】**

1. C  2. A  3. A  4. B  5. B  6. D  7. D  8. C  9. D  10. B  11. D
12. D  13. A  14. B  15. E  16. C  17. A  18. D  19. B  20. C

**【A2 型题】**

21. B  22. A  23. B  24. B. 25. B

**【B 型题】**

26. A  27. B  28. E  29. D  30. C  31. C  32. D  33. B  34. E  35. A
36. B  37. C  38. D  39. A  40. E

**【X 型题】**

41. CDE  42. AB  43. AB  44. ABC  45. ABCE  46. ABC

### 解析：

1. 神经系统起源于胚盘中轴外胚层的神经外胚层，即构成神经板的这部分外胚层；表面外胚层在其背侧愈合，分化为皮肤表皮及附属器等。

2. 人胚第3周初，脊索诱导其背侧中线的外胚层沿其长轴凹陷并闭合形成神经管。

3. 神经系统起源于神经外胚层，由神经管和神经嵴分化而成，神经管分化为中枢神经系统，神经嵴分化为周围神经系统和肾上腺髓质等。

5. 神经管是中枢神经系统的原基，头段分化为脑，尾段分化为脊髓，同时还分化为神经垂体和松果体等；神经节和周围神经是周围神经系统，其原基为神经嵴。

6. 端脑套层中的大部分细胞迁至外表面，形成大脑皮质，大脑白（髓）质由边缘层分化形成。

7. 基板分化出运动神经元，形成脊髓灰质的前角，翼板分化出感觉神经元，形成脊髓灰质的后角，若干成神经细胞聚集于基板和翼板之间形成脊髓灰质的侧角。

8. 胚胎3个月后，脊柱增长速度快于脊髓，使得脊髓位置相对上移，出生前脊髓下端与第3腰椎平齐。

9. 胚胎第4周末，神经管头段扩大形成3个膨大即脑泡，由前向后依次为前脑泡、中脑泡和菱脑泡。

10. 前脑泡的头端向两侧膨大形成两个端脑，发育为大脑两个半球，而前脑泡的尾端形成间脑；中脑泡演变成中脑；菱脑泡演变为后脑和末脑，后脑演变为脑桥和小脑，末脑演变为延髓。

11. 小脑起源于后脑两侧翼板背侧部的菱唇，套层的部分成神经细胞迁移到边缘层表面形成小脑皮质，分化为小脑皮质的分子层、浦肯野细胞层、颗粒层，白质（髓质）由边缘层发育而成。

12. 脑神经节细胞、脊神经节细胞、施万细胞、卫星细胞都是周围神经系统构成细胞，由神经嵴细胞分化而成；室管膜细胞来源于神经管管壁的室管膜层，而不是神经嵴。

13. 神经嵴细胞向两侧迁移，分列于神经管的背外侧，分化为脑神经节和脊神经节；在人胚发育到第6周时，神经嵴细胞迁移到肾上腺皮质下方，分化为嗜铬细胞。

14．位于胸段的神经嵴，部分细胞迁至背主动脉的背外侧，形成两列节段性排列的神经节，即交感神经节。

15．垂体由两个截然不同的原基共同发育而成，神经垂体来自于神经外胚层形成的神经垂体芽，腺垂体来自于外胚层上皮形成的拉特克囊。

16．神经垂体芽是间脑底部的神经外胚层向腹侧（拉特克囊方向）凹陷形成的漏斗状突起。

17．拉特克囊来源于口凹顶的外胚层上皮，而不是口凹底的外胚层上皮。

18．胎儿出生时肾上腺皮质仅见球状带和束状带，到了3岁才出现网状带。

19．后神经孔未闭形成脊髓裂。

20．肾上腺髓质来自外胚层，皮质来自中胚层。

21．脑积水是一种颅内脑脊液异常增多的先天畸形，多由脑室系统发育障碍、脑脊液的生成和吸收失衡所致。患者常见头围明显扩大、颅骨和脑组织变薄。

22．人胚发育第4周，前、后神经孔应完全闭合，如果失去脊索的诱导或者受到环境致畸因子等影响，导致神经孔不能闭合，则出现脑和脊髓发育异常，前神经孔未闭合形成无脑畸形。患者大脑缺失，常出现典型的"蛙样"面容。

23．神经管与其背侧覆盖的表面外胚层在闭合过程中出现异常，称神经管闭合不全，多发生于神经管两端，如发生在尾端，后神经孔未闭合，则脊柱出现裂口，形成脊柱裂。

24．无脑儿和脊柱裂是常见的神经管畸形，孕前和孕早期叶酸缺乏是临床上神经管缺陷的常见原因。

25．胚胎发育第4周，拉特克囊形成，为原始口凹顶部的外胚层上皮在间脑底壁外凸而成的囊性突起，与原始口腔相连处的管道为颅咽管，颅咽管封闭，若未退化则形成拉特克（Rathke）囊。

26．第5周时，前脑泡的头端向两侧膨大，形成左右端脑，之后演变为两大脑半球。

27．菱脑泡的头端演变为后脑，之后演变为脑桥和小脑。

28．神经嵴是周围神经系统的原基，包括脑、脊神经节和周围神经。

29．神经管尾段发育为脊髓，套层分化为灰质，边缘层分化为白质。

30．大脑皮质由端脑套层细胞迁移和分化而成。

31．肾上腺皮质发生于肠系膜根部与生殖腺嵴之间的中胚层表面上皮。

32．神经嵴的细胞迁移，并入肾上腺皮质下方，绝大部分分化为髓质的嗜铬细胞。

33．神经垂体来源于间脑底部向下凹陷形成的神经垂体芽。

34．间脑顶部向背侧突出一个囊，囊壁细胞增生，囊腔消失，形成实质性的松果体。

35．腺垂体来源于原始口凹顶部外胚层形成的拉特克囊。

36．隐性脊柱裂，多位于腰部，患处皮肤表面有毛发，脊髓、脊膜和神经根均正常。

37．脊髓裂由于后神经孔未闭使神经组织暴露于体表形成。

38．脑积水是由于脑室系统发育障碍，脑脊液生成和吸收失去平衡所致。

39．前神经孔未闭，导致无脑畸形。

40．无脑畸形常伴有颅顶骨发育不全，称为露脑；由于颅骨发育不全，也可出现脑膜膨出和脑膜脑膨出，多位于枕部。

41．当神经管形成后，管壁变为假复层柱状上皮，上皮的基膜较厚，称为外界膜。神经上皮细胞不断分裂增殖，部分细胞迁移至神经上皮的外周，成为成神经细胞，神经上皮细胞又分化出成神经胶质细胞,也迁至神经上皮的外周。于是,在神经上皮的外周由成神经细胞和成神经胶质细胞构成一层新细胞层,称为套层。原来的神经上皮停止分化,变成一层立方形或矮柱状细胞,称为室管膜层。套层细胞的突起增长伸至套层外周形成一层新的结构,称为边缘层。

42．神经管管壁的套层分化为脑皮质、脊髓灰质、神经核,边缘层分化为脑髓(白)质和脊髓白质。

43．胚胎第4周时,前、后神经孔相继闭合,若前神经孔未闭合,则会形成无脑畸形,后神经孔未闭合形成脊髓裂。畸胎瘤是因为胚胎时期生殖细胞分化异常导致。

44．后脑两侧翼板套层的成神经细胞迁移到边缘层表面形成小脑皮质的分子层、浦肯野细胞层、颗粒层;边缘层发育成小脑白质。

45．神经嵴细胞分化为周围神经系统的神经节细胞、施万细胞和卫星细胞,以及肾上腺髓质的嗜铬细胞。

46．脑积水多由脑室系统发育障碍、脑脊液生成和吸收失去平衡所致,以中脑导水管和室间孔狭窄或闭锁最常见。

## 二、名词解释

1．神经管(neural tube):在脊索诱导下,其背侧的外胚层增厚,形成神经板,神经板中央沿长轴凹陷为神经沟,沟两侧隆起成神经褶,褶在神经沟中段愈合并向头尾延伸成管状,称为神经管。神经管为中枢神经系统原基,将分化为脑、脊髓、神经垂体和松果体等。

2．神经上皮(neuroepithelium):神经管形成后,管壁演变为假复层柱状上皮,称神经上皮,神经上皮细胞不断分裂增殖,先后分化为成神经细胞和成神经胶质细胞。神经上皮将分化为神经组织。

3．套层(mantle layer):在神经管形成后,神经上皮细胞不断分裂增殖,先后形成成神经细胞和成神经胶质细胞,迁移至神经上皮的外周,形成一层新的细胞层,称为套层。套层将分化为脊髓灰质和脑皮质等。

4．边缘层(marginal layer):在神经管形成套层之后,套层中的成神经细胞长出的突起伸至套层外周,同时少量成神经胶质细胞分化的星形胶质细胞和少突胶质细胞也迁入其中,形成一层新的结构,称为边缘层。边缘层将分化为脊髓白质和脑白质等。

5．室管膜层(ependymal layer):当神经管神经上皮停止分化后,上皮由假复层柱状上皮变成了一层立方形或矮柱状细胞,称为室管膜层。室管膜层将分化为脊髓室管膜。

6．前正中裂(anterior median fissure):在脊髓形成过程中,套层细胞增生,使腹侧增厚形成基板,之后细胞继续增多,左、右两基板之间出现一条纵沟,称为前正中裂。

7．后正中隔(posterior median septum):在脊髓形成过程中,套层细胞增生,使背侧增厚形成翼板,之后细胞继续增多,左、右两翼板增大向内侧推移并在中线愈合,愈合处形成一个隔膜,称为后正中隔。

8．拉特克囊(Rathke pouch):起源于口咽膜前方,口凹顶的外胚层上皮向背侧(间脑底壁)外突,形成一个囊状突起,称为拉特克囊。拉特克囊为腺垂体的原基。

9．神经垂体芽(neurophypophyseal bud):间脑底部的神经外胚层向腹侧朝拉特克囊方向形成的一漏斗状突起,即神经垂体芽。神经垂体芽为神经垂体的原基,其远端膨大形成神经垂体,起始部变细形成漏斗柄。

10. 脊髓裂（myeloschisis）：这是早期发育过程中，后神经孔未闭所引起的一种神经系统的常见畸形，常伴有相应节段的脊柱裂。临床体征主要有背侧出现裂沟或皮肤囊袋。

11. 无脑畸形（anencephaly）：这是早期发育过程中，前神经孔未闭所引起的一种神经系统的常见畸形，常伴有颅顶骨发育不全。临床体征主要为胎儿脑大部分暴露于颅外。

12. 脑积水（hydrocephalus）：是一种比较多见的先天畸形，多由脑室系统发育障碍、脑脊液生成和吸收失去平衡所致，以中脑导水管和室间孔狭窄或闭锁最常见。临床体征主要为胎儿头部特别大。

### 三、问答题

1．试述脊髓的发生。

答：脊髓由神经管的下段分化形成。后神经孔闭合后，尾段神经管管腔形成脊髓中央管，该段神经管套层分化为脊髓灰质，边缘层分化为脊髓白质。套层中成神经细胞和成神经胶质细胞迅速增殖，于腹侧壁增厚形成基板，逐渐分化为脊髓前角；套层的背侧壁增厚形成的翼板逐渐分化为脊髓后角；左右两基板向腹侧突出，于两者之间出现前正中裂，位于脊髓的腹侧正中，左右两翼板增大，向内侧推移并在中线愈合，愈合处形成后正中隔。套层的若干成神经细胞聚集于基板和翼板之间形成脊髓侧角。边缘层逐渐分化为脊髓的白质。

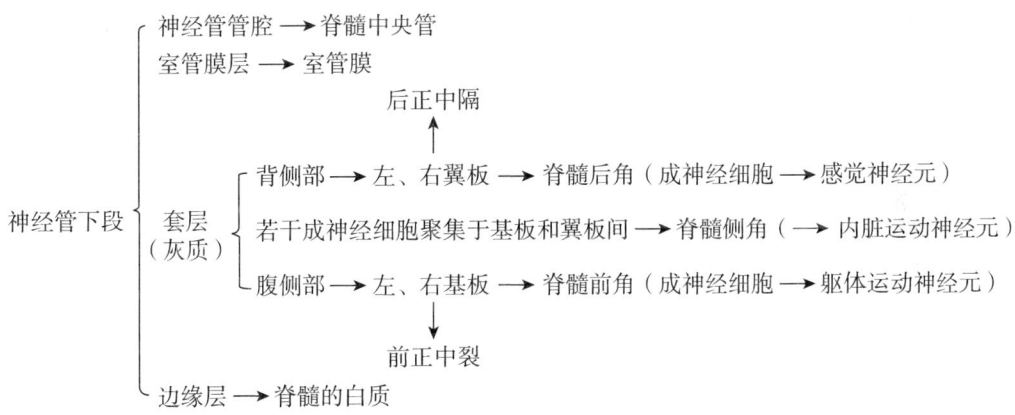

胚胎发育早期，脊髓与脊柱等长，其下端达脊柱的尾骨，第3个月后，脊柱增长比脊髓快，脊髓的位置相对上移。至胎儿出生前，脊髓下端与第3腰椎平齐，仅以终丝与尾骨相连。

2．试述脑外形和内部结构的发育。

答：神经管的头段发育成脑。

（1）脑外形的建立：神经管头段扩大为3个脑泡，由前向后分别为前脑泡、中脑泡、菱脑泡，其管壁和管腔分别演化为大脑各部位的组织和脑室。前脑泡的头端向两侧膨大形成端脑，并逐渐发育成大脑半球，尾端逐渐形成间脑；中脑泡形成中脑；菱脑泡的头端后脑形成脑桥和小脑，尾端末脑形成延髓。

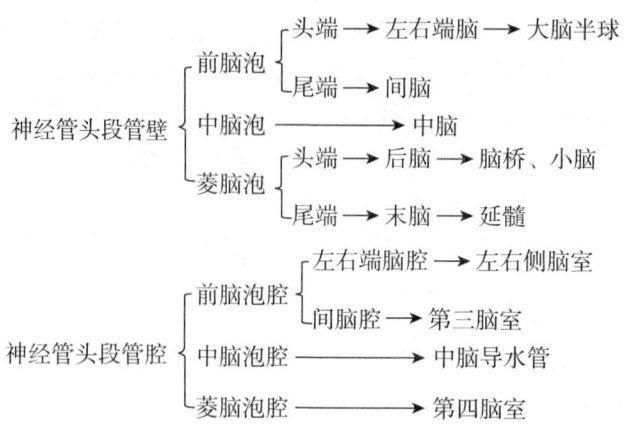

(2) 脑内部结构的发育：神经管头段管壁套层增厚，于背、腹侧分别形成翼板和基板，其套层中的大部分成神经细胞迁至表层分化为神经细胞，形成大脑皮质，少数聚集成神经核；边缘层则分化为大脑白质。大脑皮质的发生经历了古皮质、旧皮质、新皮质三个阶段。中脑、后脑和末脑中的套层细胞多聚集成团或细胞柱，形成各种神经核。

小脑是由后脑两侧翼板的背侧部分对称性增厚发育而成的，其套层的成神经细胞迁移到边缘层表面形成小脑皮质的分子层、浦肯野细胞层、颗粒层，边缘层发育成小脑白质。

3．试述肾上腺的形成。

答：肾上腺皮质来自中胚层，人胚发育第5周时，肠系膜根部与发育中的生殖腺嵴之间的中胚层表面上皮增生并穿入间充质，分化为胎儿皮质。胎儿皮质出生后很快退化，以后表面上皮细胞第二次增生，并进入间充质，围绕在胎儿皮质周围，成为永久皮质。永久皮质在胎儿后期开始分化，到出生时可见球状带和束状带，到了3岁才出现网状带。

肾上腺髓质来自外胚层，人胚发育第7周时，神经嵴细胞迁移进入胎儿皮质下，绝大部分分化成髓质的嗜铬细胞，极少数分化成交感神经节细胞。

（霍小蕾）

# 第二十八章

# 眼和耳的发生

一、选择题

【A1 型题】

1. 视网膜的色素上皮层来自于
   A．视杯内层　　　　　　B．视杯外层　　　　C．视柄
   D．晶状体板　　　　　　E．间充质
2. 视网膜的视细胞、双极细胞和节细胞来自于
   A．视杯内层　　　　　　B．视杯外层　　　　C．视柄
   D．晶状体板　　　　　　E．间充质
3. 视神经来自于
   A．视杯内层　　　　　　B．视杯外层　　　　C．视柄
   D．晶状体板　　　　　　E．间充质
4. 晶状体来自于
   A．视杯内层　　　　　　B．视杯外层　　　　C．视柄
   D．晶状体板　　　　　　E．间充质
5. 眼前房来自于
   A．晶状体泡与角膜上皮之间的间充质内的腔隙
   B．视杯周围的间充质内的腔隙
   C．晶状体与玻璃体之间的间充质内的腔隙
   D．晶状体泡内部的间充质内的腔隙
   E．视杯周围的间充质内的腔隙
6. 脉络膜来自于
   A．视杯周围间充质的内层　　　　B．视杯周围间充质的外层
   C．视杯口边缘部的间充质　　　　D．晶状体周围的间充质
   E．视柄周围的间充质
7. 巩膜来自于
   A．视杯周围间充质的内层　　　　B．视杯周围间充质的外层
   C．视杯口边缘部的间充质　　　　D．晶状体周围的间充质
   E．视柄周围的间充质
8. 与内耳膜迷路形成有关的结构是

A. 听泡及其周围的间充质　　B. 第 1 咽囊　　C. 第 1 鳃沟
D. 第 1 鳃膜　　E. 耳丘

9. 与中耳鼓室形成有关的结构是
A. 听泡　　B. 第 1 咽囊　　C. 第 1 鳃沟
D. 第 1 鳃膜　　E. 耳丘

10. 耳郭来源于
A. 听泡　　B. 第 1 咽囊　　C. 第 1 鳃沟
D. 第 1 鳃膜　　E. 耳丘

11. 鼓膜来自于
A. 听泡　　B. 第 1 咽囊　　C. 第 1 鳃沟
D. 第 1 鳃膜　　E. 耳丘

【A2 型题】

12. 患者，男，11 岁。自幼双眼视力差、畏光。出生后 6 个月时因"双眼无虹膜症、先天性青光眼、先天性白内障"于某医院住院治疗。为第二胎足月顺产，否认无虹膜症家族史。当时检查：全身未见明显异常。双眼 Schiotz 眼压计测量眼压 35.76 mmHg。双眼角膜直径 12 mm，轻度雾状浑浊，全虹膜缺损，晶状体前极部局限性混油，视盘边界清，C/D=0.5。诊断为虹膜缺损。形成该病的主要原因为
A. *Pax* 基因异常　　B. 近亲结婚　　C. 感染麻疹病毒
D. 感染寄生虫　　E. 放射线

13. 患者，男，23 岁，主诉左耳听力较右耳差，对声源不能明确定位。检查发现其左耳郭各部形态发育正常、位置正常，但较正常耳小，左外耳道完全闭锁；右外耳无畸形，外耳道、鼓膜正常。临床诊断为先天性小耳畸形、外耳道闭锁。先天性外耳道闭锁是由于
A. 第 1 鳃沟发育障碍　　B. 第 1 鳃弓发育畸形　　C. 第 2 鳃弓发育畸形
D. 第 3 鳃弓发育畸形　　E. 第 2 鳃沟发育畸形

14. 患儿，男，1 岁，父母发现其瞳孔区发白 1 个月。眼部检查：视力检查不配合；左眼角膜清，前房深浅正常，瞳孔大小正常，对光反射存在，晶状体呈灰白色混浊，眼底不能窥清；右眼未见明显异常。诊断为左眼先天性白内障。除下列哪种因素外，均有可能引起该疾病
A. 遗传性　　B. 母体在妊娠早期感染风疹病毒
C. 母体甲状腺功能低下　　D. 营养不良和维生素缺乏
E. 感染麻疹病毒

15. 患者，男，19 岁。主因"出生后发现右耳郭畸形、外耳道缺失伴听力差 19 年"就诊。患者出生后家人发现其右外耳道缺失、耳郭形态异于常人，无颌面畸形，左耳外形无明显异常。1 岁左右在当地医院诊断为"先天性右小耳畸形"，未行治疗。患者自感右耳听力较左耳差，对声源不能明确定位，与他人交流受一定影响，语言无障碍，无耳流脓史，无其他系统性疾病，无结核病史，无手术外伤史。该患者耳郭形态异常的原因是
A. 听泡发育异常　　B. 第 1 咽囊发育异常　　C. 第 1 鳃沟发育异常

D．第 1 鳃弓发育异常　　　　E．耳丘发育异常

16．患儿，男，1 岁。家长发现患儿出生后右眼较大，而且光泽灰暗，伴同侧眼畏光、流泪，不愿睁眼，喜哭闹。患儿系足月顺产，母乳喂养，无明确眼外伤史。患儿经进一步检查，结果如下：角膜直径：右眼 14 mm，左眼 10 mm，右眼角膜上皮轻度水肿，后弹力层皱褶。全麻下测眼压：右眼 46 mmHg，左眼 14 mmHg；眼底 C/D：右眼 0.9，左眼 0.3；眼轴：右眼 27 mm，左眼 18 mm；房角：双眼宽角。诊断为右眼先天性青光眼。该病的主要原因是

A．巩膜静脉窦或小梁网发育障碍　　　B．晶状体的透明度先天性异常
C．瞳孔膜未能完全退化消失　　　　　D．视杯内、外两层上皮发育不同步
E．视杯原基没有发生

【B 型题】

(17～22 题共用备选答案)

A．晶状体泡　　　　　　　　　　　B．晶状体泡前方的表面外胚层
C．晶状体泡与角膜上皮之间的间充质　D．与角膜上皮毗邻的表面外胚层
E．脉络膜裂

17．发育为晶状体的是
18．发育为角膜上皮的是
19．前房发生于
20．发育为眼睑的是
21．视杯与视柄的底部向内凹陷形成的纵沟是
22．玻璃体动脉、静脉位于

(23～28 题共用备选答案)

A．听泡及其周围的间充质　　B．第 1 咽囊　　　C．第 1 鳃膜
D．第 1 鳃沟　　　　　　　　E．耳丘

23．内耳膜迷路来源于
24．中耳鼓室来源于
25．咽鼓管上皮来源于
26．鼓膜来源于
27．外耳道上皮来源于
28．耳郭来源于

(29～33 题共用备选答案)

A．虹膜缺损　　　　B．瞳孔膜存留　　　C．先天性白内障
D．先天性青光眼　　E．先天性聋

29．脉络膜裂在虹膜处未完全闭合，瞳孔呈钥匙样，称为
30．覆盖在晶状体表面的瞳孔膜在出生前吸收不完全，造成
31．由于遗传或妊娠导致晶状体的透明度发生异常，形成
32．巩膜静脉窦发育异常或缺失，致使房水回流受阻，眼压增高，形成

33．由于遗传或感染风疹病毒等原因，导致内、中、外耳的发育异常，出现听力障碍

【X 型题】

34．由视杯内层分化形成的细胞为
A．视杆细胞　　　　B．视锥细胞　　　　C．双极细胞
D．节细胞　　　　　E．星形胶质细胞

35．形成后房的结构为
A．虹膜　　　　　　B．睫状体　　　　　C．角膜
D．晶状体　　　　　E．巩膜

36．下列眼部畸形中属于先天畸形的有
A．虹膜缺损　　　　B．瞳孔膜存留　　　C．先天性白内障
D．青光眼　　　　　E．独眼

37．人胚胎发育第 9 周形成的中耳的结构有
A．咽鼓管隐窝　　　B．咽鼓管　　　　　C．鼓膜
D．听小骨原基　　　E．骨迷路

38．关于内耳的发生描述正确的是
A．胚胎第 4 周时，菱脑两侧的表面外胚层在菱脑的诱导下增厚，继之向下方间充质内陷，最后与体表外胚层分离，形成一个囊状的听泡
B．听泡初为梨形，以后向背腹方向延伸增大，分为背侧的前庭囊和腹侧的耳蜗囊
C．胚胎第 3 个月时，膜迷路周围的间充质分化成一个软骨性囊，包绕膜迷路
D．约在胚胎第 5 个月时，软骨性囊骨化成骨迷路
E．耳蜗囊形成球囊和膜蜗管的上皮

二、名词解释

1．视杯（optic cup）
2．脉络膜裂（choroid fissure）
3．晶状体泡（lens vesicle）
4．瞳孔膜（pupillary membrane）
5．听泡（otic vesicle）
6．外耳道栓（meatal plug）
7．虹膜裂（coloboma of iris，coloboma iridis）
8．先天性白内障（congenital cataract）
9．先天性青光眼（congenital glaucoma）
10．先天性视网膜剥离（congenital detachment of retina）
11．先天性耳前瘘（congenital preauricular fistula）

三、问答题

1．试述视杯的形成和演变。
2．试述听泡的形成和演变。
3．为什么个体的虹膜颜色会不同？

## 参考答案与解析

一、选择题

【A1 型题】

1. B  2. A  3. C  4. D  5. A  6. A  7. B  8. A  9. B  10. E  11. D

【A2 型题】

12. A  13. A  14. E  15. E  16. A

【B 型题】

17. A  18. B  19. C  20. D  21. E  22. E  23. A  24. B  25. B  26. C
27. D  28. E  29. A  30. B  31. C  32. D  33. E

【X 型题】

34. ABCD  35. ABD  36. ABCE  37. ABCD  38. ABCDE

解析：

1. 视杯的外层形成视网膜的色素上皮层，视杯的内层形成视网膜的其他各层。

4. 在视杯的诱导下，表面外胚层增厚形成晶状体板，进而脱离表面外胚层，陷入视杯内形成晶状体泡，最终发育为晶状体。

5. 在晶状体泡与角膜上皮之间的间充质内出现的腔隙，即为前房。

6. 视杯周围间充质的内层发育为脉络膜，外层发育为巩膜。

8. 听泡形成了膜迷路的上皮。

9. 第 1 咽囊的外侧份膨大发育为中耳鼓室，内侧份伸长形成咽鼓管。

22. 脉络膜裂内含有间充质、玻璃体动脉、玻璃体静脉，为玻璃体和晶状体的发育提供营养。

23. 构成膜迷路的所有结构来自于听泡。

25. 咽鼓管和中耳鼓室来源于第 1 咽囊。

29. 由于脉络膜裂闭锁不全而在虹膜上出现的一个裂隙称为虹膜缺损。

30. 覆盖在晶状体表面的瞳孔膜在出生前吸收不完全造成瞳孔膜存留，但一般不影响视力。

31. 先天性白内障指出生前晶状体不透明，通常是双侧的，可能起因于风疹病毒感染等。

32. 先天性青光眼是由于巩膜静脉窦或虹膜角膜滤过角的异常发育，使眼内压增加形成的，通常是由遗传决定的，但也有可能由于母亲感染风疹病毒引起。

33. 由于感染风疹病毒，可引起螺旋器损伤，导致先天性聋。遗传因素、外耳道闭锁及先天性胆脂瘤也可导致先天性聋。

34. 视杯的内层最后分化形成视杆细胞、视锥细胞、双极细胞、节细胞。

35. 虹膜与睫状体形成后，虹膜、睫状体与晶状体之间形成后房。

36. 眼的常见畸形有虹膜缺损、瞳孔膜存留、先天性白内障、先天性青光眼、独眼、无眼等。

37. 人胚胎发育第 9 周时，第 1 咽囊近侧形成咽鼓管，人胚胎发育第 6 个月时，鼓室形成，听小骨位于其内。

## 二、名词解释

1．视杯（optic cup）：视泡远端膨大并向内凹陷形成的双层杯状结构，称为视杯，与视网膜的发育形成有关。

2．脉络膜裂（choroid fissure）：视杯与视柄底部向内凹陷形成的一条纵沟，称为脉络膜裂。

3．晶状体泡（lens vesicle）：受视泡的诱导，表面外胚层增厚形成晶状体板，随后晶状体板向内陷入视杯内，与表面外胚层脱离，形成晶状体泡，后者进一步发育为晶状体。

4．瞳孔膜（pupillary membrane）：晶状体泡在视杯内分化发育，晶状体前面的间充质形成一层膜，周边部厚，将来分化为虹膜基质，中央部薄，封闭视杯口，称为瞳孔膜。出生前，瞳孔膜被吸收而消失，若未完全消失，即形成瞳孔膜残留。

5．听泡（otic vesicle）：人胚发育早期，头部两侧的表面外胚层在菱脑的诱导下增厚，继而向下方间充质内陷，最后与表面外胚层分离，形成一个囊状结构，称为听泡。听泡将来分化为内耳膜迷路上皮。

6．外耳道栓（meatal plug）：第1鳃沟底部外胚层细胞增殖形成的上皮细胞板，称为外耳道栓，将来发育为外耳道的内侧段。

7．虹膜裂（coloboma of iris，coloboma iridis）：又称为虹膜缺损。是由于视柄下方的脉络膜裂未完全闭合，造成虹膜下方缺损，致使圆形的瞳孔呈梨形或钥匙孔样。严重者常伴有眼的其他异常。

8．先天性白内障（congenital cataract）：是晶状体的透明度先天性异常所致。

9．先天性青光眼（congenital glaucoma）：是由于巩膜静脉窦或小梁网发育障碍，使房角结构先天性异常所致的疾病。患儿房水排出受阻，导致眼压增高、眼球胀大、角膜突出。

10．先天性视网膜剥离（congenital detachment of retina）：是由于视杯内、外两层上皮发育不同步，视网膜色素上皮层与视细胞层未直接相贴，视网膜内间隙完全或部分存留所致的畸形。

11．先天性耳前瘘（congenital preauricular fistula）：是由6个耳丘融合不良或第1鳃沟封闭不全所致的先天性耳畸形。

## 三、问答题

1．试述视杯的形成和演变。

答：胚胎早期，前脑侧壁向外侧突出形成左、右两个视泡，视泡远端膨大并向内凹陷形成双层杯状结构，称为视杯。视杯内层分化为节细胞、视锥细胞、无长突细胞、水平细胞、视杆细胞和双极细胞；外层分化为色素上皮层。在视杯口边缘部，分化为视网膜盲部。

2．试述听泡的形成和演变。

答：胚胎早期，菱脑两侧的表面外胚层在菱脑的诱导下增厚，向其下方的间充质内陷，最后与表面外胚层分离，形成一个囊状的听泡。听泡继而分化为膜迷路上皮。听泡周围的间充质分化为骨迷路。

3．为什么个体的虹膜颜色会不同？

答：大多数新生儿最典型的虹膜的颜色是浅蓝色或灰色的，这与遗传有关。决定虹膜颜色的色素沉着，出现在胚胎发生最初的第 6～10 个月。虹膜疏松结缔组织中的虹膜色素细胞的分布及其含有的色素浓度决定了眼睛的颜色。如果黑色素被局限于虹膜色素上皮后表面，则虹膜是蓝色的。如果黑色素也分布在整个虹膜的基质（支持组织），则眼睛呈深棕色。

（王淑英）

# 第二十九章

# 先天畸形和预防

一、选择题

【A1 型题】

1. 在神经管畸形高发地区，妇女在计划怀孕时，为减少神经管畸形的发生风险，要在怀孕前 3 个月到怀孕后 3 个月补充小剂量
   A. 碘剂  B. 叶酸  C. 钙片
   D. 复合维生素 B  E. 维生素 C

2. 以下属于先天畸形的是
   A. 新生儿黄疸  B. 新生儿肺炎  C. 脊柱裂
   D. 新生儿胎记  E. 新生儿溶血

3. 以下属于退化失败导致遗传结构残留引起的先天畸形是
   A. 无脑畸形  B. 先天肾发育不良  C. 主动脉导管未闭
   D. 多指症  E. 苯丙酮尿症

4. 在遗传因素和环境因素共同导致的先天畸形中，衡量遗传因素所起作用的指标是
   A. 遗传度  B. 易感性  C. 易患性
   D. 遗传卡方  E. 环境卡方

5. 目前我国一级预防最有效的工作是
   A. 唐氏综合征筛查  B. 地中海贫血筛查  C. 口服叶酸
   D. 苯丙酮尿症筛查  E. 先天性甲状腺功能减退症筛查

6. 下列不属于先天畸形的是
   A. 无脑儿  B. 脊柱裂  C. 腭裂
   D. 幽门肥大  E. 十二指肠溃疡

7. 下列不属于环境致畸因素的是
   A. 生物  B. 物理  C. 化学
   D. 药物  E. 染色体异常

8. 下列不属于其他致畸因子范畴的是
   A. 大量酗酒  B. 大量吸烟  C. 严重缺氧
   D. 严重营养不良  E. 过度疲劳

9. 下列不属于生物致畸因子范畴的是
   A. 风疹病毒  B. 弓形虫  C. 伤寒沙门菌

D. 梅毒螺旋体  E. 乙型肝炎病毒

10. 胚体最易受到致畸因子作用而发生畸形的时段为受精后
    A. 1～2周  B. 3～5周  C. 3～8周
    D. 5～10周  E. 5～12周

11. 沙利度胺（反应停）的致畸敏感期为受精后
    A. 7～14天  B. 14～21天  C. 21～40天
    D. 28～50天  E. 35～60天

12. 下列不属于畸形早发现、早诊断、早防治的常见检查手段的是
    A. 羊水检查  B. 绒毛膜检查  C. 胎儿镜检查
    D. B型超声检查  E. X射线检查

13. 无法使用外科手术加以治疗的先天畸形是
    A. 多指  B. 无眼  C. 脊柱裂
    D. 唇裂  E. 肛门闭锁

14. 不属于化学致畸因子的是
    A. 某些多环芳香碳氢化合物  B. 某些亚硝基化合物  C. 碳水化合物
    D. 某些烷基化合物  E. 某些苯类化合物

15. 不属于染色体畸变的是
    A. 猫叫综合征  B. Turner综合征  C. 苯丙酮尿症
    D. 唐氏综合征  E. Klinefelter综合征

【A2型题】

(16～18题共用题干)

一女性患儿，出生后哭声弱，反应差，检查发现该患儿眼距宽，塌鼻梁，舌外伸，通贯掌，四肢肌张力低下，心前区有Ⅲ级收缩期杂音。

16. 你初步诊断患儿所得的疾病是
    A. Turner综合征  B. Klinefelter综合征  C. 猫叫综合征
    D. Duchenne型营养不良症  E. 唐氏综合征

17. 最适合进行的确诊检查项目是
    A. 核型分析  B. 系谱分析  C. 智商分析
    D. 基因诊断  E. 心脏超声

18. 该疾病的染色体畸变常发生在
    A. 21号染色体  B. 9号染色体  C. 13号染色体
    D. 5号染色体  E. 18号染色体

(19～20题共用题干)

一男性患者，报名考驾照，因查体不合格被驾校拒绝。问诊发现该患者不能区分红绿灯的颜色，将红色和绿色均看为灰色。

19. 该患者所患疾病是
    A. Leber视神经病  B. 视网膜变性  C. 红绿色盲
    D. 视网膜母细胞瘤  E. 玻璃体浑浊

20．该病的发生原因是
    A．染色体数目畸变　　　B．染色体结构畸变　　　C．基因突变
    D．环境因素　　　　　　E．遗传环境共同致病

【B 型题】

(21～25 题共用备选答案)
    A．农药、某些食品添加剂和防腐剂　　　B．吸烟、酗酒
    C．单纯疱疹病毒、风疹病毒　　　　　　D．各种射线、高温
    E．多数抗肿瘤药物、某些抗惊厥药物
21．致畸性药物指
22．生物性致畸因子指
23．物理性致畸因子指
24．化学性致畸因子指
25．其他致畸因子指

(26～30 题共用备选答案)
    A．猫叫综合征　　　　　B．Turner 综合征　　　C．Klinefelter 综合征
    D．唐氏综合征　　　　　E．代谢性遗传病
26．性染色体单体引起的先天性卵巢发育不全称为
27．性染色体三体引起的先天性睾丸发育不全称为
28．5 号染色体短臂末端断裂缺失引起
29．21 号染色体三体引起
30．基因突变除引起少数畸形外，主要造成

【X 型题】

31．致畸性药物包括
    A．多数抗肿瘤药物　　　B．某些抗惊厥药物　　　C．某些抗凝血药物
    D．某些激素　　　　　　E．某些抗生素
32．已确定对人类有明显致畸作用的物理性致畸因子有
    A．各种射线　　　　　　B．高温　　　　　　　　C．机械性损伤
    D．严寒　　　　　　　　E．微波
33．关于致畸敏感期的描述正确的是
    A．不同发育阶段的胚胎对致畸因子作用的敏感程度不同
    B．胚期前 2 周受到致畸因子影响多发生畸形，严重者出现死亡
    C．胚期第 3～8 周是最易发生畸形的致畸敏感期
    D．不同的致畸因子对胚胎作用的致畸敏感期不同
    E．胎期胎儿受到致畸因子作用不出现畸形
34．取孕妇体内哪几种细胞做检查可早期诊断先天畸形
    A．羊水细胞　　　　　　B．输卵管上皮　　　　　C．阴道上皮细胞
    D．绒毛膜细胞　　　　　E．蜕膜细胞

35．先天畸形的预防措施是
    A．做好孕妇保健，防止环境致畸   B．孕期谨慎用药，防止药物致畸
    C．戒烟戒酒                       D．孕期应避免和减少射线照射
    E．孕期多参加体育锻炼

## 二、名词解释

1．先天畸形（congenital malformation）
2．畸形学（teratology）
3．遗传因素（genetic factor）
4．致畸因子（teratogen）
5．致畸敏感期（susceptible period）
6．遗传度（heritability）
7．出生缺陷（birth defect）
8．胚胎变形（embryonic deformation）
9．染色体畸变（chromosome aberration）
10．基因突变（gene mutation）

## 三、问答题

1．试述环境因素与遗传因素在致畸中的相互作用。
2．试述先天畸形的三级预防工作。
3．依据胚胎和病理学分类，先天畸形可分几种类型？分别举例说明。
4．简述按畸形形成方式分类，先天畸形的常见类型及概念。
5．简述染色体畸变的种类并举例说明。


## 参考答案与解析

一、选择题
【A1 型题】
1．B  2．C  3．C  4．A  5．C  6．E  7．E  8．E  9．C  10．C  11．C
12．E  13．B  14．C  15．C
【A2 型题】
16．E  17．A  18．A  19．C  20．C
【B 型题】
21．E  22．C  23．D  24．A  25．B  26．B  27．C  28．A  29．D  30．E
【X 型题】
31．ABCDE  32．ABC  33．ACD  34．AD  35．ABCD

解析：
1．口服叶酸是预防神经管缺陷的有效方法。

2．脊柱裂为先天畸形，其他几项为新生儿疾病。

3．主动脉导管未闭属于退化失败导致遗传结构残留引起的先天畸形。

4．在遗传因素和环境因素共同导致的先天畸形中，衡量遗传因素所起作用的指标是遗传度。

5．我国一级预防最有效的工作是口服叶酸预防神经管缺陷。

6．十二指肠溃疡不属于先天畸形。

7．染色体异常属于遗传因素，不属于环境因素。

8．其他致畸因子包括吸烟、酗酒、缺氧和营养不良，但未见疲劳与先天畸形有关的报道。

9．伤寒沙门菌不能透过胎盘屏障，无生物致畸作用。

10．此期胚胎细胞增生，分化活跃，胚体形态发生复杂变化，极易受到致畸因子干扰而发生器官形态结构畸形。

11．不同致畸因子的致畸敏感期不同，沙利度胺的致畸敏感期为受精后第21～40天。

12．X射线对胚胎具有致畸作用，所以不能作为畸形早发现、早诊断的检查手段。

13．目前尚无针对无眼畸形的外科手术治疗方法。

14．碳水化合物即糖类物质，不具备致畸因子作用。

15．苯丙酮尿症是由基因突变引起的畸形，而不是由染色体畸变引起的。

16．根据题干描述的临床表现，诊断为唐氏综合征。

17．染色体病的确诊手段为核型分析。

18．唐氏综合征的发病基础为21号染色体变为3条。

19．根据题干描述，该病诊断为红绿色盲。

20．红绿色盲的发病原因为基因突变。

21．多数抗肿瘤药物、某些抗惊厥药物、抗生素、抗凝血药物及激素等均有不同程度的致畸作用，因此属于致畸性药物。

22．风疹病毒、巨细胞病毒、单纯疱疹病毒、弓形螺旋体、梅毒等均属于生物性致畸因子。

23．大剂量辐射、各种射线、高温、机械性压迫和损伤等均属于物理性致畸因子。

24．工业"三废"、农药、食品添加剂和防腐剂中均含有一些具有致畸作用的化学物质。

25．其他致畸因子包括缺氧、严重营养不良、吸烟、酗酒等。

26．Turner综合征（45,XO）即先天性卵巢发育不全，是由于缺失了1条性染色体。

27．Klinefelter综合征即先天性睾丸发育不全，是由于增加了1条性染色体。

28．猫叫综合征是由5号染色体短臂末端断裂缺失引起的。

29．唐氏综合征即先天愚型，是由于21号染色体三体型导致的。

30．基因突变主要造成代谢性遗传病，如苯丙酮尿症等。

31．已证实，多数抗肿瘤药物有明显的致畸作用，可引起多种畸形；某些抗生素、抗惊厥药物、抗凝血药和激素也有致畸作用。

32．已确定各种射线、机械性损伤及高温对人类胚胎有致畸作用，而严寒和微波对人类有无致畸作用尚无定论。

33．胚期前2周受到致畸因子作用后，胚通常死亡，但很少发展为畸形；胚期第3～8周是致畸敏感期，最易发生畸形。在胎期，胎儿受到致畸因子作用后也会发生先天畸形，但多属组织结构异常和功能缺陷。不同发育阶段的胚胎对致畸因子作用的敏感程度不同，已证实不同的致畸因子对胚胎作用的致畸敏感期也不同。

34．羊水细胞主要是胎儿皮肤黏膜的脱落细胞，绒毛膜细胞也与胚体细胞同源，因此这两类细胞与胚体细胞具有相同的核型，可用于诊断胚胎染色体是否异常。在妊娠第 15 周后通过羊膜穿刺获取羊水细胞；在妊娠第 8 周后，可进行绒毛膜活检获取绒毛膜细胞，故可用于早期诊断。

35．先天畸形的预防措施不提倡体育锻炼，体育锻炼可能会引起胎儿的机械性损伤而出现畸形，甚至引起流产。

## 二、名词解释

1．先天畸形（congenital malformation）：由于胚胎发育紊乱而出现的形态结构异常称为先天畸形。

2．畸形学（teratology）：研究各种先天畸形的发生原因、过程和机制的科学称为畸形学。

3．遗传因素（genetic factor）：指畸形的发生是由染色体畸变和基因突变因素所引起的。这些引起畸形的因素即遗传因素。

4．致畸因子（teratogen）：能引起先天畸形的环境因素统称为致畸因子。

5．致畸敏感期（susceptible period）：受到致畸作用最易发生畸形的发育阶段称为致畸敏感期。

6．遗传度（heritability）：在环境因素与遗传因素相互作用引起的先天畸形中，衡量遗传因素所起作用的指标称为遗传度。遗传度越高，说明遗传因素在畸形发生中的作用越大。

7．出生缺陷（birth defect）：是指胚胎或胎儿在发育过程中发生的结构、功能、代谢、行为等方面的异常，主要包括先天畸形、先天代谢性疾病、功能性障碍如先天性聋、智力低下等。

8．胚胎变形（embryonic deformation）：即胚胎本身原无缺陷，各组织、器官早期发育原本正常，只是由于受到外来机械力作用，使原来正常发育的组织、器官受压变形，出现畸形。

9．染色体畸变（chromosome aberration）：指染色体数目和（或）染色体结构异常。

10．基因突变（gene mutation）：指 DNA 分子碱基组成或排列顺序的改变，而染色体外形无异常。

## 三、问答题

1．试述环境因素与遗传因素在致畸中的相互作用。

答：环境因素与遗传因素的相互作用致畸，不仅表现在致畸因子通过引起染色体畸变和基因突变而导致先天畸形，更表现在胚胎的遗传特性，即基因型决定和影响胚胎对致畸因子的易感程度。以致畸因子的种间差异为例：可的松对小鼠有明显的致腭裂作用，但对猪、猴等几乎无致畸作用。人和灵长类动物对沙利度胺（反应停）非常敏感，可引起肢体畸形，但其对其他哺乳动物几乎无致畸的作用。因此用遗传度来衡量遗传因素在先天畸形中所起的作用，某种畸形的遗传度越高，遗传因素在该畸形发生中的作用就越大。

2．试述先天畸形的三级预防工作。

答：①第一级预防：防止先天畸形的发生。内容包括：孕妇应避免接触各种环境致畸因子，如大剂量 X 射线照射、风疹病毒感染、应用致畸性药物、吸烟、饮酒。此外，婚前、孕前进行遗传咨询或染色体检查。②第二级预防：目的是早发现、早诊断、早防治，以减少先天畸形的发生。内容包括：一方面积极开展孕期监测，包括进行羊水、绒毛膜、胎儿镜、B 型超声等检查，力争对先天畸形做到早发现、早诊断。另一方面对某些轻度发育异常胎儿积极开展宫内治疗，对有严重发育畸形的胎儿可考虑终止妊娠，以减少严重畸形儿的出生。③第三级预防：目的是减少痛苦，延长生命，积极治疗。内容包括：一旦先天畸形婴儿出生，应采取积极治疗措施，如唇裂、脊柱裂、肛门闭锁等可用外科手术治疗，某些代谢性疾病如苯丙酮尿症及早发现，及时治疗。而先天智力低下、无眼、耳聋等，应使患者得到妥善的教养，减少痛苦，延长生命。

3．依据胚胎和病理学分类，先天畸形可分几种类型？分别举例说明。

答：从胚胎发育和病理学角度，先天畸形分为 9 类。①发育不全，指发育失败或未能发育，如肾发育不良、无眼畸形等；②发育不良，指发育过早停止，如腭裂畸形、幼稚子宫等；③增生，即发育过度，如多指（趾）畸形等；④骨骼发育异常，如短（缺）肢畸形等；⑤遗传结构残留，因退化失败所致，如主动脉导管未闭、肛门闭锁等；⑥未分隔或管道未形成，如并指（趾）畸形、食管闭锁等；⑦神经管闭合不全，如脊柱裂等；⑧非典型分化，如骶尾畸胎瘤、神经细胞瘤等；⑨附件，即器官形成多个发生中心或器官发生异位，如多乳头和输尿管异位畸形等。

4．简述按畸形形成方式分类，先天畸形的常见类型及概念。

答：先天畸形的形成方式有以下几种。①胚胎组织形成不良，即在遗传和环境致畸因素的影响下，使胚胎本身有内在缺陷，因而造成组织器官形成不良，产生畸形。可单发或多发。②变形，即胚胎本身原无缺陷，各组织、器官早期发育原本正常，只是由于受到外来机械力作用，使原来正常发育的组织、器官受压变形，出现畸形。③胚胎组织或胎儿的发育过程中受到外来作用的阻断，造成畸形。

5．简述染色体畸变的种类并举例说明。

答：包括染色体数目异常和染色体结构异常。

（1）染色体数目异常：包括染色体数目减少和增多。染色体数目减少可引起的畸形常见于单体型。常染色体的单体型胚胎几乎不能成活，性染色体的单体型胚胎成活率只有 3%，如先天性卵巢发育不全，即特纳综合征（Turner syndrome，45,XO）。染色体数目增多可引起的畸形常见于三体型（trisomy），如 21 号染色体三体型可引起唐氏综合征（Down syndrome），即先天愚型；性染色体的三体型（47,XXY）可引起先天性睾丸发育不全，即克氏综合征（Klinefelter syndrome）。

（2）染色体结构异常：由于染色体断裂后发生染色体缺失或异常的结构重组而引起的染色体结构畸变，如 5 号染色体短臂末端断裂缺失则引起猫叫综合征（cat's cry syndrome）。

（于　丽　刘红英）